回医方药学

王荣　龙一梅——主编

全国中医药行业高等教育
「十三五」创新教材
【中医专业本科生适用】

U0346318

中国中医药出版社
·北京·

图书在版编目（CIP）数据

回医方药学 / 王荣，龙一梅主编 . —北京：中国中医药出版社，2018.9

全国中医药行业高等教育"十三五"创新教材

ISBN 978-7-5132-5115-0

Ⅰ.①回… Ⅱ.①王… ②龙… Ⅲ.① 回族—民族医学—方剂学—高等学校—教材 Ⅳ.① R291.3

中国版本图书馆 CIP 数据核字（2018）第 161022 号

.

中国中医药出版社出版

北京市朝阳区北三环东路 28 号易亨大厦 16 层

邮政编码 100013

传真 010-64405750

北京市松源印刷有限公司印刷

各地新华书店经销

开本 787×1092 1/16 印张 18.5 字数 269 千字

2018 年 9 月第 1 版 2018 年 9 月第 1 次印刷

书号 ISBN 978-7-5132-5115-0

定价 55.00 元

网址 www.cptcm.com

社 长 热 线 010-64405720

购 书 热 线 010-89535836

维 权 打 假 010-64405753

微信服务号 zgzyycbs

微商城网址 https://kdt.im/LIdUGr

官 方 微 博 http://e.weibo.com/cptcm

天猫旗舰店网址 https://zgzyycbs.tmall.com

如有印装质量问题请与本社出版部联系（010-64405510）

《回医方药学》
编委会

主　编　王　荣　龙一梅

副主编　刘敬霞　钱月慧　陈　宏　吕云凤

内容简介

　　回医方药学是回医学体系的重要组成部分，是研究回医方药的基本理论和临床运用的一门学科。本书内容包括回族医药历史渊源及发展、回族医药学基础理论、回族医学用药特点分析，以及 191 种回药的别名、采收加工、炮制、性能与应用、用法与用量、使用注意、文献选录、治方举例等。回药内容分为以下三类：植物类（分为果实种子类、花叶全草类、根茎木皮类、树脂汁液类、其他类），动物类，矿物类。

　　本书共收载回药 191 种，方药筛选标准以回医四大经典著作即《海药本草》《饮膳正要》《回回药方》（残卷）和《瑞竹堂经验方》，以及历代有关回族医药重要文献中出现的香药为主，兼顾回族集中聚居地区的民间习惯用药。

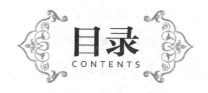

目录
CONTENTS

第一章
回族医药历史渊源及发展

回族医药是祖国传统医药的一个重要组成部分，具有独特的卫生保健、医疗经验和理论知识，在药物、疗法等方面有其独特之处，并已形成了自己的民族特色。回族医学是在特定的历史条件下，继承阿拉伯医学，并与中国传统医学结合而形成的民族医学。

一、历史渊源

回族医药起源于阿拉伯医药实践。阿拉伯医药是随着阿拉伯的崛起和扩张而逐渐发展壮大的，它在阿拉伯半岛医学遗产的基础上，吸收了古希腊"四元素说""四察性说""四体液说"等哲学原理和医术理论，也容纳了古波斯、印度等地的医药知识。回族医药实质上是在继承、消化阿拉伯医学，并吸收中华传统医学的基础上形成的，是中西合璧的民族医药学。它既包括了古代阿拉伯各国的医药文化，又包括经过咀嚼消化而保存下来的古希腊、罗马等西方古典医学遗产，还包括埃及、波斯、巴基斯坦和印度、斯里兰卡"尤纳尼"医学。同时，回族先民又将它移植、应用、融合并不断创新，使之成为扎根于中国的传统医学的一部分，并逐渐形成了具有中国特色的回族医药文化体系。回族医药学不仅包含着科学的医学理论基础，而且有科学的论治方法和技术，在药物炮制、疗法、验方以及体疗、食疗、卫生保健、养生等方面都有其独到之处。其创始于唐，发展于宋，兴盛于元，衰落于明清，中华人民共和国成立后再次崛起。

（一）隋唐时期

据《隋书·西域传》"炀帝时，遣侍御史韦节、司隶从事杜行满使于西蕃诸国"寻找阿拉伯、波斯方药医术。唐高宗（公元 651 年）时，阿拉伯文化（包括医药文化）开始传入中国。公元 651—798 年，阿拉伯先后遣使来华朝贡。大量船队从阿拉伯、波斯驶往中国，主要贩卖珍宝和香药。多数香药是阿拉伯药商输入我国的。香药是香料药物的简称，也称"舶药"，是具有挥发性，用于医疗卫生和配制香料食品的含有芳香成分的天然药物。唐末五代回族医药学家李珣编纂的《海药本草》收载香药120种，书中对药物的气味、功效都有许多独特的阐述，补充了以前本草书籍中的不足。《海药本草》成为唐宋间医学连续的一环，打开了外国医药文化进入中国的一条通路，而且也是回族医药学在中国的第一块奠基石，并对汉族原有医学文化产生了深远的影响。

（二） 宋代

宋朝为与阿拉伯各国通商贸易，促进香药输入，在广州、宁波、杭州等地设立"市舶司"等专门贸易机构，并制定了一系列政策规定，对经营香药的有功人员予以奖励。正是这些招商措施的相继实施，为中阿医药文化的交流创造了有利条件，使香药输入出现了空前的繁荣。宋初李昉所纂《太平广记》五百卷，多处记载了香药输入之事。随着香药的大量输入，阿拉伯医药文化对中国的传统医药文化也产生了影响，许多阿拉伯医方也相继传入中国。在中国医方中，还出现了许多以阿拉伯香药为主的药剂，如《圣济总录》中收载的8种乳香丸、3种乳香散、5种没药丸、2种没药散、2种安息香丸及木香丸、肉豆蔻丸等。此外，同以往朝代相比，北宋的医方中一改中医传统以汤煎剂为主的服药风俗，大量地增加了丸、散、膏、酊的处方。在阿拉伯医药中，广泛运用草本植物的汁液和木本植物的树脂，这些物质富含多种挥发油，若用煎汤法会致其有效成分流失，故只能将其制成丸、散、膏、酊。

（三） 金元时期

蒙元时代重用穆斯林医生，并设立了回回药物院等。元朝政府搜集编译了很多用阿拉伯及其他文字写的医书。代表性的如《回回药方》共36卷（现仅残存4卷）。该书收载阿拉伯香药数百种，方剂近600首，剂型有汤、丸、丹、散、膏、饼及滴鼻剂、点眼剂等多种，内容包括外、妇、儿、骨伤、神经、皮肤、五官等科，是一部理、法、方、药、术齐全的自成体系的回族医药典籍。此外，元代回族医药学家沙图穆苏编纂的《瑞竹堂经验方》，运用香药颇多，是继《回回药方》后又一部集内、外、妇、儿、眼、调补、美容等科的回族医疗经验的方书。

香药这一回医用药特点的形成经过了漫长的时间，在东西文化不断融合中逐渐形成，它不仅是回族医学中的重要治方药种，而且逐渐融汇于中国传统医学体系和民间生活习俗中。回族香药也是回族传统医药文化的重要组成部分。

（四）明代以后

回医药是自汉末到唐宋随着阿拉伯医学的逐步完善，历经漫长岁月的洗礼，逐渐与中医学相互融合，于元代达到鼎盛，并留下四本医学著作《海药本草》《瑞竹堂经验方》《饮膳正要》《回回药方》。其中，除李珣所著的《海药本草》外，其余 3 本均属蒙元时代的作品。蒙元时代可算是回族人的黄金时代，因为在这个特殊的时代回族形成，也确立了回族医药。然而，《海药本草》《瑞竹堂经验方》《饮膳正要》只有方药而无理法。而《回回药方》仅残存 4 卷（是全著 36 卷的九分之一），能见到亦能读懂的也是以方药为主，理法方面亦是只言片语，不成体系。就已知的《回回药方》的药物和方剂与《医典》相比基本相同，并非全是在回族文化理念的指导下形成的，这些问题尚需进一步研究解决。随着元朝的结束，明朝的建立，回族人的政治地位发生了极大变化，伴随着回族政治地位的丢失，回族人的母语母文被废止，回族人禁止内部通婚，回族人对天文、历法、算学等监管权被终止，独立的回族医疗机构被取代，回族人在蒙元时代的一切优待被取消，回族医药也从此走向了衰落。

明清以后，回族医药文化多流散民间。近百余年来出现了许多有影响的回族医学家及回族医药堂、民间医馆及回族医学著作，对继承和发扬回族医药文化及优良传统做出了贡献。

二、回族医药在当代的发展

中华人民共和国成立后，民族医药得到新生，尤其是党的十一届三中全会召开以来，成就了各民族医药的再生和发展。如果说蒙元时代诞生了回族，确立了回族医药体系，那么自清代以来，这无疑是各民族医药发展的第二个春天。民族文化与医药文化双重理念得以完美统一，少数民族医药文化从文献整理到开发利用开展得如火如荼，尤其是蒙、藏医药成了此次民族医药文化复兴的领军者，发展速度异常迅猛。回族医药则相对滞后，现在开始研究回族医药及文化的意义非凡，纵观回医发展史可见：回族医学曾经为中华民族的整体健康水平和医药文化水平的提高做出过历史性的贡献。

1989 年年底，在西安举行了首届回族医药研究学术讨论会，提出将从人类学的角度研究回族医药文化，摒弃了单一从医药研究或者单一从习惯信仰研究回族文化发展的弊端，从而开始全面地对回族文化及回族医药进行研究。1994年 4 月，在宁夏卫生厅、宁夏科协、宁夏中医药管理局及宁夏中医药学会的支持下，在银川召开了"宁夏首届回族医药研讨会"，并成立了回族医药研究专业委员会。1991 年，宁夏回族自治区人民政府组织编写《中国回族辞典·医药卫生分册》，回族医药被统编在《辞典》内；安迪光主编的《回回药方影印本》，宋岘主编的《〈回回药方〉考释》《古代波斯医学与中国》，马应乖主编的《中国回族民间实用药方》出版发行。

1997 年 5 月，宁夏卫生厅正式批准在宁夏中医院成立回族医药研究所，主要从事回族医药文献的挖掘、整理和研究，这是国内第一所专门从事回族医疗临床科研的研究机构，为回族医药临床应用和产品产业化提供了有效平台与途径。编写出版了《回药本草》《回族医学奥义》《回族医方集粹》等。

21 世纪初，单于德的《回族医学奥义》一书从真一七行、四液四性、脏腑气机、病因病理以及治疗原则等方面比较系统地论述了回医学的基本理论。真一七行论是指天地万物从"真一流溢"开始形成秩序，气、火、水、土，谓之四元，金、木、活类，谓之三子，人体是一个微观的宇宙，人体"小世界"与宇宙"大世界"之间无限运动和交流，从而出现生命体的健康与疾病；四液四性论延续了古典医学白液质、黄液质、红液质及黑液质四种体液体质学说，认为四液质比例失调，人体即发生疾病，并由此演化出四性四气学说；脏腑气机论认为心脑相应，主宰着人体的五脏气机，并由此提出回医所独有的气力学说；病因病理论认为秉性衰败是治病的主要因素，此秉性衰败与体液、体质以及四性四气都有密切的关系，而治病的因素有先天和后天之分；治疗原则遵循病因病机论，调理失衡的体液体质，从而清除治病因素，达到新的平衡。《回族医学奥义》一书是目前为止回医学理论方面的重要成果，单于德基本延续了安迪光关于回医学理论体系的论断，可以说《回族医学奥义》一书是对安迪光提出的"东西合璧"说的具体阐释。

2013 年，牛阳组织宁夏医科大学回医药研究院的众位学者编著了《回医学基础理论》一书。此书从回医基本理论、体液禀赋病证学说、脏器、经脉、气力、病因病机、预防与治法等方面对回医基础理论进行了深入系统地梳理和阐释。此书在安迪光和单于德提出的回医药理论框架的基础上，增添了较为翔实的史料支撑，并进一步加强逻辑的严密性，力图解决长期困扰回医药发展的瓶颈问题，构建完善的回医药理论体系。此书依然是对安迪光和单于德提出的回医药理论框架的完善，学界对回医药理论体系的探索将继续深入。

第二章
回族医药学基础理论

一、真一说

回族民间长期流传的《勒瓦一合》曾这样解说："真一"它是万始原有的开端，本来是无称的；其单另独一的本质又是无着的；唯有这个实体的存在，因而"执一含万"。据先贤马联元在他用阿拉伯文编译的《天方性理本经注释》中说："这种存在的实体，从绝对的角度而言，它从一切'关系'与一切'推论'事物上，已经是完全抽象了的；甚至它从抽象的关系上，也可以说是漠不相干的。""真一"是绝对抽象观念之一，而不是人们计量常用的"自然数"的一。前者绝对独一而无对偶，有二则非"真一"；后者虽由一开始，但可逐次加一，从二到千万，等等。由于力主"真一""惟兹实有"，显然与宇宙万物来自"空""无""理""玄"等本体论迥异。"真一"既"执一含万"，又"与万类无干"。正如传诵已久的波斯文哲理古诗云："它既非部分，又非全体；既非事物，又非空间。"严格说来，"真一"的本质难以用一般名称、范畴来准确地概括，只得用"一"代之。

二、元气说

按照回医学和传统说法，在宇宙没有形成以前的"先天"世界，到处充满一种混沌状态的物质。"中含妙质，是谓元气。"阿拉伯哲学中，"顿拉底"（溟渣）的概念与此类似，并引申为"第二实有""原动精神"。从"真一"向"元气"飞跃的概念，以及对元气的理解和阐述，则更有新意。元气不仅是"小世界"和"大世界"的同一本原；同时它贯通并统摄大自然和生命现象的发生发展。

"元气"是整个"自然生化"的原因和运动过程。当元气"起化"，于是"形器世界"的生化开始；接着出现的一切生生化化，比如阴阳、"四元"的形成，都是这个"自然生化"过程及不同的运动方式和阶段。回族先贤认为："小世界之为物，较大世界愈精愈微也。"它的生成，直接来自"元气"，因为"小世界的种子，即大世界的元气"。

回医学认为"元气"不仅是"一切精粹之所聚"，并力主元气同时为"万理"的载体。这里所说的"万理"，泛指事物本身的规律、条理和本质等，即肉眼看不见，以有限感官无法感觉到的一切实在"物"。所以，它不同于当时盛行的"理"在事物之外等主张，更不同于希腊、罗马医学有关理论，如"原子论"和"灵气学派"的见解。回医学所谓"盈天地间，皆'物'也"，包括了不可分割的"实物"与"万理"两个方面，从而全面理解"元气"为一切"自然生化"的原因及其运动过程。

三、阴阳说

此概念用于回医学后有所侧重与创新。"元气"自然生化的整个过程，只有通过不断地运动才能实现。而运动变化最大和最突出的特征，集中体现于"动"与"静"两个方面。回医学认为：混沌元气开始生化，则一"动"一"不动"，遂于其中有两分之象。其"静"多动少者，谓之"阴"；"动"多静少者，谓之"阳"。当阴阳概念开始被引入、消化和进行更大的抽象之际，阿拉伯医学与中医学的诸多说法，不断被吸收。如认为冷为阴、热为阳，阴阳"始分"；黑者为阴，白者为阳，阴阳"终分"；阴敛于内，阳发于外；"重浊者下降，属阴也""轻清者上升，属阳也"；阴中寓有"真水"，阳中寓有"真火"等。但回族医学更重视"阴"与"阳""动"与"静"的辩证关系，提出在元气"化而为两"的过程中，"其初分也，二者互杂，不甚相离。及其后也，阳积于一处，而驳疆乎有向表之机；阴积于一处，而稳稳乎有向里之势"。虽然如此，"阳中含有真阴，阴中含有真阳，而非阳一于阳，阴一于阴也。"并认为宇宙间并无"纯阴""纯阳"以及"全阴""全阳"的存在。因"'纯阳'之中，伏一阴，是其纯阴之量未全也"。回医学由于融合了中医学有关阴阳对立统一的内容，特别是其开始起步，就汲取了中医学原有的阴阳学说，与晚出的五行理论相结合的成功经验，其中对阴阳动静的论述尤为详尽。

四、四元说

自然生化过程中，元气分为阴阳以后，"四元三子"即"七行"开始形成，先贤刘智根据《默格索德》等名著，对此连续性的生化方式解释道：气火水土，谓之四元。金木活类，谓之三子。四元三子，谓之七行；七行分布，万汇生成。"四元"又称四象、四气、四行、四奇行，其内涵与希腊医学的"四元素"说名同而实异，与中医学"五行"说所代表的方位、时序也不尽相同。刘智曾说：阴阳"化"而为"水、火"；水得火则生"气"；火暴水则生"土"；是故水、火、土、气，"四象"成焉。

所谓"四元"，说明它是同时成为一切有形物质（"形"）与无形事物（"色"），这两方面的"元宗"，即为万有形色之宗元也。所谓"四行"，"行"是行动、运行，指运动不已，即自然四种相互关联、相互作用、永不停止的运动过程。所谓"四象"，象是指象征、现象，应包括有形运动的形象和无形运动的形象，即能够反映自然规律的四种动态形象的总称。所谓"四奇行"，奇者单也，谓"四象"皆单自成"行"，而无配故也。"四奇行"出，天地定位。"天即气也，即水受火炽而上腾者也""地即土地，火与水相搏而存迹，以下坠者也"。"四行"的方位是每一行有专注之位。"气"位于"东"，"土"位于"西"，"火"位于"南"，"水"位于"北""至于弥漫无隙之处，则四气互相掺入，而滚为一气矣"。因为，"四者单行，则万物无自而生。四者相掺，则万物于兹而化育焉。"故曰"四行为万物之母"。它们与"四时"的关系："未有四气之先，空中无四时也。四时，即四气轮转流行而成者也。"流行而至于"东"方所专盛之"气"，则其时为"春"；流行而至于"南"方所专盛之"火"，则其时为"夏"；流行而至于"西"方所专盛之"土"，则其时为"秋"；流行而至于"北"方所专盛之"水"，则其时为"冬"。因为气与火之流行以"发越"，春与夏也有"发越"之象；土与水之流行以"收藏"，秋与冬亦皆有"收藏"之义。"收藏之力尽，则发越之机又起。发越之机起于东方所专盛之气，又于兹而复始矣，此四时之所以往复也。"

四气实指无时不有，无处不在，"弥漫无隙"，渊源于阴"静"阳"动"，而出现在自然生化中四类千变万化的运动性态。从上述一系列名称中可以理解为"万物于兹而化"或"四行为万物之母"，但绝不能理解为"四行"是人和万物的"基本物质"或构成人类生命和宇宙大厦的"建筑材料"。

五、三子说

天地定位，水火交错，万物开始化育，首先形成"金""木""活"。它们是"四元"配合而成：土与水合而生"金"；气与火合而生"木"；水、火、气、土四者共合而生"活"类。从金、木、活三者在天地化育之中而言，称为"三子"。当三者形成以后，万物皆依之而资生，所以又称"三母"。在自然生化过程中，各类万物按照生成次序先后问世，并"以其胜者为名"。"金气胜名金"，五金矿石等一切无生物首先出现；"木气胜名木"，各种植物接着生长；"活气胜名鸟兽"，诸类动物才有条件发育成长。这只是从其主流而言，其实金、木、活三者相互交错，三气无所不至。如"金气流行，山得之为玉石，水得之为蚌珠，土得之为五金之矿，鸟兽得之而成鸟兽之宝，草木得之而为草木之精，一切万物得之而各成其为坚、明、定、固也。""木气流行，山得之生嘉植，水得之生萍藻，沃土得之生禾稼，瘠土得之生草毛。四植之中，禀土胜者为坚质，禀气胜者为中空，禀水胜者为繁花，禀火胜者为果实，而要皆得此木气以为化育者也。""活气流行，生于山者为走兽，其形体与丘陵似；生于林者为飞禽，其羽与枝叶似；生于水者为鳞介，其鳞甲与水波似；生于土者为蛰虫，其形质与土壤似。四生之中，禀气、火胜者能飞，禀土、水胜者能走，禀气、土胜者性温，禀火、土胜者性烈，禀气、水胜者性贪，禀水、火胜者性暴，而要皆得此活气以为化育者也。"

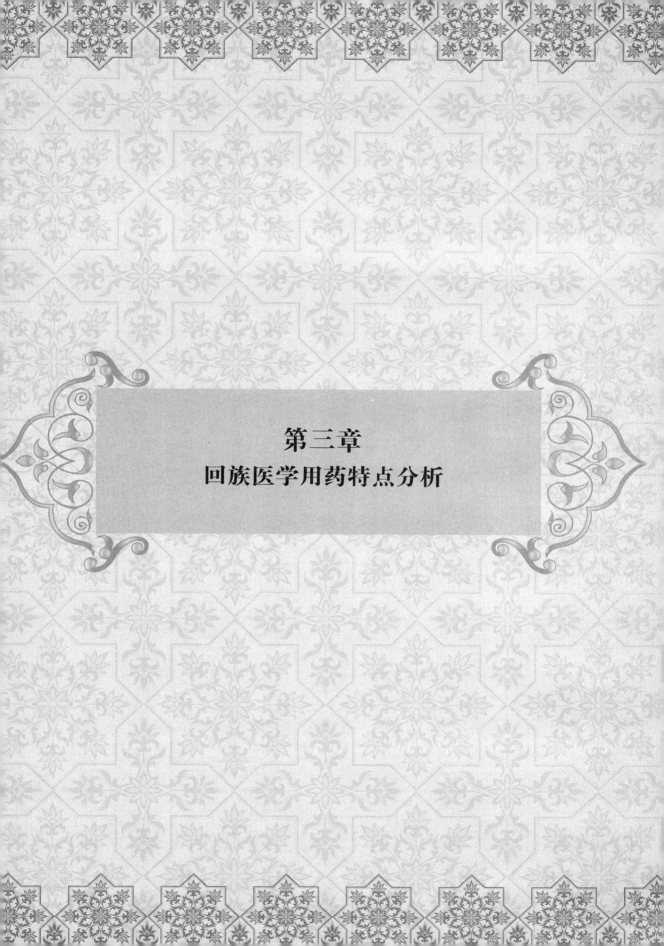

第三章
回族医学用药特点分析

一、香药的运用

回族医药最大的用药特色就是对香药的运用，香药的最初含义为：香指香料，药指药物。由于香料中很大一部分有药用价值，如沉香、乳香等，而且药物中也有很多可用于制香，故两者的概念是互相交叉的；后来香、药合称，指药用部分气味芳香，或经燃烧、煎煮、研粉、加热能产生香气，以及虽无特殊芳香气味，但用于合香制香，习惯上被当作香药使用的药物。回族医药中香药的主要种类有苏合香、乳香、没药、木香、安息香、龙涎香、补骨脂、肉豆蔻、藏红花、降真香、紫檀香、阿魏、沉香、血竭、丁香、小茴香、龙脑香、芦荟、荜澄茄、荜茇、缩砂仁、诃黎勒、番木鳖、腽肭脐、甲香、迷迭香等30余种。

对香药的运用很难用中药的四气五味理论解释药性、说明作用机理，回族医药在长期运用香药的过程中，对芳香药的药性特点及治疗机理认识不断加深，逐步形成芳香药性理论。

辟秽防疫。芳香药有辟除秽浊疫垢之气、扶助正气、抵御邪气的作用，达到辟秽养正、防病治病的目的。古人常用由芳香类药物制作的熏香、炷香、枕香、佩香等防病祛邪，今人燃药香防治感冒流行，都是辟秽防疫的具体应用。芳香药以其疏散之性，外走肌表，开宣毛窍，具有芳香疏泄、解表散邪之功，如薄荷、香薷、胡荽等，都是疏散表邪、解除表证的代表药。

悦脾开胃。"土爱暖而喜芳香"，芳香药善入脾胃经，投其所喜，有加强运化、增进食欲、悦脾开胃的功效，如木香、檀香、沉香等，都是悦脾开胃，是治脾胃食积气滞、不思饮食的良药。

化湿祛浊。芳香药能疏通气机、宣化湿浊、消胀除痞、复脾健运，即有化湿运脾之功，如砂仁、白豆蔻等均为芳香化湿的代表药，主治湿浊中阻、脾失健运、痞满呕吐等病证。

温中助阳。芳香药多辛温燥烈，可温里助阳、祛寒止痛，如小茴香、荜茇、补骨脂、腽肭脐等均为芳香温里助阳的代表药，主治脾胃虚寒、下焦寒湿、肾阳虚衰等病证。

行气活血。芳香药还可疏散气机、透达经络、行气活血、通经止痛、消肿散结。如香附、乌药、玫瑰花为芳香疏泄、行气活血、调经止痛的代表药，主治肝郁气滞、月经不调、胸胁胀痛等症；又如乳香、没药、麝香为行气活血、通经止痛、散结消肿的代表药，主治气滞血瘀、心腹诸痛、经闭痛经、癥瘕积聚、痈肿疮毒等病证。

开窍醒神。香药又有开窍启闭、苏醒神志的功效，如麝香、冰片、苏合香、安息香、樟脑等都是芳香开窍的代表药，主治邪蒙心窍、神志昏迷的病证。

二、剂型的多样性

传统中医是以汤药为药物主要剂型，而回族药物多为芳香类，其富含挥发成分，如若仍经煎煮，势必失去其有效成分。回医根据医治目的和药物性质之不同，将药物剂型和制剂工艺做了非常大的改良。这是因为，在阿拉伯医药中，有许多是运用草本植物的汁液（如芦荟）和木本植物的树脂（如乳香）。这些凝脂富含多种挥发油，倘若仍沿用煎汤法，其有效成分就会失掉，故只能将其制成丸、散、膏、酊。这一改中医传统以汤煎剂为主的服药风俗。现有剂型主要有舐剂（糖果剂）、露酒、油、散、丸、片、丹、蜜煎、浸剂、糊剂、解毒剂汤、饼及滴鼻剂、点眼剂、取嚏剂等，极大地拓展和补充了传统医药制剂的不足和药物临床用药范围，并科学地保持了原药有效成分，提高了临床疗效，为回族医药学和中医药学发展做出了积极贡献。

舐剂　舐剂多由气味辛辣走窜、性温燥的药物组成，具有芳香解表、行气活血、温阳祛湿的功效。多用于治疗外感病、里寒证及痰证。传统中医的膏方多补益之效，适合冬季进补，治疗虚损性疾病，而回族医学的膏方可治疗外感病和内科疾病，临床应用广泛，值得我们学习和借鉴。

露剂　阿拉伯人提取蔷薇露的蒸馏法及其设备于北宋时期传到广州。大食蔷薇水（经蒸馏法制取的露剂）等此类制剂的输入，促进了露剂药物在中国的迅速传播与普遍应用，直接导致了中药制剂中多种药露剂的出现。露酒剂是回族医学中特色剂型，其特色在于露酒制作方法和原料。可以说，凡是回医能够入药的品种，基本上都能按照生产工艺生产出露酒。

散剂　它多用果实、树叶及泥土类药物制成。果实之品一般味甘涩性温，且烧灰后具有很好的收湿敛疮之效，树叶类药物性凉解毒、杀虫力强。二者配伍应用于疮疡疾病收效甚好。

油剂　药油多为芳香类药物通过各种工艺制成，对皮肤或经脉起到舒筋活络、运行气血、调理十二经络的治疗作用。特别对于慢性病具有毒副作用小、疗效持久稳定的特点。

"金银箔衣"丸剂　金、银箔做药剂丸衣，始于阿拉伯名医阿维森纳的名著《医典》一书，其中有用金、银箔做药剂丸衣的记载，这在当时是比较先进的医药技术，它不仅对药物能起到防腐等作用，对提高药剂疗效也有一定作用，还可以增加外观上的美观性。金银箔为丸衣传入中国后，中国医家不但利用其为丸衣，且发挥并推广其医疗作用，甚至在有些方子里直接适量研和一些金、银箔或者用其他的介质做药衣，以达到治疗疾病的目的。

三、通泻药物养生

回族在养生方面要求合理饮食、谨慎起居、洁身沐浴的同时，因回族饮食喜食牛羊肉与煎炸食品，且居住地域环境多为干旱干燥地带（包括阿拉伯各地），容易产生痰积、食积、燥化、湿热、便秘、浊邪内聚的症候。回医认识到上述症候是严重危害机体的，容易导致衰老，影响智力，是中毒痴呆、心情郁闷、痰喘胸胀、生疮长疖、皮肤粗糙出斑的根源。回医认为洁身净体固然有医疗保健作用，但痰、食、燥、火造成的疾病必须以通降的方法来解决，"邪去则正安"。回族有一句名言：是病不是病，先把肠子清干净。恰当使用通泻法，保持大便通畅，使痰积、食积、燥火、瘀血、粪毒、浊秽不在体内堆积，使邪毒气排泄有出路。不仅大便如此，小便也应正常排泄，不憋尿，防止尿毒在膀胱内积聚，导致产生泌尿系疾病或引起肾脏损害。故有"大小便通畅身体无恙"

之说，因此派生出回医优选用药的一套方法。

　　回族在养生方面用药注重通腑泻下、清除体内异物的方法，达到养生的目的。比如番泻叶系阿拉伯人喜用之药，传入我国，因其疗效确切，回族民间为防病治病饮用频繁，其性甘苦大寒、量小力宏，有良好的"泻热导滞"的作用，热结便秘积滞腹胀之病证常用之。又比如回族人服大黄养生。大黄，俗称将军，中药四大金刚之一，产于甘肃、青海者质地优良。大黄有"荡涤肠胃，推陈致新，通利水谷，调中化食，安和五脏"的作用（《神农本草经》）。其抗衰老、促进人体代谢、预防因"体内垃圾"造成的躯体不适等作用，为世人所公认，回民深知，"邪去正安""洁净腑，强如补之理"。认定大黄是一味祛邪扶正、防病强身、有益健康的良药，为家庭必备之品，用之得当除百病而无一害。喜用泻药养生是回族用药的又一特色。

第四章
植物类

第一节　果实种子类

一、芜荑

【别名】殿蘦（《神农本草经》），无夷（《尔雅》郭璞注），芜荑仁（《千金方》），山榆仁（《本草拾遗》），白芜荑（《太平圣惠方》），大果榆糊（《药材学》）。

【来源】为榆科榆属植物大果榆的种子经加工后的成品。分布于东北、华北及陕西、甘肃、青海、江苏、安徽、河南等地。主产山西、河北。

【采收加工】夏季果实成熟采下，晒干，搓去膜翅取出种子。另一种方法是在5月间采果，阴干。

【炮制】夏季当果实成熟时采下，晒干，搓去膜翅，取出种子。将种子55kg浸入水中，待发酵后，加入家榆树皮面5kg、红土15kg、菊花末2.5kg，加适量温开水混合均匀，如糊状，放板上摊平约1.3cm厚，切成直约6.7cm的方块，晒干，即为成品。亦可在5~6月采实取仁，用种子60%、异叶败酱20%、家榆树皮10%，混合制成扁平方形，晒干。

【性能与应用】辛、苦，平。归脾、胃经。功用：杀虫消积，除湿止痢。主治：虫积腹痛，小儿疳积，久泻久痢，疮疡，疥癣。

【用法与用量】内服：煎汤，3~10g；或入丸、散。外用：适量，研末调敷。

【使用注意】脾胃虚弱者慎服。

【文献选录】

1. 《神农本草经》："主五内邪气，散皮肤骨节中淫淫温行毒，去三虫，化食。"

2.《食疗本草》:"散腹中气痛。又和马酪可治癣。又杀中恶虫毒。"

3.《海药本草》:"治冷痢心气,杀虫止痛。又治妇人子宫风虚,孩子疳泻。"

【治方举例】

1. 治久痢不瘥,有虫,兼脱肛。芜荑二两(微炒),黄连一两(去须,微炒),蛔蛇胆半两。上药,捣罗为末,炼蜜和丸,如梧桐子大。每服以杏仁汤下三十丸,日再服。(《太平圣惠方》)

2. 治脾胃有虫,食即痛,面黄无色,疼痛无时。芜荑100g,和面炒至黄色,为末,米饮调10g。(《千金方》)

3. 治顽癣,久不能愈。寒水石二钱,芜荑二钱,剪草一钱,枯矾一钱,吴萸一钱,黄柏一钱,苍术五分,厚朴五分,雄黄五分,蛇床三钱,轻粉一钱,香油调敷患处。(《瑞竹堂经验方》)

二、荔枝

【别名】离支(《上林赋》),荔支(《齐民要术》),丹荔(《本草纲目》),火山荔(《生草药性备要》),丽枝(《本草纲目拾遗》),勒荔(《广西中药志》)。

【来源】为无患子科荔枝属植物荔枝的假种皮或果实。

【采收加工】6~7月果实成熟时采摘,鲜用或晒干备用。

【性能与应用】甘、酸,温。归脾、肝经。功用:养血健脾,行气消肿。主治:病后体虚,津伤口渴,脾虚泄泻,呃逆,食少,瘰疬,疔肿,外伤出血等。

【用法与用量】内服:煎汤,5~10枚;烧存性研末;或浸酒。外用:适量,捣烂敷;或烧存性研末撒。

【使用注意】阴虚火旺者慎服。

【文献选录】

1.《玉楸药解》:"荔枝,甘温滋润,最益脾肝精血,阳败血寒,最宜此味。

功与龙眼相同，但血热宜龙眼，血寒宜荔枝。干者味减，不如鲜者，而气质和平，补益无损，不至助火生热，则大胜鲜者。"

2.《海药本草》："主烦渴，头重，心躁，背膊劳闷。"

3.《本草纲目》："治瘰疬，疗肿，发小儿痘疮。"

4.《医林纂要》："补肺，宁心，和脾，开胃。治胃脘寒痛，气血滞痛。"

5.《泉州本草》："壮阳益气，补中清肺，生津止渴，利咽喉。治产后水肿，脾虚下血，咽喉肿痛，呕逆等证。"

【治方举例】

1. 治呃逆。荔枝七个，连皮核烧存性，为末，白汤调下。（《医方摘要》）

2. 治瘰疬溃烂。荔肉敷患处。（《泉州本草》）

3. 治疗疮恶肿。荔枝、白梅各三个。捣作饼子，贴于疮上。（《济生秘览》）

4. 治风火牙痛。大荔枝一个，剔开，填盐满壳，煅研，搽之。（《孙天仁集效方》）

5. 止外伤出血，并防止疮口感染溃烂。荔枝晒干研末（浸童便晒更佳）备用。每用取末掺患处。（《泉州本草》）

6. 治老人五更泻。荔枝干，每次五粒，春米一把，合煮粥食，连服三次；酌加山药或莲子同煮更佳。（《泉州本草》）

三、莳萝子

【别名】 祖法刺子（《回回药方》），卡拉库孜、巴地洋、色日合（《中国医学百科全书·维吾尔族医学分册》），时美中（《药谱》），莳萝椒（《本草蒙筌》），小茴香（《本草纲目》），瘪谷茴香（《本草正义》），土茴香（《中药志》），慈谋勒（《开宝本草》）。

【来源】 为伞形科莳萝属植物莳萝的果实。全国各地均有栽培。

【采收加工】 夏、秋季果实成熟时采果枝，打下果实，去净杂质，晒干。

【性能与应用】 辛，温。功用：消肿止痛，除腹胀，止腹痛，调经利尿。主治：关节肿痛，腹胀、腹痛，经水不下，小便不利等。本品具有降低脑力、视力和性欲力的副作用，矫正药为各类醋酸糖浆和各种酸味食品。

【用法与用量】内服：3～6g；外用适量。本品可入汤剂、消食膏、洗剂、油剂等制剂。

【使用注意】气阴不足及有火者不宜。

【文献选录】

1.《随息居饮食谱》："温胃健脾，散寒止痛，杀虫消食，调气止呕，定腰、齿疼，解鱼肉毒。"

2.《海药本草》："主膈气，消食，温胃，善滋食味，多食无损。"

3.《日华子本草》："健脾，开胃气，温肠，杀鱼肉毒，补水脏及壮筋骨，治肾气。"

4.《医林纂要》："润肾补肾，补命门，暖丹田，开胃调中，上达膻中，舒肝木，达阴郁，舒筋，下除脚气，治寒疝。"

5.《本草正义》："莳萝子，藏器谓治霍乱呕逆，腹冷不下食，两胁痞满；《日华》谓健脾开胃，杀鱼肉毒，治肾气。皆温辛行气散寒之功，治诸疝最佳，然辛香燥烈，耗气伤津，止可借以行经，不可独任重任。"

【治方举例】

1.治小儿气胀，霍乱呕逆，腹冷食不下及胁痛。莳萝为末，糊丸如绿豆大。三岁三十丸，青皮汤下。（《普济方》）

2.治疝气偏坠，女子瘕病。莳萝一两二钱。炒褐色，为细末。无灰好酒调服。（《摄生众妙方》）

3.治闪挫腰痛。莳萝作末，酒服二钱匕。（《永类钤方》）

四、桄榔

【别名】砂糖椰子（《中国高等植物图鉴》）。

【来源】为棕榈科桄榔属植物桄榔的果实。

【采收加工】果实成熟时采收，除去杂质，晒干。

【性能与应用】甘，平；有毒。功用：祛瘀破积，止痛。主治：产后血瘀腹痛，心腹冷痛。

【用法与用量】内服：磨汁或研末，1.5～3g。

【使用注意】用量不宜过大，过量易引起中毒。

【文献选录】

1.《开宝本草》："主宿血。"

2.《本草汇言》："破宿食、积血。磨汁治妇人产后儿枕血瘕诸疼，及心胃寒疼。"

3.《南方主要有毒植物》："山椰子，种子和果肉有毒。果皮上的毛会使皮肤瘙痒。中毒症状：头晕，呕吐，有如喝醉酒相似的感觉。广东海南地区有误食未经加工处理的果实，发生中毒事例。解救方法：中毒初期可洗胃，然后服蛋清或面糊；晚期则导泻；如呕吐剧烈，可服颠茄酊或注射阿托品；饮糖水或注射 25%～50% 葡萄糖液加维生素。"

五、海松子

【别名】松子（《海药本草》），松子仁（《本草衍义》），新罗松子（《本草纲目》）。

【来源】为松科松属植物红松的种子。分布于东北地区。

【采收加工】9～10月果熟后采收，晒干后，取出种子，生用或炒用。

【性能与应用】甘，微温。归肝、肺、大肠经。功用：润燥，养血，祛风。主治：肺燥干咳，大便虚秘，诸风头眩，骨节风，风痹。

【用法与用量】内服：煎汤，10～15g；或入丸、膏。

【使用注意】便稀精滑者勿与；有湿痰者亦禁。

【文献选录】

1.《本草经疏》："海松子，气味香美甘温。甘温助阳气而通经，则骨节中风水气，及因风头眩死肌自除矣。气温属阳，味甘补血，血气充足，则五脏自润，变白不饥所由来矣。"

2.《玉楸药解》："松子仁与柏子仁相同，收涩不及而滋润过之，润肺止嗽，滑肠通秘。开关逐痹，泽肤荣毛，亦佳善之品。"

3. 《海药本草》："主诸风，温肠胃。"

4. 《日华子本草》："逐风痹寒气，虚赢少气，补不足，润皮肤，肥五脏。"

5. 《开宝本草》："主骨节风，头眩，去死肌，变白，散水气，润五脏，不饥。"

6. 《本草衍义》："与柏子仁同治虚秘。"

7. 《本草纲目》："润肺，治燥结咳嗽。"

8. 《本草通玄》："益肺止嗽，补气养血，润肠止渴，温中搜风。"

9. 《本草再新》："润肺健脾，敛咳嗽，止吐血。"

【治方举例】

1. 治肺燥咳嗽。风髓汤，松子仁一两，胡桃仁二两。研膏，和熟蜜半两收之。每服二钱，食后沸汤点服。（《玄感传尸方》）

2. 治老人虚秘。柏子仁、大麻子仁、松子仁等分，同研，溶白蜡丸桐子大。以少黄丹汤服二三十丸，食前。（《本草衍义》）

3. 润心肺，和大肠。松子粥，松子同米煮粥食。（《士材三书》）

六、海红豆

【别名】红豆（《益部方物略论》），大红扁豆（《草木便方》），相思子（《天禄识余》）。

【来源】为豆科海红豆属植物海红豆的种子。分布于福建、台湾、广东、海南、广西、贵州、云南等地。

【采收加工】8～10月采摘成熟果实，剥取种子，晒干。

【性能与应用】微苦、辛，微寒；有小毒。归肺、心、脾经。功用：疏风清热，燥湿止痒，润肤养颜。主治：面部黑斑，痤疮，皶鼻，头面游风，花斑癣。

【用法与用量】外用：适量，研末涂。

【使用注意】本品有毒，用量不宜过大，一般不作内服。

【文献选录】《海药本草》："主人黑皮黯，花癣，头面游风，宜入面药及澡豆。"

七、阿勃勒

【别名】黑牙尔闪八尔、黑牙儿阐伯儿（《回回药方》），腊肠果（《维吾尔药志》）。

【来源】为豆科植物腊肠树的荚果。分布于广东、云南等地。

【采收加工】9～10月果实未成熟时采收，晒干。贮通风干燥处。

【炮制】将荚果切丝，置于火上加温后挤压，提取其汁，然后配巴旦杏仁油使用。

【性能与应用】苦，寒。功用：润肠通便，泻热导滞。主治：口臭，咽喉疼痛，肠道湿热所致的痢疾等。

【用法与用量】内服：煎汤，4～8g。

【使用注意】本品久煎则无通便作用。过量可引起呕吐。

【文献选录】

1.《本草拾遗》："味苦，大寒，无毒。""主心膈间热风，心黄，骨蒸寒热，杀三虫。"

2.《海药本草》："主热病及下痰，杀虫。"

【治方举例】

1. 治关节疼痛，类风湿关节炎。取适量阿勃勒，常浸泡在适量的开水中，取其溶液，擦于患处。（《白色宫殿》）

2. 治肝区疼痛，黄疸，伤寒。取适量阿勃勒，与适量菊苣叶煎液、龙葵实汁、菟丝子煎液同服。（《药物之园》）

3. 治新旧肝病。狼毒（制）、藜芦（制）各25g，腊肠果50g。制成水丸，每次1.5～3g，每日1次，温开水送服。孕妇禁服。（《蒙医药选编》）

八、阿月浑子

【别名】疋西他、比思的（《回回药方》），福斯土克（《药物之园》）。

【来源】 为漆树科植物阿月浑子的果实。我国新疆南部有栽培；美国、伊朗、巴基斯坦及地中海沿岸等国和地区有分布。

【采收加工】 秋季9～10月份果实成熟时采摘，除掉果皮或直接晒干。贮于阴凉干燥处。

【性能与应用】 辛，温。功用：温肾益髓，降逆暖脾，敛肺涩肠。主治：干寒性或黑胆质性脑、心疾病，如干性脑虚、记忆力下降、心脏衰弱，寒性肾虚阳痿、遗精身瘦、恶心呕吐、痢疾腹泻、咳嗽气喘。

【用法与用量】 内服：5～7g。外用：适量。可入蜜膏、散剂、糖浆、敷剂、煎剂、洗剂。

【使用注意】 单独用此药，特别是脱过壳的阿月浑子，可影响消化，多服则可引起丹毒症。用于胃病时需加杏仁；为防止引起丹毒症，需配葡萄醋、酸石榴、洋李、杏干。

【文献选录】

1.《拜地依药书》："阿月浑子有开通肝阻、消除恶心、滋补胃脘、增强消化、调节大便、解毒愈创、增强性欲、温肺止咳的作用。主治肝有阻滞，恶心呕吐，胃脘虚弱，积食不化，大便过浓或过稀，毒虫咬伤，性欲低下，黏液质性咳嗽。"

2.《注医典》："阿月浑子具有开通肝脏阻塞、滋补胃脘、止恶心、降逆止吐的作用。主治肝脏有阻、胃脘虚弱、恶心呕吐等。"

3.《本草纲目拾遗》："宽中下气，治胃脘肝膈膨胀，疳积疟痢，吐血劳伤，平胃通络。"

【治方举例】

1. 治口臭，牙齿松动，口腔溃疡。取适量阿月浑子，放入口中咀嚼。（《药物之园》）

2. 治精液不足，阳痿不举，智力低下，咳嗽顽痰，心悸心慌，恶心呕吐，腹痛，肝胆有阻。取阿月浑子，研成细粉，长期冲服。（《药物之园》）

3. 治毒虫咬伤。取适量阿月浑子，研成细粉，与葡萄酒冲服。（《药物

之园》)

九、白芥子

【别名】辣菜子（《中药志》），刺袜（《回回药方》），海尔代鲁力艾比也孜（《药物之园》）。

【来源】为十字花科欧白芥属植物白芥的种子。原产于欧洲。我国山西、辽宁、山东、四川、云南、新疆等地多有栽培。

【采收加工】春播于7~8月采收，秋播于次年5月中、下旬采收，待果实大部分出现黄色时割下全株，后熟数日，选晴天晒干，脱出籽粒，簸除杂质即可入药。

【炮制】

1. 白芥子：取原药材，除去杂质，筛去灰屑。用时捣碎。

2. 炒白芥子：取净白芥子置锅内，用文火加热，炒至深黄色或棕黄色，有爆裂声，香辣气逸出时，取出放凉。炒后药性缓和，擅长于温肺豁痰利气。

贮干燥容器内，密闭，置阴凉干燥处，防潮，防蛀。

【性能与应用】辛，温。归肺、胃经。功用：利气燥痰，散结消肿。主治：咳喘痰多，胸满胁痛，肢体麻木，关节肿痛，湿痰流注，阴疽，肿毒。

【用法与用量】内服：煎汤，3~10g；或入丸、散。外用：研末调敷；穴位敷贴。

【使用注意】肺虚久咳、阴虚火旺者禁服。内服过量会引起呕吐、腹泻。白芥子油对皮肤黏膜有刺激作用，能引起充血、灼痛，甚至发泡，皮肤过敏或溃破者忌外用。

【文献选录】

1. 孙思邈："治咳嗽胸胁支满，上气多唾者，每日温酒吞七粒。"

2.《药材资料汇编》："功能暖胃，增进食欲，并可为中毒后之催吐剂。"

3.《名医别录》："味辛，温，无毒。归鼻。主除肾邪气，利九窍，明耳目，安中。久服温中，又白芥子，主射工及疰气发无恒处，丸服之；或捣为末，醋和涂之，随手验也。"

4. 《本草拾遗》："主冷气。子主上气，发汗，胃膈痰冷，面目黄赤。"

5. 《日华子本草》："治风毒肿及麻痹，醋研敷之。扑损瘀血，腰痛肾冷，和生姜研，微暖，涂贴。心痛，酒醋服之。"

6. 《本草纲目》："白芥子辛能入肺，温能发散，故有利气豁痰、温中开胃、散痛消肿、辟恶之功。韩懋《韩氏医通》：'凡老人苦于痰气喘嗽，胸满懒食，不可妄投燥利之药，反耗真气。'懋因人求治其亲，静中处三子养亲治之，随试随效。盖白芥子白色主痰，下气宽中。紫苏子紫而主气，定喘止嗽。萝卜子白种者主食，开痞降气。各微炒研破，看所主为君。每剂不过三四钱，用生绢袋盛入，煮汤饮之，勿煎太过，否则味苦辣。若大便素实者，入蜜一匙。冬月加姜一片，尤良。利气豁痰，除寒暖中，散肿止痛，治喘嗽反胃，痹木脚气，筋骨腰节诸痛。"

7. 《本草蒙筌》："味辛，气温。无毒。善却痃气，最辟鬼邪。研醋敷射工，煎液消痰澼。久疟蒸成澼块，须此敷除；皮里膜外痰涎，必用引达。故三子养亲汤方中，加萝卜子消食，苏子定喘，此消痰。是皆切中老人病也。"

【治方举例】

1. 治老人痰气喘咳，胸满懒食。白芥子、紫苏子、萝卜子各洗净，微炒，击碎。看何证多，则以所主者为首，余次之，每剂不过三钱，用生绢小袋盛之，煮作汤饮。(《韩氏医通》)

2. 治胸胁痰饮。白芥子五钱，白术一两。为末，枣肉和捣为丸，梧子大，每清晨白汤下百丸。(《本草汇言》引《摘玄方》)

3. 治风湿涎痰，结成痞块。外用白芥子为末，醋调敷患上。内用白芥子为末，神曲打糊丸梧子大。每服三钱，清晨参枣汤下。(《方脉正宗》)

4. 治淋巴结核。白芥子、葱头各3g，捣烂，敷患处，隔日1次，每次4~5小时。(《中级医刊》)

5. 治脚气肿痛。白芥子、白芷等分，为末，姜汁和，涂之。(《本草述钩元》)

6. 治伤寒后，肺中风冷，失音不语。白芥子五合（研碎）。用酒煮令半熟，

带热包裹熨项颈周延，冷则易之。(《普济方》)

7. 治痘疹入目，风眼疫眼，及掀热之眼目。白芥子（如食料者）一两，大蒜（杵烂）一钱，醋一钱。上三味，如麦饼，如钱大，贴足心。(《眼科锦囊》)

8. 治体内湿气。黄芩（去粗皮）二两，大黄（去粗皮，酒浸二三时，纸裹火煨）二两，黑牵牛（一斤，炒香，取头末）四两，滑石（研细）四两，黄连、薄荷叶、川芎各二钱半，甘遂（久雨则加，除湿热腰痛、泄水湿肿）一两，白芥子（除遍身走注疼痛）一两，朴硝、郁李仁、樟柳根各一两。(《瑞竹堂经验方》)

十、柏子仁

【别名】柏实（《神农本草经》），柏子、柏仁（《本草经集注》），侧柏子（《日华子本草》）。

【来源】为柏科侧柏属植物侧柏的种仁。生于湿润肥沃地，石灰岩山地也有生长。分布于东北南部，经华北向南达广东、广西北部，西至陕西、甘肃，西南至四川、云南、贵州等地。

【采收加工】9～12月采收成熟球果，晒干，收集种子，碾去种皮，簸净。

【炮制】

1. 柏子仁：取原药材，除去杂质及残留的种皮，筛去灰屑。

2. 炒柏子仁：取净柏子仁，用文火加热，炒至油黄色，有香气逸出为度，取出，放凉。

3. 柏子仁霜：取净柏子仁，碾成泥状，经微热后，压去部分油脂，制成松散粉末。或研细，用能吸油的纸包裹多层，上压重物，使油渗透纸上，换纸，再如法操作，至油脂大部分被吸尽，药渣松散不黏结为度。或取净柏子仁，研成泥状，用布包好，蒸约30分钟，用压榨机去油，反复蒸榨至油尽为度，研细。柏子仁霜滑肠作用减弱，适于惊悸失眠、健忘、盗汗而又脾虚便溏的患者。贮干燥容器内，密闭，置阴凉干燥处。

【性能与应用】甘，平。归心、肾、大肠经。功用：养心安神，敛汗，润肠通便。主治：惊悸怔忡，失眠健忘，盗汗，肠燥便秘。

【用法与用量】内服：煎汤，10～15g，便溏者制霜用；或入丸、散。外用：研末调敷；或鲜品捣敷。

【使用注意】便溏及痰多者慎服。

【文献选录】

1.《本草纲目》："柏子仁，性平而不寒不燥，味甘而补，辛而能润，其气清香，能透心肾，益脾胃，盖上品药也，宜乎滋养之剂用之。"

2.《本草正》："柏子仁，气味清香，性多润滑，虽滋阴养血之佳剂，若欲培补根本，乃非清品之所长。"

3.《药品化义》："柏子仁，香气透心，体润滋血。同茯神、枣仁、生地、麦冬，为浊中清品，主治心神虚怯、惊悸怔忡、颜色憔悴、肌肤燥痒，皆养心血之功也。又取气味俱浓，浊中归肾，同熟地、龟板、枸杞、牛膝，为封填骨髓，主治肾阴亏损、腰背重病、足膝软弱、阴虚盗汗，皆滋肾燥之力也。味甘亦能缓肝，补肝胆之不足，极其稳当，但性平力缓，宜多用之为妙。"

4.《本草备要》："凡补脾药多燥，柏子仁润药而香能舒脾，燥脾药中兼用最良。"

5.《本经逢原》："柏子仁，《本经》言除风湿痹者，以其性燥也。《经疏》以为除风湿痹之功非润药所能，当是叶之能事。岂知其质虽润而性却燥，未有香药之性不燥者也。昔人以其多油而滑，痰多作泻忌服，盖不知其性燥而无伤中泥痰之患，久服每致大便燥结，以芳香走气而无益血之功也。"

【治方举例】

1. 治老人虚秘。柏子仁、大麻子仁、松子仁等分。同研，溶白蜡丸桐子大，以少黄丹汤服二三十丸，食前。(《本草衍义》)

2. 治肠风下血。柏子仁十四粒(捻破)，纱囊贮，以好酒三盏，煎至八分服之。初服反觉加多，再服立止。非饮酒而致斯疾，以艾叶煎汤服之。(《世医得效方》)

3. 治小儿躽啼，惊痫腹满，不乳食，大便青白色。柏子仁末，温水调下二

钱。(《太平圣惠方》)

4. 治脱发。当归、柏子仁各 250g。共研细末，炼蜜为丸。每日 3 次，每次饭后服 6～9g。(《全国中草药新医疗法展览会技术资料选编》)

5. 治腮腺炎、疮肿。鲜柏子仁捣烂，蛋清调敷患处。(《青岛中草药手册》)

6. 治胸痛。柏实、桂（去粗皮，锉）等分。上二味，捣罗为细散。每服二钱匕，米饮调下，日三服。(《圣济总录》)

7. 治石淋。柏子仁、芥子、滑石各等分。上三味捣筛为散，以麦汁饮服方寸匕，日三服。(《外台秘要》)

十一、佛手柑

【别名】佛手（《中馈录》），佛手香橼（《闽书》），蜜筒柑（《黔书》），蜜罗柑（《古州杂记》），五指柑（《广西中药志》），福寿柑（《民间常用中草药汇编》）。

【来源】为芸香科柑橘属植物佛手的果实。生于热带、亚热带。我国浙江、福建、江西、广东、广西、四川、云南等地有栽培。

【采收加工】栽培 4～5 年开花结果，分批采收，多于晚秋果皮由绿变浅黄绿色时，用剪刀剪下，选晴天，将果实顺切成 4～7mm 的薄片，晒干或烘干。

【炮制】取原药材，除去杂质；或喷淋清水，稍润，切碎，晒干。贮干燥容器内，置阴凉干燥处。

【性能与应用】辛、苦，温。归肝、脾、肺经。功用：疏肝理气，和胃化痰。主治：肝气郁结之胁痛、胸闷，肝胃不和、脾胃气滞之脘腹胀痛、嗳气、恶心，久咳痰多。

【用法与用量】内服：煎汤，3～10g；或泡茶饮。

【使用注意】阴虚有火、无气滞者慎服。

【治方举例】

1. 治面寒痛，胃气痛。佛手柑，新瓦焙，为末（黄色）。烧酒送下，每服三钱。(《滇南本草》)

2. 治食欲不振。佛手、枳壳、生姜各 3g，黄连 0.9g。水煎服，每日 1 剂。（《全国中草药汇编》）

3. 治肝胃气痛。鲜佛手 12～15g，开水冲泡，代茶饮。或佛手、延胡索各 6g，水煎服。（《全国中草药汇编》）

4. 治臌胀发肿。佛手（去瓤）四两，人中白三两。共为末。空腹白汤下。（《岭南采药录》）

十二、枸杞子

【别名】苟起子（《本草经集注》），枸杞红实（《宝庆本草折衷》），甜菜子（《救荒本草》），西枸杞（《本草纲目》），狗奶子（《广雅疏证》），红青椒、狗蹄子（《河南中药手册》），枸杞果（《河北药材》），地骨子、狗茄茄（《山西中药志》），红耳坠、血枸子（《中药材手册》），枸杞豆、血杞子（《药材学》）

【来源】为茄科枸杞属植物宁夏枸杞的果实。野生和栽培均有。分布于华北、西北等地。

【采收加工】6～11 月果实陆续红熟，要分批采收，迅速将鲜果摊在果栈上，厚不超过 3cm，一般以 1.5cm 为宜，放阴凉处晾至皮皱，然后曝晒至果皮起硬，果肉柔软时去果柄，再晒干；晒干时切忌翻动，以免影响质量。遇多雨时宜用烘干法，先用 45～50℃烘至七八成干后，再用 55～60℃烘至全干。

【炮制】

1. 枸杞子：取原药材，除去杂质，摘去残留果梗和蒂。

2. 炒枸杞子：取净枸杞子，用文火炒至表面有焦斑点，取出放凉。

3. 盐枸杞子：将食盐置锅内，用文火炒热后，再加入枸杞子炒至黄色发胀时，筛去盐即可。

【性能与应用】甘，平。归肝、肾、肺经。功用：养肝，滋肾，润肺。主治：肝肾亏虚，头晕目眩，目视不清，腰膝酸软，阳痿遗精，虚劳咳嗽，消渴引饮。

【用法与用量】内服：煎汤，5～15 克；或入丸、散、膏、酒剂。

【使用注意】外邪实热，脾虚有湿及泄泻者忌服。

【文献选录】

1.《本草正》："枸杞，味重而纯，故能补阴，阴中有阳，故能补气。所以滋阴而不致阴衰，助阳而能使阳旺。虽谚云'离家千里，勿食枸杞'，不过谓其助阳耳，似亦未必然也。此物微助阳而无动性，故用之以助熟地最妙。其功则明耳目，添精固髓，健骨强筋，善补劳伤，尤止消渴，真阴虚而脐腹疼痛不止者，多用神效。"

2.《本草汇言》："俗云枸杞善能治目，非治目也，能壮精益神，神满精足，故治目有效。又言治风，非治风也，能补血生营，血足风灭，故治风有验也。世俗但知补气必用参、芪，补血必用归、地，补阳必用桂、附，补阴必用知、柏，降火必用芩、连，散湿必用苍、朴，祛风必用羌独、防风，殊不知枸杞能使气可充，血可补，阳可生，阴可长，火可降，风湿可去，有十全之妙用焉。"

3.《本草经疏》："枸杞子，润而滋补，兼能退热，而专于补肾、润肺、生津、益气，为肝肾真阴不足、劳乏内热补益之要药。老人阴虚者十之七八，故服食家为益精明目之上品。昔人多谓其能生精益气，除阴虚内热明目者，盖热退则阴生，阴生则精血自长，肝开窍于目，黑水神光属肾，二脏之阴气增益，则目自明矣。枸杞虽为益阴除热之上药，若病脾胃薄弱，时时泄泻者勿入，须先治其脾胃，俟泄泻已止，乃可用之。即用，尚须同山药、莲肉、车前、茯苓相兼，则无润肠之患矣。"

4.《本草通玄》："枸杞子，补肾益精，水旺则骨强，而消渴、目昏、腰疼膝痛无不愈矣。按枸杞平而不热，有补水制火之能，与地黄同功。"

5.《本草求真》："枸杞，甘寒性润。据书皆载祛风明目，强筋健骨，补精壮阳，然究因于肾水亏损，服此甘润，阴从阳长，水至风息，故能明目强筋，是明指为滋水之味，故书又载能治消渴。今人因见色赤，妄谓枸杞能补阳，其失远矣。岂有甘润气寒之品，而尚可言补阳耶，若以色赤为补阳，试以虚寒服此，不惟阳不能补，且更有滑脱泄泻之弊矣，可不慎欤。"

6. 《重庆堂随笔》："枸杞子，《圣济》以一味治短气，余谓其专补以血，非他药所能及也。与元参、甘草同用名坎离丹，可以交通心肾。"

【治方举例】

1. 治肝肾不足，眼目昏暗，瞻视不明，茫茫漠漠，常见黑花，多有冷泪。枸杞子三两，巴戟（去心）一两，甘菊（拣）四两，苁蓉（酒浸，去皮，炒，切，焙）二两。上为细末，炼蜜丸，如梧桐子大。每服三十丸至五十丸，温酒或盐汤下，空心食前服。（《太平惠民和剂局方》）

2. 治男子肾脏虚耗，水不上升，眼目昏暗，远视不明，渐成内障。枸杞子（酒蒸）四两，白茯苓（去皮）八两，当归二两，菟丝子（酒浸，蒸）四两，青盐（另研）一两。上为细末，炼蜜和丸，如桐子大。每服七十丸，食前用白汤送下。（《证治准绳》）

3. 治肾虚腰痛。枸杞子、地骨皮各一斤，川萆薢、川杜仲各十两。俱晒燥，微炒，以好酒三斗，净坛内浸之，煮一日，滤出渣。早晚随量饮之。（《千金方》）

4. 治虚劳烦渴不止。枸杞子（酒拌微炒）八两，地骨皮（微炒）十两，共研为末；麦门冬（去心）、熟地黄各四两，酒煮捣膏，和前药共为丸，梧子大。每早晚各服四钱，白酒下。（《千金方》）

5. 安神养血，滋阴壮阳，益智，强筋骨，泽肌肤，驻颜色。枸杞子（去蒂）五升，圆眼肉五斤。上二味为一处，用新汲长流水五十斤，以砂锅桑柴火慢慢熬之，渐渐加水煮至杞圆无味，方去渣，再慢火熬成膏，取起，瓷罐收贮。不拘时频服二三匙。（《摄生剖秘》）

6. 治劳伤虚损。枸杞子三升，干地黄（切）一升，天门冬一升。上三物，细捣，曝令干，以绢罗之，蜜和作丸，大如弹丸。日二。（《古今录验》）

7. 治一切痈疽恶毒，溃烂不已；及瘰疬结核，马刀肉瘿，延结不休；或风毒流注，上愈下发，左消右起，延串不止；或便毒鱼口，杨梅破烂，日久不合。枸杞子一味。每早晚一两干嚼，以川萆薢五钱，煎汤传送，服百日痊愈。（《外科全书》）

8. 治肝脾肾三经不足。枸杞子（焙）半两，破故纸（酒浸一宿，焙干）、附子（炮去皮脐秤）、苍术（锉，泔浸一宿，焙干）、当归（去芦，焙）各一两，菟丝子（酒浸，焙干）、肉苁蓉（酒浸，焙干）、白茯苓（去皮）各半两，地黄二两，石枣（去核）半两。上为细末，醋糊为丸，如梧桐子大，每服三五十丸，空心，用温酒或盐汤送下，干物压之。（《瑞竹堂经验方》）

9. 治心脾肾三经不足。苍术八两，麦门冬三两，天门冬三钱，茯神三分，远志二钱，沉香一两，鹿茸、胡芦巴（酒浸，炒）、川巴戟（去心，酒浸，炒）各五钱，当归（酒浸，净，焙）半两，人参（去芦）、枸杞子、雀脑川芎、陈皮（去瓤）各半两。上为细末，好酒煮神曲末二两，打糊为丸，如梧桐子大，每服四五十丸，空心服。如补心，枣汤下；补肾，温酒盐汤下。（《瑞竹堂经验方》）

10. 治五劳七伤，诸虚不足，梦遗，咳嗽，腰膝疼痛。枸杞子、白茯苓（去皮）、山茱萸（去核）、五味子、干山药、石莲肉、鸡豆肉、金樱子、巴戟（去心）、破故纸、杜仲、牛膝、熟地黄、石菖蒲、远志、龙骨、枳实、茴香、仙茅、肉苁蓉、沉香各一两。上为细末，枣肉为丸，如梧桐子大，每服五十丸，以朱砂为衣，空心，温酒或盐汤送下，如有气滞不顺，用木香调气散，入盐少许，汤调送下。（《瑞竹堂经验方》）

11. 治肾虚血弱，风毒上攻眼目，眼目视物昏花不明，久而渐变内障。常服降心火，益肾水，明目，除障。枸杞子、牛膝、金钗石斛（酒浸，焙干，另捣）、草决明、杏仁、甘菊、菟丝子（酒浸，焙干，另捣）、羚羊角各七钱半，天门冬（去心，焙）、麦门冬（去心，焙）、生地黄（怀州道地）、熟地黄（怀州道地）、新罗参、白茯苓、干山药各一两，肉苁蓉（酒浸，焙干，另捣）、五味子、防风、甘草、沙苑蒺藜、黄连、枳壳、川芎、生乌犀（镑）、青葙子各半两。除另捣外，共为极细末，炼蜜为丸，如梧桐子大，每服三五十丸，空心温酒送下，盐汤亦可。（《瑞竹堂经验方》）

十三、诃子

【别名】诃黎勒（《金匮要略》），诃黎（《千金方》），诃梨（《外台秘要》），随风子（《传信方》）。

【来源】为使君子科榄仁树属植物诃子和微毛诃子的果实。诃子分布于云南西部和西南部，广东、广西有栽培。微毛诃子分布于云南，缅甸也有。

【采收加工】秋末冬初果实成熟时，选晴天采摘。采收的成熟果实，晒干或烘干即为药材诃子。采收未木质化的幼果，放入水中烫 2 ~ 3 分钟后，取出晒干即为藏青果。

【炮制】

1. 诃子：取原药材，除去杂质，洗净干燥。用时捣碎。

2. 诃子肉：取净诃子，用清水略浸，捞出，闷润至软，去核取肉，干燥。

3. 炒诃子肉：取净诃子肉置锅内，用文火加热，炒至深黄色，取出，放凉。

4. 麸炒诃子肉：取麸皮，撒在锅内，加热至冒烟时，加入净诃子肉，用武火炒至黄褐色时，取出，筛去麸皮，放凉。

5. 诃子炭：取净诃子，置锅中，用武火炒至焦黑色，喷水灭火星，取出，放凉，去核。

6. 烫诃子：先将砂子置锅内炒松，倒入净诃子，用中火炒至表面呈焦黄色，鼓起，取出，筛去砂子，放凉，剥去核。

7. 土炒诃子：先将灶心土置锅内炒松，倒入净诃子，用武火炒至焦黄色，鼓起，取出，筛去土，放凉，剥去核。（每 500kg 诃子，用灶心土 25kg）

8. 煨诃子：用面裹煨法，煨至面皮焦黄，剥去面皮，临用时打碎。

9. 蒸诃子：取净诃子，加水润透，置笼或罐内，蒸至发黑，取出，放凉，剥去核，晒干。贮干燥容器内，密闭，置干燥通风处，防蛀。

【性能与应用】苦、酸、涩，平。归肺、大肠、胃经。功用：涩肠下气，敛肺利咽。主治：久泻久痢，脱肛，喘咳痰嗽，久咳失音。

【用法与用量】内服：煎汤，3 ~ 6g；或入丸、散。敛肺清火宜生用，涩肠止泻宜煨用。

【使用注意】外邪未解，内有湿热积滞者慎服。

【文献选录】

1.《药性论》："通利津液，主破胸膈结气，止水道，黑髭发。"

2.《海药本草》："主五膈气结，心腹虚痛，赤白诸痢及呕吐咳嗽，并宜使皮，其主嗽。肉炙治眼涩痛。"

3.《本草图经》："治痰嗽咽喉不利，含三数枚。"

4.《本草经疏》："诃黎勒其味苦涩，其气温而无毒。苦所以泄，涩所以收，温所以通，惟敛故能主冷气，心腹胀满；惟温故下食。甄权用以止水道，萧炳用以止肠癖久泄，苏颂用以疗肠风泻血、带下，朱震亨用以实大肠，无非苦涩收敛，治标之功也。"

5.《本草通玄》："生用则能清金行气，煨用则能暖胃固肠。"

6.《药品化义》："诃子能降能收，兼得其善，盖金空则鸣，肺气为火邪郁遏，以致吼喘咳嗽，或至声哑，用此降火敛肺，则肺窍无壅塞，声音清亮矣。取其涩可去脱，若久泻久痢，则实邪去而元气脱，用此同健脾之药，固涩大肠，泻痢自止。但苦能泄气，真气太虚者，宜少用之。"

【治方举例】

1. 治腹痛渐已，泄下微少。诃子皮（生熟各半）一两，木香半两，黄连、炙甘草各三分。上为细末，每服二钱，以白术芍药汤调下。（《保命集》）

2. 治气利。诃黎勒（煨）十枚。为散，粥饮和，顿服。（《金匮要略》）

3. 治老人久泻不止。诃黎勒三分（煨，用皮），白矾一两（烧灰）。上药捣细罗为散。每服不计时候，以粥饮调下二钱。（《太平圣惠方》）

4. 治脱肛日久，服药未验，复下赤白脓痢，里急后重，白多赤少，不任其苦。御米壳（去蒂蒂，蜜炒）、橘皮各五分，干姜（炮）六分，诃子（煨，去核）七分。上为细末，都作一服，水二盏，煎至一盏，和渣空心热服。（《兰室秘藏》）

5. 治小儿久痢，肠头脱出。诃子（泡）、赤石脂、龙骨各等分，上为末。腊茶少许，和掺肠头上，绵帛揉入。（《保婴撮要》）

6. 治肠风泻血。诃黎勒十个（酒润，草纸裹，煨熟，肉与核共捣细），白芷、防风、秦艽各一两。俱微炒，研为末，米糊丸，梧桐子大。每早晚各服三钱，白汤下。（《本草汇言》）

7. 治小儿风痰壅闭，语音不出，气促喘闷，手足动摇，似搐非搐。诃子（大者半生半炮，去核）十个，大腹皮（洗净，焙干）五钱。上咀，每服二钱，水一盏，煎七分，不拘时候温服。（《活幼心书》）

8. 治一切风气痰冷，霍乱食不消，大便涩。诃黎勒三颗，捣取皮，和酒顿服，三五度则瘥。（《外台秘要》引《近效方》）

9. 治产后胃虚呕吐，胸满不食。诃子肉一两半，人参一两，炙甘草半两。每剂五钱，姜水煎服。（《赤水玄珠》）

10. 治失音不能言语者。诃子四个（半炮半生），桔梗一两（半炙半生），甘草二寸（半炙半生）。上为细末，每服二钱半，用童子小便一盏，煎至五七沸，温服。（《宣明论方》）

11. 治久咳语声不出。诃子（去核）一两，杏仁（泡，去皮、尖）一两，通草二钱五分。上细切，每服四钱，水一盏，煨生姜切五片，煎至八分，去滓，食后温服。（《济生方》）

12. 治肺损，吐血不止。诃黎勒（生，为末），白面（炒）。上二味等分。每服二钱匕，糯米粥调下。（《圣济总录》）

13. 治奔豚气。诃黎勒、槟榔（鸡心者）各五个。上各将两个半，炮过带性，余两个半只生用，并切作咀，分四服，用水二大盏，入新紫苏三十叶，若陈者添十叶，煎至八分，通口，遇发时，半饥半饱服，急时不拘时。（《是斋百一选方》）

14. 治肾虚脱精。诃子、龙骨各一两。上为末，滴水为丸如小指头顶大，朱砂为衣。每服一丸，早晨空心葱汤下。（《普济方》）

15. 治臁疮。用诃子不以多少，烧灰为末，香油调搽。（《普济方》）

16. 治嵌甲流脓，经久不瘥。诃子二枚，降真香、青黛各一钱，研，五倍子半两。上为末，次入青黛，一处研匀。先用葱盐汤洗净，剪去指甲，用药干贴缝内，或用麻油调敷。（《证治准绳》）

17. 治唇紧疼及疮。诃子肉、五倍子各等分。上为末。用少许干粘唇上，立效。（《卫生宝鉴》）

18. 治口疮经久不愈。诃黎勒五个（酒润，草纸裹煨熟，肉与核共捣细），取好冰片一分。共研匀细，不时掺入少许，口含徐徐咽下。（《本草汇言》）

19. 治飞血赤脉疼痛，漠漠昏暗，兼热泪碜涩。诃黎勒（去核）两枚。上一味，细锉，以绢裹，用水半盏，渍一宿。次日，频点。（《圣济总录》）

十四、胡椒

【别名】 昧履支（《酉阳杂俎》），浮椒（《世医得效方》），玉椒（《通雅》）。

【来源】 为胡椒科胡椒属植物胡椒的果实。原产东南亚，现广植于热带地区。我国福建、广东、广西、海南、云南、台湾等地有栽培。

【采收加工】 一般定植后 2～3 年封顶放花，3～4 年收获。果穗先晒，后去皮，充分晒干，即为商品黑胡椒。果穗用流水浸至果皮腐烂去皮，晒干即为商品白胡椒。

【炮制】 拣净杂质，筛去灰屑。用时打碎，或研成细粉。

【性能与应用】 辛，热。归胃、大肠、肝经。功用：温中散寒，下气止痛，止泻，开胃，解毒。主治：胃寒疼痛，呕吐，受寒泄泻，食欲不振，中鱼蟹毒。

【用法与用量】 内服：煎汤，1～3g；或入丸、散。外用：研末调敷，或置膏药内外贴。

【使用注意】 热病及阴虚有火者禁服，孕妇慎服。

【文献选录】

1. 《唐本草》："主下气，温中，去痰，除脏腑中风冷。"

2. 《海药本草》："去胃口气虚冷，宿食不消，霍乱气逆，心腹卒痛，冷气上冲，和气。"

3. 《日华子本草》："调五脏，止霍乱，心腹冷痛，壮肾气，主冷痢，杀一切鱼、肉、鳖、草毒。"

4. 《本草衍义》："胡椒，去胃中寒痰吐水，食已即吐，甚验，过剂则走气。大肠寒滑亦用，须各以他药。"

5. 《本草蒙筌》："疗产后血气刺疼，治跌仆血滞肿痛。"

6.《本草求真》："胡椒比之蜀椒，其热更甚。凡因火衰寒入，痰食内滞，肠滑冷痢，及阴毒腹痛，胃寒吐水，牙齿浮热作痛者，治皆有效，以其寒气既除，而病自可愈也。但此上有除寒散邪之力。非同桂、附终有补火益元之妙。况走气动火，阴热气薄，最其所忌。"

7.《本草便读》："胡椒，能宣能散，开豁胸中寒痰冷气，虽辛热燥散之品，而又极能下气，故食之即觉胸膈开爽。又能治上焦浮热，口齿诸病。至于发疮助火之说，亦在用之当与不当耳。"

【治方举例】

1. 治五脏风冷，冷气心腹痛，吐清水。胡椒，酒服之佳，亦宜汤服。若冷气吞三七枚。(《食疗本草》)

2. 治翻胃。胡椒一味。醋浸之，晒干，醋浸不计遍数，愈多愈好，碾末，醋糊为丸。淡醋汤下十丸，加至三四十丸。(《证治要诀》)

3. 治心下大痛。胡椒四十九粒，乳香一钱。研匀，男用生姜，女用当归酒下。又方，胡椒五分，没药三钱，研细，分二服，温酒下。(《本草纲目》)

4. 治心痛，精神闷乱。胡椒、高良姜、乌头（炮裂，去皮脐）各一两。上三味捣罗为细末，米醋三盏，熬令硬软得所，丸如皂子大。每服一丸，盐汤嚼下，妇人醋汤下。(《圣济总录》)

5. 治脾疼不可忍，及疗冷气痛。陈茱萸二两，浮椒、蚌粉（炒赤色）各一两。为末，醋糊丸如梧子大。每服二十丸，用温酒或盐汤下。遇发时服，甚者不过二三服立效。(《世医得效方》)

6. 治泄泻。用胡椒为末，姜汁调敷脐上。(《幼科指南》)

7. 治水气脚肿，腹胀，上气喘满。胡椒二百粒（生用），巴豆十粒（去皮并心膜，用竹纸数重，裹压，频换纸，去油尽为度）。上二味同碾为细末，醋糊圆如绿豆大，每服一丸，姜汤下，食后服。(《卫生家宝》)

8. 治哮证遇冷即发，属中外皆寒者。胡椒四十九粒。入活蛤蟆腹中，盐泥固，煅存性，卧时分五次好酒调服。有热者误用，其喘更甚。(《证治宝鉴》)

9. 治寒冷咳逆，胸中有冷，咽中如有物状，吐之不出。胡椒五分，干姜六

分，款冬花三分。上三味捣筛，蜜和丸如梧子大。米饮服三丸，日再服，以知为度。(《外台秘要》)

10. 治小肠淋，沙石难出疼痛。胡椒、朴硝各一两。上二味捣罗为细散。温汤调下二钱匕，并二服。(《圣济总录》)

11. 治一切疮口黑烂死肉。胡椒半两，腻粉一分，乌梅肉半两 (烧存性)。上三味同研匀。每用少许敷死肉上，外用醋调面糊靥子盖之。次日蚀下，即用生肉药贴之。(《刘涓子鬼遗方》)

12. 治蜈蚣咬伤。取胡椒嚼封之，即不痛。(《本草纲目》)

13. 治牙疼。胡椒末一钱，蟾酥一字大 (浸过)。上药同研令相得，丸如麻子大。以绵裹于痛处咬之。有涎即吐却。(《太平圣惠方》)

14. 治脾胃气弱，胃犯风冷，腹痛肠鸣泄泻。经云：食毕而泻，谓之洞泻，手足冷，面色青白，下部虚寒，中满气短，常服宽中，健脾养胃，育真固气。胡椒、大附子 (炮去皮脐)、川乌 (炮去皮脐)、桂心、荜茇、干姜、良姜 (炒)、吴茱萸 (去核)。各等分，为细末，醋糊为丸，如梧桐子大，每服五七十丸，空心，食前米饮下。(《瑞竹堂经验方》)

十五、胡芦巴

【别名】 葫芦巴 (《药谱》)，苦豆 (《饮膳正要》)，芦芭 (《医学入门》)。

【来源】 为豆科胡卢巴属植物胡卢巴的种子。多为栽培或野生，分布于东北、西南及河北、江苏、浙江、安徽、山东、河南、湖北、广西、陕西、甘肃、新疆、宁夏等地。

【采收加工】 南方 6~7 月，北方 9~10 月，当植株由绿变黄，下部果荚变黄时，用刀齐地割下全株，晒干后打下种子，除尽灰渣杂质即成。

【炮制】

1. 胡芦巴：取原药材，除去杂质，洗净，干燥。

2. 炒胡芦巴：取净胡芦巴置锅内，用文火炒至表面黄棕色，微鼓起，时有爆裂声，有香气逸出时，取出放凉。

3. 盐胡芦巴：取净胡芦巴，用盐水拌匀，闷透，置锅内，用文火炒至微鼓起，时有爆裂声，有香气逸出时，取出放凉。

4. 酒胡芦巴：取净胡芦巴与酒拌匀，稍闷，俟酒液被吸尽，置锅内，用文火炒至黄色，有香气逸出时，取出放凉；或置笼内蒸2小时，取出，干燥。

贮干燥容器内，盐胡芦巴密闭保存，防潮；酒胡芦巴密闭，置阴凉干燥处，防潮，防蛀。

【性能与应用】苦，温。归肝、肾经。功用：温补肾阳，祛寒逐湿。主治：寒疝，腹胁胀满，寒湿脚气，肾虚腰痛，阳痿遗精，腹泻。

【用法与用量】内服：煎汤，3～10g；或入丸、散。

【使用注意】阴虚火旺或有湿热者慎服。

【文献选录】

1.《本草纲目》："胡芦巴，右肾命门药也，元阳不足，冷气潜伏，不能归元者宜之。张子和《儒门事亲》云：'有人病目不睹，思食苦豆，即胡芦巴，频频不缺，不周岁而目中微痛，如虫行入眦，渐明而愈。' 按此亦因其益命门之功，所谓益火之原，以消阴翳是也。"

2.《本草求真》："葫芦巴，苦温纯阳，亦能入肾补命门。功与仙茅、附子、硫黄恍惚相似，然其力则终逊于附子、硫黄，故补火仍须兼以附、硫、茴香、吴茱萸等药同投，方能有效。"

3.《本草正义》："胡芦巴，乃温养下焦，疏泄寒气之药，后人以治疝瘕、脚气等证，必系真阳式微，水寒气滞者为宜，苟挟温邪，即为大忌。"

【治方举例】

1. 治小肠气攻刺。胡芦巴（炒）一两。为末。每服二钱，茴香炒紫，用热酒沃，盖定，取酒调下。（《仁斋直指方》）

2. 治气攻头痛。葫芦巴（炒）、荆三棱（酒浸，焙）各半两，干姜（炮）二钱半。上为细末，每服二钱，温生姜汤或温酒调服，不拘时候。（《济生方》）

3. 治肾脏虚冷，腹胁胀满。葫芦巴二两，附子（炮裂，去皮、脐）、硫黄（研）各五分。上三味，捣研为末，酒煮面糊丸，如梧桐子大。每服二十丸至三

十九，盐汤下。(《圣济总录》)

4. 治一切寒湿脚气，腿膝疼痛，行步无力。葫芦巴（浸一宿）四两，破故纸（炒香）四两。上件为细末，用大木瓜一枚，切顶去穰，填药在内，满为度，复用顶盖之，用竹签签定，蒸熟取出，烂研，用前件填不尽药末，搜和为丸，如梧桐子大。每服五十丸，温酒送下，空心食前。(《杨氏家藏方》)

5. 治肾虚精冷自遗。胡芦巴四两，枸杞子三两，配六味地黄丸。每早服五钱，淡盐汤下。(《本草汇言》)

6. 治脾胃虚寒，洞泻不止。胡芦巴四两，补骨脂三两，白术二两，人参一两。俱炒黄为末，饴糖为丸。每服三钱，汤酒任下。(《本草汇言》)

7. 治乳岩，乳痈。胡芦巴三钱。捣碎，酒煎服，渣敷之。未成散，已溃愈。(《蕙怡堂经验方》)

8. 治腰痛。胡芦巴（焙研）三钱，木瓜酒调服。(《疡医大全》)

9. 治心脾肾三经不足。葫芦巴（酒浸，炒）、鹿茸、川巴戟（去心，酒浸，炒）各五钱，苍术八两，麦门冬三两，天门冬三钱，茯神三分，远志二钱，沉香一两，当归（酒浸，净，焙）半两，人参（去芦）、枸杞子、雀脑川芎、陈皮（去瓤）各半两。上为细末，好酒煮神曲末二两，打糊为丸，如梧桐子大。每服四五十丸，空心服。如补心，枣汤下；补肾，温酒盐汤下。(《瑞竹堂经验方》)

10. 治脾肾俱虚。可益精髓，补肾经，固元阳，轻脚腰，安五脏，通九窍。令人耳目聪明。葫芦巴一两，苍术四两（一两酒浸，一两醋浸，一两米泔浸，一两盐水浸，各一宿），破故纸（酒浸一宿）一两，覆盆子二钱，茴香一钱，川楝子一两，木香半两，山药、穿山甲（酥炙者）、地龙、茯苓（坚圆者）、枸杞子、牛膝（酒浸一宿）各三钱。晒干为细末，无灰酒糊为丸，如梧桐子大。每服三五十丸，温酒送下，盐汤亦可，干物压之，空心服毕，须行百步，使药力行，日进二服。(《瑞竹堂经验方》)

11. 治小肠气及腰痛。葫芦巴（生，芝麻炒）、草薢、杜仲、破故纸、小茴香（盐水浸一宿）各一两，胡桃仁（汤去皮）二两。将胡桃为末，同前五味药末为丸，如梧桐子大。每服三五十丸，空心盐酒送下，或盐汤亦可。(《瑞竹堂

经验方》)

12. 治寒湿脚气，四肢疼痛。葫芦巴（盐炒黄色）、破故纸（盐炒香）、金刚骨（酒浸一宿，晒，盐炒）、骨碎补（去毛，盐炒）、甜瓜子（盐炒黄色）、胡桃仁（另研细）各一两，乳香（另研）、没药（另研）、自然铜（火煅，醋蘸七次）各半两。除另研外，共为细末，醋糊为丸。如梧桐子大，每服三十丸，温酒送下。病在上，食后；病在下，食前。日进三服。(《瑞竹堂经验方》)

13. 治腰脚风湿劳损，千足麻痹，筋骨疼痛，不能屈伸。草薢四两，破故纸（炒）、杜仲（去丝）、葫芦巴（炒）、木通各二两，骨碎补（去毛）、虎骨（酥炙）、乳香（研）、槟榔、没药、木香各一两，甜瓜子（炒）二两，牛膝（去芦，酒浸，焙干）、巴戟（去心）各二两，胡桃仁（去皮，另研极细）一百个，黑附子（炮）一两。为细末，在与胡桃仁同研极细，酒糊为丸，如梧桐子大。每服四五十丸，食前，温酒送下。(《瑞竹堂经验方》)

十六、胡桃仁

【别名】虾蟆（《酉阳杂俎》），胡桃穰（《梅师方》），胡桃肉（《海上集验方》），核桃仁（《本草纲目》），羌桃（《名物志》），播罗斯（《梵书》），核桃（《核桃》），播师罗（《广群芳谱》）。

【来源】为胡桃科核桃属植物胡桃的种子。生于山地及丘陵地带。我国南北各地均有栽培。

【采收加工】9～10月中旬，待外果皮变黄、大部分果实顶部已开裂或少数已脱落时，打落果实。青果可用乙烯利200～300倍液浸0.5分钟，捞起，放通风水泥地上2～3天，或收获前3星期用乙烯利200～500倍液喷于果面催熟。核果用水洗净，倒入漂白粉中，待变黄白色时捞起，冲洗，晾晒，40～50℃烘干。将核桃的合缝线与地面平行放置，击开核壳，取出核仁，晒干。

【炮制】取原药材，除去杂质及分离的木质隔膜。贮于干燥容器内，置阴凉干燥处。

【性能与应用】甘、涩，温。归肾、肝、肺经。功用：补肾益精，温肺定喘，润肠通便。主治：腰痛脚弱，尿频，遗尿，阳痿，遗精，久咳喘促，肠燥便秘，石淋及疮疡瘰疬。

【用法与用量】 内服：煎汤，9～15g；单味嚼服，10～30g；或入丸散。外用：研末调敷。

【使用注意】 痰火积热，阴虚火旺，以及大便溏泄者禁服。不可与浓茶同服。

【文献选录】

1.《食疗本草》："除风，令人能食。""通经脉，润血脉，黑鬓发。""常服，骨肉细腻光润，能养一切老痔疾。"

2.《日华子本草》："润肌肉，益发，食酸齿痛，细嚼解之。"

3.《开宝本草》："敷瘰疬疮，拔白须发。多食利小便，去五痔。"

4.《本草药性大全》："补下元。"

5.《本草纲目》："补气养血，润燥化痰，益命门，利三焦，温肺润肠。治虚寒喘嗽，腰脚重痛，心腹疝痛，血痢肠风；散肿毒，发痘疮，制铜毒。"

6.《医林纂要》："补肾，润命门，固精，润大肠，通热秘，止寒泻虚泻。"

【治方举例】

1. 治肾虚气弱，风冷乘之，或血气相搏，腰痛如折，起坐艰难，俯仰不利，转侧不能，或因劳役过度，伤于肾经，或处卑湿，地气伤腰，或坠堕伤损，或风寒客搏，或气滞不散，皆令腰痛，或腰间似有物重坠，起坐艰辛者。胡桃肉三十个（去皮、膜，另研如泥），补骨脂（用芝麻同于银器内炒熟）、杜仲皮（去粗皮，锉，麸炒黄色，去麸，乘热略杵碎，又用酒洒匀再炒）各六两。上为细末，入研药令匀，酒糊丸如梧桐子大。每服三五十丸，温酒、盐汤下，空心，食前服。（《太平惠民和剂局方》）

2. 治湿伤于内外，阳气衰绝，虚寒喘嗽，腰脚疼痛。胡桃肉二十两（捣烂），补骨脂十两（酒蒸）。研末，蜜调如饴服。（《续传信方》）

3. 治肾虚耳鸣，遗精。核桃仁3个，五味子7粒，蜂蜜适量，于睡前嚼服。（《贵州草药》）

4. 治消肾，亦云内消，多因快情纵欲，极意房中，年少惧不能房，多服丹石及失志伤肾，遂致唇口干燥，精溢自出，或小便赤黄，五色浮浊，大便燥实，小便大利而不甚渴。白茯苓、胡桃肉（汤浸去薄皮，研）、附子大者一枚（去皮、脐，切作片，生姜汁一盏，蛤粉一分同煮，焙干）。上等分为末，蜜丸，如梧桐子大。米饮下三十丸，或为散，米饮调下，食前服。（《三因方》）

5. 治久嗽不止。核仁五十个（煮熟，去皮），人参五两，杏仁三百五十个（麸炒，汤浸去皮）。研匀，入炼蜜，丸梧子大。每空心细嚼一丸，人参汤下，临卧再服。（《本草纲目》）

6. 治血寒凝滞不行，筋骨酸痛。以胡桃肉三十枚，浸酒饮之。如不饮酒者，以胡桃肉，早晚各食二枚，白汤过下，七日愈。（《简便方》）

7. 治急心气痛。核桃一个，枣子一枚。去核桃夹，纸裹煨熟，以生姜汤一盅，细嚼送下。（《神效名方》）

8. 治翻胃。胡桃肉、旧铜钱、蜂蜜各五钱。上捣三千下，丸如弹子大。噙舌下，不可嚼，待消自化即愈。若随食随吐者，加珍珠二分。（《鲁府禁方》）

9. 治小肠气痛。胡桃一枚。烧炭研末，热酒服之。（《奇效良方》）

10. 治肠风下血，老人更宜。胡桃仁（去油）四两，皂角刺（炒焦）二两，补骨脂（微炒）两半，槐花（炒）一两。上为末，每服二钱，米汤或汤调下。（《古今医统》）

11. 治妇人少乳及乳汁不行。核桃仁（去皮）十个捣烂，穿山甲一钱。上捣和一处，黄酒调服。（《济阴纲目》）

12. 治石淋痛楚，便中有石子者。胡桃肉一升，细米煮浆粥一升，相和顿服即瘥。（《海上方》）

13. 治一切痈肿、背痈、附骨疽未成脓者。胡桃十个（煨熟去壳），槐花一两（研末），杵匀，热酒调服。（《古今录验》）

14. 治小儿头疮不愈。胡桃和皮，灯上烧存性，碗盖出火毒，入轻粉少许，生油调涂，一二次愈。（《保幼大全》）

15. 治寒湿脚气，四肢疼痛。胡芦巴、破故纸、金刚骨、骨碎补、甜瓜子、胡桃仁各一两，乳香、没药、自然铜各半两。上除另研外，共为细末，酒糊为丸，如梧桐子大。每服三十丸，温酒送下。病在上，食后；病在下，食前。日进三服。(《瑞竹堂经验方》)

16. 治小肠气及腰痛。萆薢、杜仲、胡芦巴、破故纸、小茴香各一两，胡桃仁二两。上将胡桃为末，同前五味药末为丸，如梧桐子大。每服三十五丸，空心盐酒送下，或盐汤亦可。(《瑞竹堂经验方》)

17. 治老人久患肺喘，咳嗽不已，睡卧不得，服之立定。杏仁、胡桃肉各等分，研为膏，入炼蜜少许。和搜得宜，圆如弹子大。每服一二丸。食后、临卧，细嚼，姜汤送下。(《瑞竹堂经验方》)

十七、花生衣

【来源】为豆科落花生属植物落花生的种皮。全国各地均有栽培。

【采收加工】在加工油料或制作食品时收集红色种皮，晒干。

【炮制】将花生米用热水烫后取皮，晒干研碎备用，花生衣也可从糖果厂、榨油厂收集。

【性能与应用】甘、涩，平。入肺、脾、肝经。功用：止血，散瘀，消肿。主治：血友病，类血友病，原发性及继发性血小板减少性紫癜，肝病出血，术后出血，癌肿出血，胃、肠、肺、子宫出血。

【用法与用量】内服：煎汤，10～30g。

【治方举例】

1. 治疗血小板减少性紫癜。①花生衣60g，冰糖适量。水炖服。(《福建药物志》)②花生衣30g，大蓟、小蓟各60g。煎服。(《浙江药用植物志》)

2. 治血小板减少性紫癜、鼻衄、齿龈出血等症。①宁血糖浆（生花生衣500g，制成1000mL），每次10～20mL（每1mL含生药0.5g），每日3次。②花生衣片，每片0.3g。每次服4～6片，每日3次。饭后服用，儿童酌减。(《全国中草药汇编》)

十八、榅如实

【别名】 安哈尔的牙、必剌的儿、八剌都而、安家儿的牙（《回回药方》），鸡腰果（《维吾尔药志》）。

【来源】 为漆树科腰果属和肉托果属的 3 种植物鸡腰果、大叶肉托果、鸡腰肉托果的果实。鸡腰果在我国广东、海南、福建、云南等地有栽培，巴基斯坦、印度、缅甸、泰国以及美洲、东非等国家和地区亦有分布和栽培。大叶肉托果我国台湾有分布，菲律宾等亦有分布。鸡腰肉托果原产印度，现广布于亚洲南部许多国家。

【炮制】

1. 稍割榅如实尖部，用烧热的钳子挤汁即可。

2. 将榅如实的皮切碎（需除去果实外表皮和皮内之中皮），拌核桃油，盛于大口玻璃瓶，用羊毛或其他动物之毛塞住瓶口，瓶外用黄土掺毛和成泥包住，用小火焙干，然后将瓶倒置于特制灶口，在瓶周围烧干牛粪，瓶口下置一容器，用以接取滴下之油。

果熟期采摘，晒干。贮于干燥处。

【性能与应用】 甘，平；有毒。归脾、胃、肾经。功用：强筋健骨，燥湿祛风。主治：湿寒性或黏液质性疾病，如筋肌虚弱，半身不遂，瘫痪，痉挛，及癣、疣、白癜风、麻风等皮肤病。

【用法与用量】 内服：0.75～1.5g。外用：适量。入蜜膏、散剂、油剂、糊剂等制剂。

【使用注意】 此药服用 6g 即可导致死亡。不能单独服用和用于儿童，必须要去毒后，配其他药物使用。本品不能用于热性气质者、脑部干性偏盛者、脑膜炎和抑郁症患者。若超过内服用量，可出现四肢酸胀、口、喉、舌有灼痛感、惊恐等症状，此时须立即服用核桃仁油、芝麻油；天山堇菜油漱口，服用大麦汁或食用寒性食物。本品外用引起皮肤烧痛时，可将鱼切碎，煎于芝麻油中，外敷。若儿童服此药，出现上述症状时，必须立即服用新鲜奶油或新鲜芝麻油；

并且要在身上反复擦油，连续服用浸莪术、牛黄水；将巴旦杏油、天山堇菜油滴于鼻孔；用人乳、玫瑰花油擦头；用天山堇菜水洗头后，可解其毒性。

【文献选录】

1.《注医典》："槚如实，具有赤肤生创，烧焦血液质和其他体液，强筋健肌，增强记忆，软坚散结。主治扁平疣，白癜风，筋肌虚弱，半身不遂，瘫痪，面瘫，记忆下降，痔疮等。"

2.《拜地依药书》："槚如实，具有消除多余黏液质，强筋健肌，增强记忆，软坚散结，祛寒生发的作用。主治湿寒性和黏质性疾病，脑湿性过盛疾病，如瘫痪、面瘫、半身不遂、记忆力下降、痔疮、黏液质性脱发等。"

3.《药物之园》："槚如实，具有软化和散发异常体液，强筋健肌，软坚散结，燥湿缩尿，赤肤生创，增强记忆，祛寒壮阳。主治湿寒性和黏液质性疾病、脑湿性过多性疾病，如瘫痪、面瘫、颤抖症、机体无觉症、抽筋、扁平疣、小便不禁、皮肤斑点、白癜风、记忆力下降、神经衰弱、牙齿松动、身寒阳痿等。"

十九、金樱子

【别名】刺榆子（《蜀本草》），刺梨子（《开宝本草》），金罂子（《梦溪笔谈》），山石榴（《奇效良方》），山鸡头子（《本草纲目》），糖罐《（植物名实图考长编》），灯笼果（《药材学》），蜂糖罐、槟榔果（《贵州民间方药集》），螳螂果、糖刺果（《广西中药志》）。

【来源】为蔷薇科蔷薇属植物金樱子的果实。生于海拔 100～1600m 向阳的山野、田边、溪畔灌木丛中。分布于江苏、浙江、安徽、福建、江西、河南、湖北、湖南、广东、广西、海南、四川、贵州、云南、陕西、台湾等地。

【采收加工】10～11 月，果实红熟时采摘，晾晒后放入桶内搅拌，擦去毛刺，再晒至全干。

【炮制】

1. 金樱子：取原药材，除去杂质，洗净，略浸，润透，纵切成两瓣，除去毛、核，干燥。

2. 蜜金樱子：取炼蜜，用适量开水稀释后，加入金樱子拌匀，闷透，置锅内，用文火加热，炒至表面红棕色，不粘手为度，取出放凉。（每100kg金樱子，用炼蜜20kg）

3. 炒金樱子：取金樱子肉，置锅内，用中火炒至微黑，取出放凉。炒后可避免服后腹痛。

4. 麸炒金樱子：取金樱子用麸炒法炒至黄色为度，取出放凉。麸炒金樱子涩肠止泻作用较佳。

5. 烫金樱子：先将沙炒热，加入金樱子炒至皮臌胀，呈紫红色，去沙洗净，晒干。

6. 盐金樱子：取金樱子肉，加入盐水拌匀，闷润，待吸尽盐水后，蒸2~3小时，取出干燥。盐金樱子缩尿、固精之力较强。

贮干燥容器内，蜜金樱子、炒金樱子、麸炒金樱子、烫金樱子、盐金樱子密闭，置通风干燥处。

【性能与应用】 酸、涩，平。归脾、肾、膀胱经。功用：固精，缩尿，涩肠，止带。主治：遗精，滑精，遗尿，尿频，久泻，久痢，白浊，带下，崩漏。

【用法与用量】 内服：煎汤，9~15g；或入丸、散，或熬膏。

【使用注意】 有实火、邪热者慎服。中寒有痞者禁服金樱子。泄泻由于火热暴注者不宜用金樱子；小便不禁及精气滑脱因于阴虚火炽而得者，不宜用金樱子。

【文献选录】

1. 《别录》："止遗泄。"

2. 《蜀本草》："疗脾泄下痢，止小便利，涩精气。久服，令人耐寒轻身。"

3. 《本草元命苞》："补虚劳，益气。"

4. 《滇南本草》："治日久下痢，血崩带下，涩精遗泄。"

5. 《本草药性大全》："善止咳嗽。"

6. 《医学入门》："久服养精益肾，调和五脏。"

7.《本草正》:"止吐血、衄血,生津液,收虚汗,敛虚火,益精髓,壮筋骨,补五脏,养血气,平咳嗽,定喘急,疗怔忡惊悸,止脾泄、血痢及小水不禁。"

8.《本草新编》:"涩精滑,止梦遗、遗尿,杀寸白虫。"

【治方举例】

1. 治梦遗,精不固。金樱子十斤,剖开去子毛,于木臼内杵碎,水二斗,煎成膏子服。(《明医指掌》)

2. 治精滑梦遗,小便后遗沥。金樱子、鸡头肉各一两,白莲花蕊、煅龙骨各半两。上为末,糊丸梧桐子大。每服七十丸,空心盐汤下。(《古今医统》)

3. 治脾泄下利。金樱子经霜后,以竹夹子摘取,劈为两片,去其子,以水淘洗过,烂捣,入大锅以水煎,不得绝火,煎约水耗半,取出澄滤过,仍重煎似稀饧。每服取一匙,再暖酒一盏,调服。(《寿亲养老新书》)

4. 治久虚泄泻下痢。金樱子(去外刺和内瓤)30g,党参9g,水煎服。(《泉州本草》)

5. 治白浊。金樱子(去子,洗净,捣碎,入瓶中蒸令熟,用汤淋之,取汁慢火熬成膏)、芡实肉(研为粉)各等分。上以前膏同酒糊和芡粉为丸,如梧桐子大。每服三十丸酒吞,食前服。一方用妇人乳汁丸为妙。一方盐汤下。(《仁存堂经验方》)

6. 治久咳。鲜金樱子90~120g,水煎,早晚饭前各服1次。(《天目山药用植物志》)

7. 治五劳七伤,诸虚不足,梦遗,咳嗽,腰膝疼痛。白茯苓、山茱萸、五味子、干山药、石莲肉、鸡豆肉、金樱子、巴戟、破故纸、杜仲、牛膝、熟地黄、石菖蒲、远志、枸杞子、龙骨、枳实、茴香、仙茅、肉苁蓉、沉香各一两。上为细末,枣肉为丸,如梧桐子大。每服五十丸,以朱砂为衣,空心,温酒盐汤送下。如有气滞不顺,用木香调气散、入盐少许、汤调送下。(《瑞竹堂经验方》)

8. 治精滑不禁。川独活、川续断、谷精草、石莲肉、生鸡豆、莲心、干菱米、川楝子、金樱子、紧龙骨、白茯苓、木猪苓、小茴香、藕节各等分，为细末，鸡清为丸，如梧桐子大。每服四五十丸，空心，盐汤送下，干物压之。（《瑞竹堂经验方》）

二十、林檎

【别名】 文林郎果（《本草拾遗》），来禽（《本草图经》），花红果（《滇南本草》），沙果（《品汇精要》），五色林檎、金林檎、红林檎、水林檎、蜜林檎、黑林檎（《本草纲目》），蜜果（《群芳谱》），联珠果、频婆果（《植物名实图考长编》）。

【来源】 为蔷薇科苹果属植物花红的果实。生长于海拔 50～2800m 的山坡阳处、平原沙地。分布于华北、西南及辽宁、山东、河南、湖北、陕西、甘肃、新疆等地。

【采收加工】 8～9 月果实将成熟时采摘，鲜用或切片晒干。

【性能与应用】 酸、甘，平。归胃、大肠经。功用：生津止渴，消积止痢。主治：消渴，痰饮食霍乱，泻痢腹痛。

【用法与用量】 内服：煎汤，30～90g；或捣汁。外用：研末敷。

【使用注意】 不宜多食。

【文献选录】

1.《食疗本草》："主谷痢，泄精。"

2.《日华子》："下气，治霍乱肚痛，消痰。"

3.《滇南本草》："治一切冷积痞块，中气不足，似疟非疟，一切风痰气滞。熬食令人延年。"

4.《本草纲目》："主治小儿闪癖。"

5.《医林纂要》："止渴，除烦，解暑，去瘀。"

【治方举例】

1. 治水痢。林檎十枚半熟者，以水二升，煎取一升，和林檎空心食。（《食医心镜》）

2. 治小儿闪癖，头发竖黄，瘰疬羸瘦。杵林檎末，以和醋敷上。(《子母秘录》)

二十一、茄子

【别名】落苏(《本草拾遗》)，昆仑瓜(《大业杂记》)，草鳖甲(《养生主论》)，酪酥(《五代贻子录》)，白茄、青水茄、紫茄、黄茄(《本草图经》)，东风草(《滇南本草》)，银茄(《本草纲目》)，黄水茄、酱茄、糟茄(《本草纲目拾遗》)，昆仑紫瓜(《植物名图考》)，矮瓜、吊菜子(《广州植物志》)，鸡蛋茄(《广西药用植物名录》)，卵茄(《广西植物名录》)。

【来源】为茄科茄属植物茄的果实。原产于亚洲热带地区，我国各地均有栽培。

【采收加工】8~9月采收，多鲜用。

【性能与应用】甘，凉。归脾、胃、大肠经。功用：清热，活血，消肿。主治：肠风下血，跌打损伤，热毒疮痈，乳痈，皮肤溃疡。

【用法与用量】内服：煎汤，15~30g；或入丸、散。外用：适量，焙干研末调涂；或鲜品捣敷、切片擦。

【使用注意】不可多用。

【文献选录】

1.《本草拾遗》："醋摩敷痈肿。亦主瘭。"

2.《食疗本草》："主寒热，五藏劳。又醋摩之，敷肿毒。"

3.《日华子》："治温疾，传尸劳气。"

4.《滇南本草》："散血，止乳疼，消肿宽肠，烧灰米汤饮。治肠风下血不止及血痔。"

5.《随息居饮食谱》："活血，止痛，消痈，杀虫，已疟，瘰疬诸病。"

【治方举例】

1. 治大风热痰。大黄老茄子不计多少。以新瓶盛贮，埋之土中。经一年尽化为水，取出，入苦参末同丸，如梧子。食已及欲卧时，酒下三十粒。(《本草

图经》)

2. 治磕扑损肌肤青肿。茄子通黄极大者，切作片如一指厚，新瓦上焙干为末，欲卧酒调二钱匕，一夜消尽，无痕迹也。(《政和本草》引《胜金方》)

3. 治热疮。生茄子一枚，割去二分，令口小，去瓤三分，似一罐子，将合于肿上角。如已出脓，再用，取瘥为主。(《圣济总录》)

4. 治妇人乳裂。秋月冷茄子裂开者，阴干，烧存性，研末，水调涂。(《妇人良方》)

5. 治年久咳嗽。生白茄子 30 ~ 60g。煮后去渣，加蜂蜜适量，每日 2 次分服。(《食物中药与便方》)

6. 治蜈蚣咬，蜂螫。生茄子切开，擦搽患处。或加白糖适量，一并捣烂涂敷。(《食物中药与便方》)

二十二、沙枣

【别名】四味果 (《本草纲目》)，红豆 (《中国高等植物图鉴》)，吉格达 (《内蒙古中草药》)。

【来源】为胡颓子科胡颓子属植物沙枣、东方沙枣和尖果沙枣的成熟果实。生长于沙漠地区，耐旱、耐寒，并在沙地、盐渍化土地和村边、田边广泛栽培。沙枣分布于华北、西北及辽宁等地。东方沙枣分布于内蒙古、甘肃、宁夏、新疆等地。尖果沙枣生长于海拔 400 ~ 660m 的戈壁沙滩或沙丘的低洼潮湿地区和田边、路边，野生或栽培，分布于内蒙古西部、甘肃河西走廊和新疆等地。

【采收加工】9 月果实成熟时分批采摘，鲜用或烘干。

【性能与应用】酸、微甘，凉。功用：养肝益肾，健脾调经。主治：肝虚目眩，肾虚腰痛，脾虚腹泻，消化不良，带下，月经不调。

【用法与用量】内服：煎汤，15 ~ 30g。

【使用注意】若内服变质的沙枣，可在腹内产气引起腹胀，矫正药为蜂蜜。

【文献选录】

1. 《本草纲目》："能止饥渴。"

2.《食物中药与便方》："健脾止泻。"

3.《内蒙古中草药》："强壮，调经活血，镇静，健胃，止泻。"

4.《沙漠地区药用植物》："止泻，镇静。"

5.《全国中草药汇编》："治消化不良。"

【治方举例】

1. 治肾虚腰痛，不能反侧。四味果适量，同狗腰子煮食，每日 1 次。（姚可成《食物本草》）

2. 治泄泻。沙枣 15g，炒白术 12g，茯苓 9g，煎服。（《宁夏中药志》）

二十三、石榴

【别名】鲁蛮（《回回药方》），阿那日土如西、克塔阿那尔（《明净词典》）。

【来源】为石榴科植物石榴的酸味果实。国内大部分地区有分布。

【采收加工】秋天采摘成熟的果实。

【性能与应用】酸，寒。功用：止泻止痛，清热补肝，凉血补心，除臭愈疮，消炎退肿，祛风止痒。主治：湿热性或血液质性疾病，如热性腹泻、腹痛、肝虚、心悸、心慌、口腔异味、口腔溃疡、耳鼻疮疡、各种炎肿、皮肤瘙痒。

【用法与用量】内服：汁液 25～30mL。外用：适量。本品可入糖浆剂、消食剂、滴剂、擦剂、敷剂、漱口剂等制剂。

【使用注意】咳嗽患者不宜服用。

【文献选录】

1.《注医典》："降低过盛胆液质，能防废物渗入内脏，解瘾，消除眼角翼肉等。"

2.《拜地依药书》："疗心绞痛，通利小便，缓解胃烧等。"

3.《药物之园》："燥湿，缓解肝脏之热，降低过生的血液质和胆液质，降逆止吐等。"

【治方举例】

1. 治胆液汁过剩，废物渗入内脏，烟瘾，酒瘾。取适量酸石榴汁，煎成黏

糖浆，内服适量。(《注医典》)

2. 治眼角翼肉。取适量酸石榴汁，与适量蜂蜜制成眼滴剂，滴于眼部。(《注医典》)

3. 治心绞痛。取适量酸石榴汁与适量大麦皮内服。(《拜地依药书》)

4. 治腹泻痢疾，胆液汁过盛，胃脘热虚，恶心呕吐。取适量酸石榴汁与适量砂糖内服。(《拜地依药书》)

5. 治耳鼻疮疡。取适量酸石榴汁，用温火煎成黏糖浆，与适量蜂蜜制成滴剂，滴于耳道与鼻孔。(《药物之园》)

二十四、紫苏子

【别名】苏子(《本草经集注》)，黑苏子(《饮片新参》)，铁苏子(《江苏省植物药材志》)。

【来源】为唇形科紫苏属植物紫苏和野紫苏的果实。紫苏全国各地广泛栽培。野紫苏生长于山地、路旁、村边或荒地，亦有栽培。分布于华东、华南、西南及河北、山西、陕西、台湾等地。

【采收加工】秋季果实成熟时采收，晒干。

【炮制】

1. 紫苏子：取原药材，除去杂质，洗净，干燥。

2. 炒紫苏子：取净紫苏子置锅内，用文火炒至有爆裂声逸出香气时，取出放凉。

3. 蜜紫苏子：取炼蜜用适量开水稀释后，加入净紫苏子拌匀，闷透，置锅内，用文火炒至深棕色，不粘手为度，取出放凉。蜜炙紫苏子可用于润肺止咳。

4. 紫苏子霜：取净紫苏子炒至爆裂，取出碾碎，用洁布或吸油纸包裹，压榨去油，至油几净，手捏松散成粉，取出研细。紫苏子霜用于脾虚患者。

贮干燥容器内，蜜紫苏子密闭，置阴凉干燥处，防蛀，防潮；紫苏子霜，置石灰瓮内，防蛀。

【性能与应用】辛，温。归肺、大肠经。功用：降气，消痰，平喘，润肠。

主治：痰壅气逆，咳嗽气喘，肠燥便秘。

【用法与用量】内服：煎汤，5～10g；或入丸、散。

【使用注意】肺虚咳喘，脾虚便溏者禁服。

【文献选录】

1.《别录》："主下气，除寒中。"

2.《药性论》："主上气咳逆，治冷气及腰脚中湿风结气。"

3.《日华子》："主调中，益五脏，下气，止霍乱、呕吐、反胃，补虚劳，肥健人，利大小便，破癥结，消五膈，止嗽，润心肺，消痰气。"

4.《本草纲目》："治风顺气，利膈宽肠，解鱼蟹毒。"

5.《神农本草经疏》："定喘，消痰，降气。"

6.《本草通玄》："治蛇犬伤。"

【治方举例】

1. 治小儿久咳嗽，喉内痰声如拉锯，老人咳嗽吼喘。苏子一钱，八达杏仁一两（去皮、尖），老年人加白蜜二钱。共为末，大人每服三钱，小儿服一钱，温开水送下。（《滇南本草》）

2. 治气喘咳嗽，食痞兼痰。紫苏子、白芥子、萝卜子。上三味，各洗净，微炒，击碎，看何证多，则以所主者为君，余次之，每剂不过三钱，用生绢小袋盛之，煮作汤饮，随甘旨，代茶水啜用，不宜煎熬太过。若大便素实者，临服加熟蜜少许，若冬寒，加生姜三片。（《韩氏医通》）

3. 治大便不通者。紫苏子（去皮研）、橘皮（洗）各二两，知母一两。上为末，用生姜汁调成稀膏，于重汤上煮，不住手搅。候可，丸如梧桐子大。蜜汤下三十粒。（《全生指迷方》）

4. 治脚气及风寒湿痹，四肢挛急，脚肿不可践地。紫苏子二两。杵碎，水二升，研取汁，以苏子汁煮粳米二合作粥，和葱、豉、椒、姜食之。（《太平圣惠方》）

5. 治梦遗。苏子一升。炒为末，酒调方寸匕，日再服。（《外台秘要》）

6. 快脾顺气，化痰消食。半夏、南星、白矾、皂角、生姜各一斤。用水同煮，至南星无白点为度，拣去皂角不用，将生姜切片，同半夏、南星晒干，无日色、火焙。再加青皮、陈皮、紫苏子、萝卜子、杏仁、干葛、神曲、麦芽、糖球子、香附子，上加药各半斤，与前药合和一处，碾为细末，生姜自然汁浸，蒸饼，打糊为丸，如梧桐子大。每服五七十丸，临睡、食后，茶酒送下。（《瑞竹堂经验方》）

二十五、亚麻子

【别名】 胡麻子（《博济方》），壁虱胡麻（《本草纲目》），亚麻仁（《国药的药理学》），大胡麻、胡麻仁（《药材学》）。

【来源】 为亚麻科亚麻属植物亚麻的种子。全国各地栽培。分布于河北、山西、内蒙古、吉林、黑龙江、山东、河南、湖北、四川、云南、陕西等地。

【采收加工】 8～10月果实成熟时割取全草，捆成小把，晒干，打下种子，除净杂质，再晒干。

【性能与应用】 甘，平。归肝、肺、大肠经。功用：养血祛风，润燥通便。主治：麻风，皮肤干燥，瘙痒，脱发，疮疡湿疹，肠燥便秘。

【用法与用量】 内服：煎汤，5～10g；或入丸、散。外用：适量，榨油涂。

【使用注意】 大便滑泄者禁服，孕妇禁服。

二十六、马钱子

【别名】 火失刻把都（《回回药方》），番木鳖、苦实把豆儿（《飞鸿集》），苦实（《本草原始》），马前、牛银（《本草求原》）。

【来源】 为马钱科马钱子属植物马钱的成熟种子。分布于斯里兰卡、泰国、越南、老挝、柬埔寨、马来西亚、印度尼西亚及菲律宾等国。我国福建、台湾、广东、广西、云南南部等地有栽培。

【采收加工】 9～10月，摘取成熟果实，取出种子，洗净附着的果肉，晒干。用沙烫去毛后，研粉用。

【炮制】

1. 生马钱子：取原药材，除去杂质，筛去灰屑。用时去毛，打碎。

2. 制马钱子：取净沙子置锅中，用武火炒热，加入净马钱子，拌炒至深棕色，鼓起，内面红褐色，并起小泡时，取出，除去毛，放凉。供制粉或捣碎用。

3. 炒制马钱子：取净马钱子置锅内，用武火加热炒胀后，去毛，研细。

4. 油制马钱子：取净马钱子，加水煮沸，取出，再用水浸泡，捞出，刮去皮毛，微晾，切成薄片，干燥。另取麻油少许，置锅内烧热，加入马钱子片，炒至微黄色，取出，放凉。

5. 甘草制马钱子：取净马钱子与甘草加水同浸20～30天（每日换水至甘草发白时，换新甘草再浸），洗净，去净毛，切片；或洗净后，加黄土炒胀，内呈焦黄色，搓去毛，筛净砸碎。

【性能与应用】 苦，寒，大毒。功用：祛风定痛，舒筋活络。主治：四肢麻木，筋骨拘挛，关节肿痛，跌打损伤，痈疽肿毒，面神经麻痹，重症肌无力。

【用法与用量】 内服：炮制后入丸、散，每次0.3～0.6g。外用：适量，研末撒，浸水，醋磨、煎油涂敷或熬膏摊贴。

【使用注意】 不宜生用、多用、久服；体质虚弱者及孕妇禁服。过量中毒可引起肢体颤动、惊厥、呼吸困难，甚至昏迷。

【治方举例】

1. 治喉痹作痛。番木鳖、青木香、山豆根等分。为末吹。（《医方摘要》）

2. 治缠喉风肿。番木鳖仁一个，木香三分。同磨水，调熊胆三分，胆矾五分，以鸡毛扫患处。（《唐瑶经验方》）

3. 治痈疽初起，跌仆内伤，风痹疼痛。番木鳖（入砂锅内，黄土拌炒焦黄为度，石臼中捣磨，筛去皮毛，拣净末）、山芝麻（去壳，酒炒）、乳香末（箬叶烘出汗）各五钱，穿山甲（黄土炒脆）一两。共研末。每服一钱，酒下。不可多服，服后避风，否则令人发战栗不止，如人虚弱，每服五分。（《救生苦海》）

4. 治脚气，手足麻痹，半身不遂，小便不禁或自遗。番木鳖（去皮，磨细粉）六分，甘草（细粉）六分。炼蜜为丸 40 粒，每日 3 次，每次 1～2 粒。食后温水送服，连服 7 天，停 7 天再服。（《现代实用中药》）

5. 治骨折。马钱子、枳壳。每斤生马钱子加甘草一两，同置缸内用冷水浸泡，每日换水一次，16 天后将马钱子毛刮净，切片晒干，用细沙炒成黄色，再浸在童便中（冬季 2～3 周，夏季 4～5 天），然后用流水冲洗一天半，阴干碾细。枳壳（生熟皆可），用童便浸泡 2～3 天，取出用水洗净，阴干碾细。将马钱子粉与枳壳粉按 1:2 混合即可，也可制为蜜丸。成人日服三次，每次 2g，极量一日 8g。儿童酌减。同时进行断骨复位，小夹板固定。孕妇、高血压、高烧及精神病人慎用。服药量大时，出现肌肉抽搐，患处跳动感，头晕，可大量饮水（或甘草水）解之。（《全展选编·外科》）

6. 治热牙痛不可忍。番木鳖半个，井花水磨一小盏，含漱，热即吐去，水完则疼止。（《握灵本草》）

7. 治癍疮入目。苦实把豆儿半个，轻粉、水花银朱各五分，片脑、麝香、枯矾少许。为末，左目吹右耳，右目吹左耳，日二次。（《飞鸿集》）

8. 治狂犬病。马钱子一粒，酒磨成粉末，开水吞服。（《贵州省中医验方秘方》）

二十七、槟榔

【别名】仁频（《上林赋》），宾门（李当之《药录》），橄榄子（《食疗本草》），洗瘴丹（《药谱》），槟榔子（《本草纲目》）。

【来源】为棕榈科棕榈属植物槟榔的种子。

【性能与应用】苦、辛，温。功用：驱虫消积，下气行水，主治：虫积，食滞，脘腹胀痛，疟疾，脚气。

【用法与用量】内服：煎汤 6～15g，单用杀虫，可用 60～120g；或入丸散。

【使用注意】过量槟榔碱可引起流涎、呕吐、利尿、昏睡及惊厥。

【文献选录】

1.《本草要略》："其性沉如铁石，东垣所谓降也，阴也，是矣。故能坠诸药下行，逐水攻脚气。诸药性所谓'治里急后重如神，取其坠也，非取其破气也。故兼木香用之然后可耳。《衍义补遗》所谓纯阳破滞气泄胸中至高之气，何也？盖由其性沉重，坠气下行，则郁滞之气散而至高之元下矣'。一云能杀寸白虫，非杀虫也，以其性下坠，能逐虫下行也，广闽多服之者，盖以地暖淫蒸气多，居民感之，气亦上盛，故服此以降之耳。"

2.《本草经疏》："水谷不能以时消化，羁留而成痰癖，或湿热停久则变生诸虫，此药辛能散结破滞，苦能下泄杀虫，故主如上诸证也。甄权：'宣利五脏六腑壅滞，破胸中气，下水肿，治心痛积聚。'《日华子》：'下一切气，通关节，利九窍，健脾调中，破癥结。'李杲：'主奔豚气，五膈气，风冷气，脚气，宿食不消，皆取其辛温走散，破气坠积，能下肠胃有形之物耳。'"

3.《本草正》："槟榔，本草言其破气极速，较枳壳、青皮尤甚。若然，则广南之人朝夕笑噬而无伤，又岂破气极速者。总之，此物性温而辛，故能醒脾利气，味甘兼涩，故能固脾壮气，是诚行中有留之剂，观《鹤林玉露》云：'饥能使之饱，饱能使之饥，醉能使之醒，醒能使之醉。'于此四句详之，可得其性矣。"

4.《本草新编》："或问槟榔乃消瘴之物，似宜正治瘴气，何以治痢？必须曰槟榔虽可治痢，亦止宜于初起，而不宜于久痢也。痢无止法，用槟榔所以下其积秽也，故初起之痢，断须用之；痢久则肠中无积秽之存，若仍如初痢之治法，则虚者益虚，而痢者益痢矣，是久痢断不可用槟榔也。然吾以为初痢，亦不可纯用槟榔，用当归、白芍为君，而佐之槟榔，则痢疾易痊，而正气又复不损，实可为治痢之权衡也。"

【治方举例】

1. 治寸白虫。槟榔二七枚。水二升半，先煮其皮，取一升半，去滓纳末，频服，暖卧，虫出，出不尽，更合服，取瘥止。宿勿食服之。(《千金要方》)

2. 治诸虫在脏，久不瘥者。槟榔半两（炮）为末。每服二钱，以葱、蜜煎汤调服一钱。(《太平圣惠方》)

3. 治蛔虫攻痛。槟榔二两，酒二盏，煎一盏，匀二次服。(《食物本草》)

4. 治食积满闷成痰涎呕吐。槟榔、半夏、砂仁、萝卜子、麦芽、干姜、白术各二钱。水煎服。(《方脉正宗》)

5. 治心脾疼。高良姜、槟榔等分(各炒)。上为细末。米饮调下。(《是斋百一选方》)

6. 治脾胃两虚,水谷不能以时消化,腹中胀满痛者。槟榔二两,白术三两,麦芽二两,砂仁一两。俱炒燥为末。每早服三钱,白汤调服。(《方脉正宗》)

7. 治伤寒发汗或下后痞满,或成寒实结胸,气塞不通。槟榔二个(一生一煨)。细末。酒二盏,煎一盏四,分作两服,温饮之。兼治蛔厥,心腹刺痛。(《伤寒总病论》)

8. 治干霍乱,上气冲急,欲闷绝,大小便不通。槟榔七枚。锉,粗捣筛。每服五钱匕,水一盏,童子小便半盏,煎至一盏,去滓温服,日再。(《圣济总录》)

9. 治下痢脓血,里急后重,日夜无度。芍药一两,当归五钱,大黄、黄芩、黄连、木香各一钱半,槟榔一钱。为末。每服五钱,水一盏,煎至七分,去滓,温服。如未止,再服,不后重则止。(《素问病机保命集》)

10. 治脾、肺、肾三脏受伤,水气不化,积为肿满,渐成喘急,不能偃卧者。槟榔三钱,白芍药(炒)、茯苓、猪苓、泽泻、车前子各二钱,肉桂一钱。水煎服。(《方脉正宗》)

二十八、白蒺藜

【别名】名茨、旁通、屈人、止行、升推(《神农本草经》),杜蒺藜《太平圣惠方》,刺蒺藜(《中药大辞典》)。

【来源】为蒺藜科植物蒺藜的干燥成熟果实。分布于全国各地。

【采收加工】夏季采收,鲜用或晒干。

【炮制】

1. 蒺藜:取原药材,除去杂质。

2. 炒蒺藜:取净蒺藜置锅内,用文火炒至微黄色,取出放凉,去刺。

3. 盐蒺藜:取净蒺藜用盐水拌匀,闷透,置锅内,用文火炒至表面黄色,

取出放凉。（每100kg蒺藜，用食盐2kg）

【性能与应用】苦、辛，平。归肝、肺经。功用：平肝，解郁，明目祛风。主治：头痛，身痒，目赤，胸满，咳逆，痈疽。

【用法与用量】内服：煎汤6～9g。外用：水煎洗；或研末调服。

【文献选录】

1.《本草汇言》："刺蒺藜，去风下气，行水化癥之药也。其性宣通快便，能运能消，行肝脾滞气，多服久服，有去滞之功。《别录》主身体风痒，燥涩顽痹，一切眼目翳障等疾。甄氏方主筋结疬疡，肺痈肺痿，咳逆脓血等疾。苏氏方主水结浮肿，气臌喘满，黄疸脚气等疾。李氏方主血结成癥，奔豚瘕疝，喉痹胸痹，乳难、乳岩等疾。总而论之，《别录》所主者风，甄氏所主者气，苏氏所主者水，而李氏所主者，即取其化癥之意也。然四家之说虽有不同，究其三角四棱，善于磨运，去滞生新，是其专成，故妇科方中以此催生堕胎，良有以焉。"

2.《本草正》："白蒺藜，凉血养血，亦善补阴。用补宜炒熟去刺，用凉宜连刺生捣。祛风解毒，白者良。"

3.《本草新编》："蒺藜子，沙苑者为上，白蒺藜次之，种类虽异，而明目去风则一。但白蒺藜善破瘕结，而沙苑蒺藜则不能也。沙苑蒺藜善止遗精溺，治白带，喉痹，消阴汗，而白蒺藜则不能也。"

4.《本经逢原》："白蒺藜，为治风明目要药，风入少阴，厥阴经者为向导。目病为风木之邪，风盛则目病，风去则目明矣。《本经》专破恶血积聚，治喉痹、乳难，以苦能泄，温能宣，辛能润也，此言刺蒺藜之功用耳。久服长肌肉，明目轻身，以其入肾益精气也，此则专指沙苑蒺藜而言。其治痰消痈肿，搜肾脏风气，又须刺者为破敌之先锋。"

5.《植物名实图考》："蒺藜，近时《临证指南》一书，用以开郁，凡胁上、乳间，横闷滞气，痛胀难忍者，炒香入气药，服之极效。余屡试之，兼以治人，皆愈。盖其气香，可以通郁，故能横行排荡，非他药直达不留者可比。"

6.《本草便读》："白蒺藜，善行善破，专入肺、肝，宣肺之滞，疏肝之瘀，故能治风痹、目疾、乳痈、积聚等症，温苦辛散之品，以祛逐为用，无补药之功也。"

【治方举例】

1. 治身体风痒，燥涩顽痹。蒺藜四两（带刺炒，磨为末），胡麻仁二两（泡汤去衣，捣如泥），葳蕤三两，金银花一两（炒磨为末）。四味炼蜜为丸。早晚各服三钱，白汤下。（《方龙潭家秘》）

2. 治胸痹，膈中胀闷不通或作痛。蒺藜一斤，带刺炒，磨为细末。每早、午、晚各服四钱，白汤调服。（《方龙潭家秘》）

3. 治通身浮肿。杜蒺藜日日煎汤洗之。（《太平圣惠方》）

4. 治奔豚疝瘕。蒺藜十两（带刺炒），小茴香三两（炒），乳香、没药各五钱（瓦上焙出汗）。俱为末，每服三钱，白汤调服。（《方龙潭家秘》）

5. 治急引腰脊痛。捣蒺藜子末，蜜和丸。酒服如胡豆大二丸，日三服。（《外台秘要》）

6. 治气肿痛。蒺藜子一升，熬令黄，为末，以麻油和之如泥，炒令焦黑，以敷故熟布上，如肿大小，勿开孔贴之。干易之。（《千金方》）

7. 治乳胀不行或乳岩作块肿痛。蒺藜二三斤，带刺炒，为末。每早、午、晚，不拘时，白汤作糊调服。（《方龙潭家秘》）

二十九、榛子

【别名】 槌子（《本草求原》），平榛（《河北见习树木说》），山板栗（《中国树木分类学》），榛（《诗经》）。

【来源】 为桦木科榛属植物榛、川榛、毛榛的种仁。生长于山地阴坡丛林间。分布于华北、东北及陕西等地。

【采收加工】 秋季果实成熟后及时采摘，晒干后除去总苞及果壳。

【性能与应用】 甘，平。归脾、胃经。功用：健脾秘胃，润肺止咳。主治：病后体虚，脾虚泄泻，食欲不振，咳嗽。

【用法与用量】 内服：煎汤，30～60g；或研末。

【使用注意】 存放时间较长后不宜食用；榛子含有丰富的油脂，胆功能严重不良者应慎食。

三十、蓖麻子

【别名】蓖麻子（《雷公炮灸论》），蓖麻仁（《圣济总录》），大麻子（《中国药用植物志》），红大麻子（《药材学》）。

【来源】为大戟科蓖麻属植物蓖麻的种子。

【采收加工】夏秋采，晒干用。

【性能与应用】甘、辛，平；有小毒。归肝、脾、肺、大肠经。功用：消肿拔毒，泻下通滞。主治：痈疽肿毒，瘰疬，喉痹，水肿腹满，大便秘结。

【用法与用量】内服：入丸剂，1~5g；生研或炒食。外用：捣敷或调敷。

【使用注意】孕妇及便滑者禁服。本品内服外用均可能引起中毒，重者可危及生命。

【文献选录】

1.《本草纲目》："蓖麻仁，甘辛有毒，热，气味颇近巴豆，亦能利人，故下水气。其性善走，能开通诸窍经络，故能治偏风失音、口噤、口目㖞斜、头风、七窍诸病，不止于出有形之物而已。盖鹈鹕油能引药气入内，蓖麻油能拔病气出外，故诸膏多用之。一人病偏风，手足不举，时珍用此油同羊脂、麝香、鲮鱼甲等药，煎作摩膏，日摩数次，一月余渐复，兼服搜风化痰养血之剂，三月而愈。一人病手臂一块肿痛，亦用蓖麻捣膏贴之，一夜而愈。一人病气郁偏头痛，用此同乳香、食盐捣烂太阳穴，一夜痛止。一妇产后子肠不收，捣仁贴其丹田，一夜而上。此药外用累奏奇勋，但内服不可轻率尔。"

2.《本草经疏》："蓖麻，其力长于吸收，故能拔病气出外，其性善收，故能追脓取毒，能出有形之滞物，又能通利关窍，故主水癥。"

3.《医林纂要》："蓖麻子，泻肺气之下行，能决至高之水而下之，通关窍，正经络，调上下。或云服此毕生不能食炒豆，亦不然。"

【治方举例】

1. 治疗疮脓肿。蓖麻子二十多颗，去壳，和少量食盐、稀饭捣匀，敷患处，

日换两次。(《福建民间草药》)

2. 治痈疽初起。去皮蓖麻子一份，松香四份。将蓖麻子捣碎加入松香粉充分搅拌，用开水搅成糊状，置于冷水中冷却成膏状备用。用时将白膏药按疮面大小摊于纸或布上贴患处。(辽宁《中草药新医疗法资料选编》)

3. 治瘰疬。蓖麻子炒热，去皮，烂嚼，临睡服二三枚，渐加至十数枚。(《本草衍义》)

4. 治喉痹。蓖麻子，取肉捶碎，纸卷作筒，烧烟吸之。(《医学正传》)

5. 治诸骨哽。蓖麻子七粒。去壳研细，入寒水石末，缠令干湿得所，以竹篾子挑二三钱入喉中，少顷以水咽之即下。(《魏氏家藏方》)

6. 治烫火伤。蓖麻子、蛤粉等分。研膏。汤损用油调涂，火疮用水调涂。(《养生必用方》)

三十一、砂仁

【别名】缩砂蜜（《药性论》），缩砂仁（《医学启源》）。

【来源】为姜科砂仁属植物阳春砂、绿壳砂或海南砂的干燥成熟果实。阳春砂仁生长于气候温暖、潮湿、富含腐殖质的山沟林下阴湿处，分布于福建、广东、广西、云南等地。绿壳砂仁生于海拔 600～800m 的山沟林下阴湿处或栽培，分布于云南南部。海南砂仁生于山谷密林中，分布于海南。

【采收加工】种植 3 年后于 7～8 月份果实成熟时剪下果穗，置于竹帘或草席上用微火烘至半干，趁热喷以冷水，使果皮骤然收缩与种子紧贴，以便保存时不易生霉，再用微火烘干，为壳砂。剥下的果皮为砂壳。

【性能与应用】辛，温。归脾、胃、肾经。功用：芳香温煦，化湿行气。主治：湿阻中焦及脾胃气滞所致的胸脘痞闷、腹胀食少。

【用法与用量】内服：煎汤，3～6g，后下；或入丸散。

【使用注意】阴虚有热者禁服，入煎剂宜后下。

【文献选录】

1.《本草纲目》："按韩懋《医通》云：'肾恶燥，以辛润之，缩砂仁之辛，以润肾燥。'又云：'缩砂属土，主醒脾调胃，引诸药归宿丹田，香而能窜，和合五脏冲和之气，如天地以土为冲和之气，故补肾药用同地黄丸蒸，取其达下之旨也。'"

2. 《本草汇言》："砂仁，温中和气之药也。若上焦之气梗逆而不下，下焦之气抑遏而不上，中焦之气凝聚而不舒，用砂仁治之，奏效最捷。然古方多用以安胎何也？盖气结则痛，气逆则胎动不安，此药辛香而窜，温而不烈，利而不削，和而不争，通畅三焦，温行六腑，暖肺醒脾，养胃养肾，舒达肝胆不顺不平之气，所以善安胎也。沈则施曰：'砂仁温辛香散，止呕通膈，达上气也；安胎消胀，达中气也；止泻痢、定奔豚，达下气也。'"

3. 《药品化义》："砂仁，辛散苦降，气味俱厚。主散结导滞，行气下气，取其香气能和五脏，随所引药通行诸经。若呕吐恶心，寒湿冷泻，腹中虚痛，以此温中调气；若脾虚饱闷，宿食不消，酒毒伤胃，以此散滞化气；若胎气腹痛，恶阻食少，胎胀不安，以此运行和气。"

4. 《本草新编》："砂仁，止可为佐使，以行滞气，所用不可过多，用之补虚丸中绝佳，能辅诸补药，行气血于不滞也。补药味重，非佐之消食之药，未免过于滋益，反恐难于开胃，入之砂仁，以苏其脾胃之气，则补药尤能消化，而生精生气，更易之也。"

5. 《本草求真》："缩砂，书号为醒脾调胃要药。其言醒脾调胃，快气调中，则于腹痛痞胀有功；入大肠则于赤白泻痢有效；入肺则于咳嗽上气克理；至云止痛安胎，并咽喉口齿浮热能消，亦是中和气顺之意。"

【治方举例】

1. 和胃气，消宿食，理腹痛，快膈，调脾。沉香一两，缩砂仁、乌药各二两，净香附四两，甘草（炙）一两二钱。上除沉香不过火，余四味锉焙，仍同沉香研为细末。每服一钱，用温盐汤无时调服，或空心烧盐汤调下亦好，紫苏、枣汤尤妙。（《活幼心书》）

2. 消食和中，下气止心腹痛。砂仁炒研，袋盛浸酒，煮饮。（《本草纲目》）

3. 治痰气膈胀。砂仁捣碎，以萝卜汁浸透，焙干为末。每服一二钱，食远，

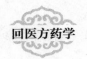

沸汤服。（《简便单方》）

4. 治气虚肿满，痰饮结聚，脾胃不和，变生诸症者。人参一钱，白术二钱，茯苓二钱，甘草七分，陈皮八分，半夏一钱，砂仁八分，木香七分，生姜二钱。水煎服。（《古今名医方论》）

5. 治妊娠胃虚气逆，呕吐不食。缩砂仁不拘多少。上为细末。每服二钱，入生姜自然汁少许，沸汤点服，不拘时候。（《济生方》）

6. 治遍身肿满，阴亦肿者。缩砂仁、土狗一个，等分。研，和老酒服之。（《仁斋直指方》）

三十二、红豆蔻

【别名】红蔻（《本草述钩元》），良姜子（《萃金裘本草述录》），红扣（《中药志》）。

【来源】为姜科山姜属植物大高良姜的果实。生于山谷草丛或林下。产于广东、广西、云南、台湾等地。

【采收加工】秋季采收果实，晒干。用时去其果皮。

【炮制】拣去杂质，筛去灰屑，用时捣碎。

【性能与应用】辛，温。归脾、肺经。功用：燥湿散寒，醒脾消食。主治：脘腹冷痛，食积胀满，呕吐泄泻，饮酒过多。

【用法与用量】内服：煎汤，3～6g；或研末。外用：调搽。

【使用注意】孕妇及阴虚有热者禁服。

【文献选录】

1.《药性论》："治冷气腹痛，消瘴雾气毒，去宿食，温腹肠，吐泻，痢疾。"

2.《本草纲目》："治噎膈反胃，虚疟寒胀，燥湿散寒。红豆蔻，李东垣脾胃药中常用之，亦取其辛热芳香，能醒脾温肺，散寒燥湿消食之功尔。"

3.《本经逢原》："止呕进食，大补命门相火。"

4.《医林纂要》："温中散寒，醒脾燥湿。"

5.《海药本草》："红豆蔻，择嫩者加入盐，累累作朵不散落，须以朱槿染令色深。善醒于醉，解酒毒，此外无诸要使也。"

【治方举例】

1. 治疗脾脏冷气，攻心腹疼痛，宿食不消，及腹胁胀闷，不思饮食。组成：红豆蔻一两（去皮），木香半两，当归三分（锉，微炒），桂心半两，高良姜一两（锉），川芎三分，诃黎勒半两（煨，用皮），草豆蔻六枚（去皮），附子一两（炮裂，去皮脐），陈橘皮一两（汤浸，去白瓤，焙），白术半两，神曲三分（微炒令黄）。用法：每服三钱，以水一盏，加大枣三枚，同煎至六分，去滓，不拘时候，稍热服。（《太平圣惠方》）

2. 用于腹痛体冷，呕沫，不欲食。组成：红豆蔻一两（去皮），木香一两，缩砂仁一两，槟榔一两（锉），诃黎勒一两（炮，用皮），藿香叶两，陈橘皮（去白，炒）二两，胡椒一分，荜澄茄半两，茴香子（炒香）一两半。上为末，以酒煮面糊为丸，如梧桐子大。每服十丸，空心，食前生姜汤送下。（《圣济总录》）

三十三、肉豆蔻

【别名】 迦拘勒（《开宝本草》），豆蔻（《续传信方》），肉果（《本草纲目》），顶头肉、玉果（《全国中草药汇编》）。

【来源】 为肉豆蔻科肉豆蔻属植物肉豆蔻的种仁。原产马鲁古群岛，热带地区广泛栽培。我国台湾、广东、云南等地有引种试种。

【采收加工】 除去杂质，洗净，干燥。5～7月及10～12月采摘成熟果实，除去果皮，剥去假种皮，将种仁用45℃低温慢慢烤干，经常翻动，当种仁摇之作响时即可。若高于45℃，脂肪溶解，失去香味，质量下降。

【炮制】

1. 肉豆蔻：除去杂质，洗净，干燥。

2. 煨肉豆蔻：取净肉豆蔻用面粉加适量水拌匀，逐个包裹或用清水将肉豆蔻表面湿润后，如水泛丸法裹面粉3～4层，倒入已炒热的滑石粉或沙中，拌炒至面皮呈焦黄色时，取出，过筛，剥去面皮，放凉。

【**性能与应用**】辛，温。归脾、胃、大肠经。功用：温中行气，涩肠止泻。主治：脾胃虚寒，久泻不止，脘腹胀痛，食少呕吐。

【**用法与用量**】内服：煎汤，1.5~6g；或入丸、散。

【**使用注意**】湿热泻痢者忌用。

【**文献选录**】

1.《药性论》："能主小儿吐逆不下乳，腹痛；治宿食不消，痰饮。"

2.《开宝本草》："主温中消食，止泄，治积冷心腹胀痛，霍乱中恶。"

3.《本草经疏》："肉豆蔻辛味能散能消，温气能和中通畅，其气芬芳，香气先入脾，脾主消化，温和而辛香，故开胃，胃喜暖故也。"

4.《本草图经》："肉豆蔻今惟岭南人家种之。春生苗，花实似豆蔻而圆小，皮紫紧薄，中肉辛辣。六月、七月采。"

5.《本草纲目》："肉豆蔻，花结实，状虽似草豆蔻，而皮肉之颗则不同类，外有皱纹，而肉有斑缬，纹如槟榔纹，最易生蛀，惟烘干密封，则稍可留。"

【**治方举例**】

1. 治水湿胀如鼓，不食者，病可下。肉豆蔻、槟榔、轻粉各一分，黑牵牛一两半（取头末）。上为末，面糊为丸，如绿豆大。每服十九至二十丸，煎连翘汤下，食后，日三服。（《宣明论方》）

2. 治脾虚泄泻，肠鸣不食。肉豆蔻一枚，剜小窍子，入乳香三小块在内，以面裹煨，面熟为度，去面，碾为细末。每服一钱，米饮送下，小儿半钱。（《杨氏家藏方》）

3. 治脾肾虚弱，大便不实，饮食不思。肉豆蔻、补骨脂、五味子、吴茱萸各为末。生姜四两，红枣五十枚。用水一碗，煮姜、枣，去姜，水干，取枣肉丸桐子大。每服五七十丸，空心食前服。（《内科摘要》）

4. 治脾泄气痢。豆蔻二颗，米醋调面裹之，置灰中煨令黄焦，和面碾末，更以炒党子末一两，相和。又焦炒陈廪米为末，每用二钱匕，煎饮调前二物三钱匕，旦暮各一。（《续传信方》）

5. 治水泻无度，肠鸣腹痛。肉豆蔻（去壳，为末）一两，生姜汁二合，白

面二两。上三味，将姜汁和面作饼子，裹肉豆蔻末煨令黄熟，研为细散。每服二钱匕，空心米饮调下，日午再服。（《圣济总录》）

三十四、苦豆子

【别名】白头蒿子、草槐（《中国沙漠植物志》）。

【来源】为豆科槐属植物苦豆子的种子。生长于阳光充足、排水良好的石灰性土壤上。分布于华北、西北及河南、西藏等地。

【采收加工】全草夏季采收，种子春季采收，干燥。全草生用，种子炒用。

【性能与应用】苦，寒；有毒。归胃、大肠经。功用：清热燥湿，止痛杀虫。主治：痢疾，胃痛，白带过多，湿疹，疮疖顽癣。

【用法与用量】内服：炒黑研末或全草煎汤服，1.5～3g。外用：适量研末，煎水洗；或用其干馏油制成软膏搽。

【使用注意】该品有毒，内服用量不宜过大。

【治方举例】

1. 治湿疹，顽癣。苦豆子干馏油配10%软膏外搽。（《新疆中草药手册》）

2. 治滴虫肠炎。苦豆子种子五至七粒。研粉，装胶囊口服。（《中国沙漠地区药用植物》）

3. 治白带过多。苦豆子籽十至十五粒，生服（服时不咬破，籽破则有头晕、头疼之感），每日服一次。（《中国沙漠地区药用植物》）

4. 治疗胃脘痛，吞酸。苦豆子配蒲公英、生姜等药用。（《新疆中草药手册》）

三十五、君迁子

【别名】牛奶柿（《古今注》），软枣（《千金方》），丁香柿（《日用本草》），红蓝枣（《本草纲目》）。

【来源】为柿树科柿树属植物君迁子的果实。分布于华东、中南、西南及河北、山西、辽宁、陕西、甘肃等地。

【采收加工】10～11月果实成熟时采收，晒干或鲜用。

【性能与应用】甘、涩，性凉。功用：清热，止渴。主治：烦热，消渴。

【用法与用量】内服：煎汤，15～30g。

【文献选录】

1. 《本草拾遗》："止渴，去烦热，令人润泽。"

2. 《海药本草》："微寒，无毒。主消渴烦热，镇心。久服轻身，亦得悦人颜色也。"

三十六、补骨脂

【别名】胡韭子（《南州记》），婆固脂、破故纸（《药性论》），补骨鸱（《本草图经》），黑故子、胡故子（《中药志》），吉固子（《江西中药》）。

【来源】为豆科补骨脂属植物补骨脂的果实。分布于山西、江苏、安徽、江西、河南、广东、四川、贵州、云南、陕西等地。

【采收加工】秋季果实成熟时，随熟随收，割取果穗，晒干，打出种子，除净杂质即可。

【炮制】

1. 补骨脂：簸净杂质，洗净，晒干。

2. 盐补骨脂：取净补骨脂用盐水拌匀，微润，置锅内用文火炒至微鼓起，取出，晾干（每50kg补骨脂，用盐1.4kg，加适量开水化开澄清）。

3. 炒补骨脂：凡使补骨脂，用酒浸一宿后，漉出，却用东流水浸三日夜，从巳至申出，日干用；补骨脂，入药微炒用。(《雷公炮炙论》)

【性能与应用】辛、苦，性温。功用：补肾助阳，纳气平喘，温脾止泻。主治：腰膝冷，阳痿遗精，尿频，遗尿，虚喘不止，大便久泻，斑秃，银屑病。

【用法与用量】内服：煎汤，6～15g；或入丸、散。外用：适量，酒浸涂患处。

【使用注意】阴虚火旺者忌服。

【文献选录】

1. 《药性论》："主男子腰疼，膝冷囊湿，逐诸冷痹顽，止小便利，腹中冷。"

2.《日华子本草》："兴阳事，治冷劳，明耳目。"

3.《开宝本草》："主五劳七伤，风虚冷，骨髓伤败，肾冷精流及妇人血气堕胎。"

4.《品汇精要》："固精气。"

5.《本草纲目》："治肾泄，通命门，暖丹田，敛精神。"

6.《玉楸药解》："温暖水土，消化饮食，升达脾胃，收敛滑泄、遗精、带下、溺多、便滑诸证。"

7.《医林纂要》："治虚寒喘嗽。"

【治方举例】

1. 治小肠气及腰痛。萆薢、杜仲（酥炒，去丝）、葫芦巴（生芝麻炒）、破故纸（炒）、小茴香（以上各一两，盐水浸一宿）、胡桃仁（四两，汤去皮）。上将胡桃为末，同前五味药末为丸，如梧桐子大。每服三五十丸，空心，盐酒送下，或盐汤亦可。（《瑞竹堂经验方》）

2. 治腰膝疼痛。杜仲（四两，瓦器内炒黄色，去丝）、破故纸（四两，瓦器内炒黄色）、甘草（四两）、胡桃仁（四两，去皮油）。上为细末，酒糊为丸，如梧桐子大。每服五七十丸，空心，用甘草末调汤送下。（《瑞竹堂经验方》）

3. 治寒湿脚气，四肢疼痛。葫芦巴（盐炒黄色）、破故纸（盐炒香）、金刚骨（酒浸一宿，晒，盐炒）、骨碎补（去毛，盐炒）、甜瓜子（盐炒，黄色）、胡桃仁（另研细，以上各一两）、乳香（另研）、没药（另研）、自然铜（火煅，醋蘸七次，以上各半两）。上除另研外，为细末，醋糊为丸，如梧桐子大。每服三十丸，温酒送下。病在上食后，病在下食前，日进三服。（《瑞竹堂经验方》）

4. 燥脾土，固真养胃。苍术（一斤，分作四份制。一份四两用破故纸小茴香同炒；一份四两用川楝子同炒；一份四两用川椒同炒；一份四两用青盐同炒）。上件同炒毕，余药不用，只用苍术为末，酒糊为丸，如梧桐子大。每服五十丸，空心，米饮汤送下。（《瑞竹堂经验方》）

5. 治腰腿疼痛。杜仲（酥炒断丝）、破故纸（酒浸一宿，用芝麻炒黄色）、草薢（酥炙黄）、巴戟（去心，各一两）、沉香（五钱）、胡桃（五、七个，去皮）。上为细末，醋糊为丸，如梧桐子大。每服五七十丸，空心，每服药时，先嚼胡桃一枚，同药一处，温酒送下，干物压之。（《瑞竹堂经验方》）

6. 补养元气，滋益气血，暖水脏及下元。菟丝子（洗净，捣为末，四两）、破故纸（炒香）、益智仁（各一两）、杜仲（一两，去皮，用生姜自然汁拌匀，炒断丝）、山药（一两，锉碎，炒黄）、茴香（一两半，炒香）、苍术（二两，米泔浸，切片，麸炒）。上各为细末，酒糊为丸，如梧桐子大。每服五十丸，空心，温盐酒盐汤送下。（《瑞竹堂经验方》）

7. 治脾肾泄泻不止。破故纸（半斤，炒）、肉豆蔻（四两，生）。上为细末，用肥枣取肉研膏，和药杵，丸如梧桐子大。每服五七十丸，空心，用米饮汤送下。（《瑞竹堂经验方》）

8. 治妇人血山崩，累验秘方。破故纸（炒黄）、蒲黄（炒）、千年石灰（炒黄）。上各等分，为细末，每服三钱，空心，用热酒调服，立止。（《瑞竹堂经验方》）

三十七、木蝴蝶

【别名】千张纸、兜铃、三百两银药（《滇南本草》），玉蝴蝶（《张聿青医案》），云故纸（《兽医常用中药》），白玉纸（《中药志》），白干层、纸肉、故纸、洋故纸、鸭船层纸（《广西中药志》），海船皮（《四川中药志》），千纸肉（《岭南草药志》）。

【来源】为紫葳科木蝴蝶属植物木蝴蝶的干燥成熟种子。分布于福建、广东、广西、海南、四川、贵州、云南、台湾等地。

【采收加工】秋、冬季采收成熟果实，曝晒至果实开裂，取出种子，晒干。

【性能与应用】微苦、甘、微寒。功用：利咽润肺，疏肝和胃，敛疮生肌。主治：咽痛喉痹，声音嘶哑，咳嗽，肝胃气痛，疮疡久溃不敛。

【用法与用量】内服：煎汤，6～9g；研末，1.5～3g。外用：适量，敷贴；或研末撒患处。

【文献选录】

1.《云南通志》："焚为灰，可治心气痛。"

2.《滇南本草》："定喘，消痰，破蛊积，除血蛊、气蛊之毒。又能补虚，宽中，进食。"

3.《岭南采药录》："消痰火，除眼热。"

4.《现代实用中药》："镇咳，治百日咳及干性气管炎。"

5.《药材资料汇编》："治咽喉失音。"

6. 广州部队《常用中草药手册》："清肺热，利咽喉。治急慢性支气管炎，肺结核咳嗽，咽喉肿痛，扁桃体炎。"

【治方举例】

1. 治急性气管炎、百日咳等。木蝴蝶一钱，安南子三钱，桔梗一钱五分，甘草一钱，桑白皮三钱，款冬花三钱。水煎，加冰糖三两，溶化于药液，制成糖浆，一日数回，频频服之。（《现代实用中药》）

2. 治肝气痛。木蝴蝶二三十张，铜铫上焙燥研细，好酒调服。（《本草纲目拾遗》）

三十八、草豆蔻

【别名】豆蔻（《别录》），漏蔻（《南方异物志》），草果（《通志》），草蔻（《本草从新》），大草蔻（《药材资料汇编》），偶子（《中药志》），草蔻仁、飞雷子、弯子（《广东中药》）。

【来源】为姜科山姜属植物草豆蔻的种子团。分布于广东、海南、广西等地。

【采收加工】夏、秋季果熟时采收，晒至八九成干，剥除果皮取出种子团晒干。

【炮制】拣净杂质，去壳取仁，用时捣碎。

【性能与应用】辛，温。功用：燥湿健脾，温胃止呕。主治：寒湿内阻，脘腹胀满冷痛，嗳气呕逆，不思饮食。

【用法与用量】内服：煎汤，3～6g，宜后下；或入丸、散。

【使用注意】阴虚血少、津液不足者禁服，无寒湿者慎服。

【文献选录】

1. 朱震亨："草豆蔻，性温，能散滞气，消膈上痰。若明知身受寒邪，日食寒物，胃脘作疼，方可温散，用之如鼓应桴。或湿痰郁结成病者，亦效。若热郁者不可用，恐积温成热也，必用栀子之剂。"

2. 《本草纲目》："豆蔻治病，取其辛热浮散，能入太阴、阳明，除寒燥湿，开郁化食之力而已。南地卑下，山岚烟瘴，饮啖酸咸，脾胃常多寒湿郁滞之病，故食料必用，与之相宜。然过多亦能助脾热，伤肺损目。"

3. 《本草经疏》："豆蔻，辛能破滞，香能入脾，温热能祛寒燥湿，故主温中及寒客中焦、心腹痛、中寒呕吐也。脾开窍于口，脾家有积滞，则瘀而为热，故发口臭，醒脾导滞，则口气不臭矣。辛散温行，故下气。寒客中焦，饮食不消，气因闭滞则霍乱。又散一切冷气、消酒毒者，亦燥湿破滞、行气健脾开胃之功也。产闽之建宁者，气芳烈，类白豆蔻，善散冷气，疗胃脘痛，理中焦。产滇、贵、南粤者，气猛而浊，俗呼草果者是也，善破瘴疠，消谷食及一切宿食停滞作胀闷及痛。"

4. 《本草求真》："草豆蔻，辛热香散，功与肉蔻相似，但此辛热燥湿除寒，性兼有涩，不似肉蔻涩性居多，能止大肠滑脱不休也。又功与草果相同，但此止逐风寒客在胃口之上，症见当心疼痛，不似草果辛热浮散，专治瘴疠寒疟也。故凡湿郁成病，而见胃脘作疼，服之最为有效。若使郁热内成，及阴虚血燥者，服之为大忌耳。"

【治方举例】

1. 治脾胃虚弱，不思饮食，呕吐满闷，心腹痛。草豆蔻肉八两，生姜（和皮切作片子）一片，甘草四两（锉碎）。上三味匀和入银器内，用水过药三指许，慢火熬令水尽，取出，焙干杵为末。每服一钱，沸汤点服。夏月煎之，作冷汤服亦妙。（《博济方》）

2. 治冷痰呕逆，胸脯不利。草豆蔻（去皮）、半夏（汤洗去滑，切，焙）

各半两，陈橘皮（汤浸去白，焙）三分。上三味，粗捣筛。每服三钱匕，水一盏，入生姜五片，煎至七分，去渣温服，不拘时候。（《圣济总录》）

3. 治胃口冷，吃食无味及脾泄泻不止，兼治酒后数圊如痢，心胸不快，不思饮食。草豆蔻半两（每个面裹煨，候面焦黄，去面用），甘草一两（炙），肉桂（去皮）一两，陈皮（去白）一两，蛮姜一两。上五味，同为细末。每服一钱半，更入陈米末一钱，水一盏，枣二枚，同煎七分，温服，其滓再煎服之。（《博济方》）

4. 治小儿藏寒泄泻不止。草豆蔻一枚，剥开皮，入乳香一块在内，复用白面裹，慢火烧令熟，去面及豆蔻皮不用；上为细末，以粟米饮丸如麻子大。每服五七丸，米饮下，无时。（《史载之方》）

5. 治霍乱心烦渴，吐利不下食。草豆蔻（去皮）一分，黄连（去须）一两。上二味，粗捣筛。每服三钱匕，水一盏，乌豆五十粒，生姜三片，煎至七分，去滓温服，日三。（《圣济总录》）

6. 香口辟臭。豆蔻、细辛，为末含之。（《肘后方》）

三十九、荜茇

【别名】荜拨（《新修本草》），毕勃（《本草拾遗》），荜拨梨（《酉阳杂俎》），椹圣（《药谱》），蛤蒌（《赤雅》），鼠尾（《中药志》）。

【来源】为胡椒科胡椒属植物荜茇的果穗。原产热带，喜高温潮湿气候。我国主产地是云南省盈江县，东北、华北及新疆、四川、西藏等地亦有分布。

【采收加工】9月果穗由绿变黑时采收，除去杂质，晒干。包装后放阴凉干燥处，注意防止霉变或虫蛀。

【炮制】拣除杂质，去柄，筛净灰屑，用时捣碎。

【性能与应用】辛，热。归脾、胃、大肠经。功用：温中散寒，下气止痛。主治：脘腹冷痛，呕吐，泄泻，头痛，牙痛，鼻渊，冠心病心绞痛证属寒凝冷滞者。

【用法与用量】内服：煎汤，1~3g；或入丸、散。外用：适量，研末吹鼻；或为丸纳龋齿孔中；或浸酒擦患处。

【使用注意】证属实热郁火、阴虚火旺者均忌服。

【文献选录】

1. 《本草纲目》："荜茇，为头痛、鼻渊、牙痛要药，取其辛热能入阳明经散浮热也。"

2. 《本草正义》："荜茇，脾肾虚寒之主药。惟濒湖谓是头痛、鼻渊要药，取其辛热能入阳明而散浮热。按头痛固有真寒一症之宜用大辛大温者，但鼻渊、牙痛，本皆火症，古人偶用辛散之药，盖亦反佐之义，用作向导，濒湖竟以为散浮热，恐是误会，石顽和之，非也。"

3. 《本草拾遗》："温中下气，补腰脚，消食，除胃冷，阴疝，痃癖。"

4. 《海药本草》："主老冷心痛，水泻，虚痢，呕逆醋心，产后泄利。"

5. 《天宝本草》："治跌打损伤，腰脚痛。"

【治方举例】

1. 补虚破气。荜茇煎：牛乳三升，荜茇半两（末之，绵裹）。（《圣济总录》）

2. 治积块痃癖，一切凝滞。硇砂煎丸：黑附子二个（各重五钱半以上，炮，去皮脐，剜作瓮子），木香三钱，破故纸一两（隔纸微炒），荜茇（真者）一两，硇砂三钱。上先将硇砂用水1盏续续化开于瓮内，熬干为末，安在附子瓮内，却用剜出附子末盖口，用和成白面裹约半指厚，慢灰火内烧匀黄色，去面，同木香等药为细末，却用原裹附子熟黄面为末，醋调煮糊为丸，如梧桐子大。（《卫生宝鉴》）

3. 治脾虚呕逆，心腹常痛，面色青黄，腰胯冷疼。荜茇丸：荜茇半两，木香半两，附子（炮裂，去皮脐）半两，胡椒半两，桂（去粗皮）半两，干姜（炮）半两，诃黎勒皮（焙）半两，厚朴（去粗皮，生姜汁炙）一两半。上为末，炼蜜为丸，如梧桐子大。每服十五丸，空心粥饮送下，日三次。（《圣济总录》）

四十、草果

【别名】草果仁（《太平惠民和剂局方》），草果子（《小儿卫生总微论方》），老蔻（《广西药用植物名录》）。

【来源】为姜科砂仁属植物草果的果实。生于沟边林下，分布于广西和云南南部地区。

【采收加工】9～12月果穗由绿变黑时采收，除去杂质，晒干或烘干。包装后放阴凉干燥处，注意防止霉变或虫蛀。

【炮制】

1.草果仁：拣净杂质，置锅内文火炒至外壳焦黄色并微鼓起，取出稍凉，碾去壳，过筛取仁。

2.姜草果仁：取草果仁，加姜汁与水少许，拌匀，微炒，取出，放凉。（每50kg草果仁，用鲜姜5kg取汁）

3.煨草果仁：取净草果用面做皮包好，置热灰内煨至皮焦，或煨至皮微焦并有裂纹时，剥去外皮即可。《本草从新》："草果，面裹煨熟，取仁用。"

【性能与应用】辛，温。归脾、胃经。功用：燥湿温中，祛痰截疟。主治：脘腹冷痛，恶心呕吐，胸膈痞满，泄泻，下痢，疟疾等证属寒凉者。

【用法与用量】内服：煎汤，3～6g；或入丸、散。

【使用注意】阴虚血少者禁服。

【文献选录】

1.《本草纲目》："草果，与知母同用，治瘴疟寒热，取其一阴一阳无偏胜之害，盖草果治太阴独胜之寒，知母治阳明独胜之火也。"

2.《本草求真》："草果与草豆蔻，诸书皆载气味相同，功效无别，服之皆能温胃逐寒。然此气味浮散，凡冒巅雾不正瘴疟，服之直入病所而皆有效。"

3.《本草正义》："草果，辛温燥烈，善除寒湿而温燥中宫，故为脾胃寒湿主药。按岚瘴皆雾露阴湿之邪，最伤清阳之气，故辟瘴多用温燥芳香，以胜阴霾湿浊之蕴祟。草果之治瘴疟，意亦犹是。然凡是疟疾，多湿痰蒙蔽为患，故寒热往来，纠缠不已，治宜开泄为先。草果善涤湿痰，而振脾阳，更以知母辅之，酌量其分量，随时损益，治疟颇有妙义，固不必专为岚瘴立法。惟石顽所谓实邪不盛者，当在所禁耳。"

4.《饮膳正要》："治心腹痛，止呕，补胃，下气。"

5.《本经逢原》："除寒，燥湿，开郁，化食，利膈上痰，解面食、鱼、肉诸毒。"

6.《本草求原》："治水肿，滞下，功同草蔻。"

【治方举例】

1. 治小儿疳浮，脾胃虚弱。草果丸：草果二钱（去瓤），三棱（烧）一钱，砂仁二钱，槟榔二钱，黑牵牛（去白）一钱，青皮（去瓤）二钱，巴豆一钱（去油）。上为末，面糊为丸，每服 15 丸，汤饮送下。（《普济方》）

2. 治疟疾。草果饮子：草果仁、苍术（泔浸）、厚朴（姜制）、陈皮、半夏曲、甘草、乌梅各等分。上㕮咀。每服半两，水盏半，加生姜五片，大枣二个，同煎七分，不拘时候。（《医方类聚》）

3. 治反胃。附子黄芪草果饮：白术一两，官桂（去皮）一两，附子（炮，去皮脐）一两，白芍药一两，草果（炮，去皮）一两，良姜一两，黄耆（去芦，微炒）一两，厚朴（削去粗皮，姜制一宿）一两，白茯苓一两，白豆蔻仁半两，檀香半两，甘草（炙）三钱，半夏三分（汤泡七次）。上㕮咀。每服四钱，水一盏半，加生姜五片，大枣一枚，煎至七分，去滓服，不拘时候。（《是斋百一选方》）

四十一、荜澄茄

【别名】澄茄（《南州记》），毗陵茄子（《开宝本草》），毕茄（《本草求真》）。

【来源】为胡椒科胡椒属植物荜澄茄的果实。分布于印度尼西亚、马来半岛、印度、西印度群岛等地。我国广东、海南、广西等地有引种栽培。

【采收加工】在果实充分成长而未成熟仍呈青色时采收，连果枝摘下，晒干。干燥后摘下果实（每粒须连小柄）。

【炮制】拣去杂质，摘去果柄，洗净，晒干。《雷公炮炙论》："凡使，采得后，去柄及皱皮，用酒浸蒸，从巳至酉出，细杵任用。"

【性能与应用】辛，温。归脾、肾、胃、膀胱经。功用：温中散寒，行气止痛，暖肾。主治：胃寒呕逆，脘腹胀满冷痛，肠鸣泄泻，寒疝腹痛，寒湿小便淋沥浑浊。

【用法与用量】内服：煎汤，1～5g；或入丸、散。外用：适量，研末擦牙或搐鼻。

【使用注意】阴虚火旺及实热火盛者禁服。

【文献选录】

1.《本草述钩元》："荜澄茄，疗肾气膀胱冷，少类于蜀椒；治阴逆下气塞，少类于吴萸，以温为补，洵属外伤于寒及内虚为寒之对药。至于温益脾胃，令人能食，其本在暖补肾与膀胱之气也。"

2.《本草撮要》："毕澄茄，功专治膀胱冷气；得白豆蔻治噎食不纳；得高良姜治寒呃；得薄荷、荆芥治鼻塞不通；得毕拨为末擦牙，治齿浮热痛；若蜈蚣咬伤，毕澄茄研末调敷。"

3.《海药本草》："主心腹卒痛，霍乱吐泻，痰癖冷气。"

4.《日华子本草》："治一切气，并肾气膀胱冷。"

5.《开宝本草》："主下气消食，皮肤风，心腹间气胀，令人能食。"

6.《滇南本草》："泡酒吃，治面寒疼痛，暖腰膝，壮阳道，治阳痿。"

7.《现代实用中药》："治淋疾。"

【治方举例】

1. 治鼻塞不通。噙化荜澄茄丸：荜澄茄半两，薄荷叶三钱，荆芥穗一钱半。上为细末，糖霜蜜和为丸，如樱桃大。每次一丸，时时噙化咽津。（《御药院方》）

2. 治伤寒食毒，心胸痞闷，泄痢频并。荜澄茄丸：荜澄茄一两，干姜（炮）三分，陈橘皮（汤浸，去白，焙）一两，厚朴（去粗皮，生姜汁炙）一两，桂（去粗皮）三分，阿魏半两，肉豆蔻（去皮）三枚，缩砂（去皮）半两。草豆蔻（去皮）三枚，甘草（炙）三分，附子（炮裂，去皮脐）一两，荜茇一分，白术半两，上为末，炼蜜为丸，如梧桐子大。每日空心服10～20丸，酒送下。以知为度。（《圣济总录》）

3. 治疝气及下部湿冷，脐腹疼痛。木香荜澄茄丸：荜澄茄一两，川楝子一两，木香一两，舶上茴香一两，桃仁一两，蝎一分。上为细末，酒煮面糊为丸，如豌豆大。每服 20～30 丸，空心温酒或盐汤送下。(《鸡峰普济方》)

4. 治脾气虚，心腹胀。小荜澄茄煎：青橘皮二两，陈橘皮二两，缩砂一两，荜澄茄一两，神曲二两，大麦芽二两。上为细末，水煮面糊为丸，如麻子大。每服 20～30 丸，米饮送下，不拘时候。(《鸡峰普济方》)

四十二、小茴香

【别名】茴香子 (《开宝本草》)，土茴香 (《本草图经》)，谷茴香、谷香 (《现代实用中药》)，香子 (《中国药用植物志》)，八则卢祖福刺 (《回回药方》)。

【来源】为伞形科茴香属植物茴香的果实。原产于地中海地区。国内主要产于内蒙古、山西、黑龙江等省，其他各地均有栽培，以内蒙古产品质最优。

【采收加工】8～10 月果实呈黄绿色，并有淡黑色纵线时，选晴天割取地上部分，脱粒，扬净；亦可采摘成熟果实，晒干。

【炮制】

1. 小茴香：取原药材，除去梗及杂质，筛去灰屑。

2. 炒小茴香：取净小茴香，用文火炒至微黄色，略具焦斑，或炒至深黄色，取出放凉。

3. 盐制小茴香：取净小茴香，用盐水拌匀，吸尽后，用文火炒至微黄色，取出放凉。(每 100kg 小茴香，用食盐 2kg)

4. 制小茴香：将大青盐加入黄酒、醋和童便的混合液中化开，投入净小茴香，拌匀，稍闷，用文火炒至微黄色，取出放凉。(每 100kg 小茴香，用大青盐 1.7kg，黄酒、醋及童便各 6.25kg)

【性能与应用】辛，温。归肝、肾、膀胱、胃经。功用：温肾暖肝，行气止痛，和胃。主治：寒疝腹痛，睾丸偏坠，脘腹冷痛，食少吐泻，胁痛，肾虚腰痛，痛经。

【用法与用量】内服：煎汤，3～6g；或入丸、散。外用：适量，研末调敷；或炒热温熨。

【使用注意】阴虚火旺者禁服。

【文献选录】

1. 《本草纲目》："茴香宿根深，冬生苗，作丛，肥茎丝叶，五六月开花如蛇床花而色黄，结子大如麦粒，轻而有细棱，俗呼为大茴香，今惟以宁夏出者第一。其他处小者，谓之小茴香。"

2. 《千金要方·食治卷》："主蛇咬疮久不建，捣敷之。又治九种瘘。"

3. 《开宝本草》："主膀胱间冷气及盲肠气，调中止痛、呕吐。"

4. 《本草衍义》："疗膀胱肿痛。调和胃气并小肠气。"

5. 《伤寒蕴要》："暖丹田。"

6. 《明医指掌》："除疝气、腹痛腰疼，调中暖胃。"

7. 《得配本草》："运脾开胃，理气消食，治霍乱呕逆，腹冷气胀，闪挫腰痛。"

【治方举例】治阴毒伤寒，四肢逆冷，心下痛硬，气欲绝。正阳茴香丸：茴香子（微炒）一两，附子（炮裂，去皮脐）一两，天南星（炮裂）一两，硫黄（细研）一两，丁香一两，木香一两，吴茱萸（汤洗七遍，焙干微炒）一两，预知子一两，桂心一两。上为末，和研了药令匀，醋煮面糊为丸，如弹子大。每服一丸，研碎，炒生姜热酒送下，良久煎葱白艾汤投之，不拘时候频服。（《普济方》）

四十三、柿饼

【别名】火柿（《名医别录》），乌柿（《神农本草经集注》），干柿（《日华子本草》），白柿（《本草图经》），柿干（《本草备要》）。

【来源】为柿树科柿树属植物柿树的果实经加工后的干燥柿饼。多为栽培种，分布于华东、中南及辽宁、河北、山西、陕西、甘肃、台湾等地。

【采收加工】秋季将未成熟的果实摘下，剥除外果皮，日晒夜露，经过1个月后，放置席圈内，再经过1个月左右，即成柿饼。

【性能与应用】甘，平。功用：润肺，止血，健脾，涩肠。主治：咯血，吐血，便血，尿血，脾虚消化不良，泄泻，痢疾，喉干音哑，颜面黑斑。

【用法与用量】内服：适量，嚼食；或煎汤；或烧存性入散剂。

【使用注意】脾胃虚寒，痰湿内盛者不宜食。

【文献选录】

1.《名医别录》："火柿主煞毒。疗金疮，火疮，生肉止痛。"

2.《本草拾遗》："日干者温补，多食去面䵟，除腹中宿血；火干者，人服药口苦及欲吐逆，食少许立止。"

3.《日华子本草》："润声喉，杀虫。"

4.《嘉祐本草》："厚肠胃，涩中，健脾胃气，消宿血。"

5.《日用本草》："涩肠止泻，杀小虫，润喉音。治小儿秋深下痢。"

6.《本草纲目》："白柿治反胃，咯血，血淋，肠澼，痔漏下血。"

7.《本草通玄》："止胃热口干，润心肺，消痰。治血淋，便血。"

【治方举例】

1. 治肠风下血。柿饼丸：用棉花核（炒黑，去壳）三两，侧柏叶（炒黑）四两，槐米（炒）1两。柿饼蒸烂，捣为丸，每服四至五钱，清晨滚汤送下。（《绛囊撮要》）

2. 治小儿秋痢、老人吐血、干咳带血、久痢便血、痔漏下血等出血病证。柿饼粥：柿（研末）、粳米。先以粳米煮粥，欲熟时，下柿末，更煮 2～3 沸。小儿与奶母同食，可健脾润肺、涩肠止血。（《证类本草》）

四十四、骆驼蓬子

【来源】为蒺藜科骆驼蓬属植物骆驼蓬的种子。产于华北、西北各省，生长于半荒漠带、河岸沙地、黄土山坡、荒地。

【采收加工】秋季果实成熟时采收，搓下种子，去净杂质，晒干。

【性能与应用】苦，温。归肺、肝经。功用：止咳平喘，祛风湿，解郁。主治：咳嗽气喘，小便不利，关节酸痛，四肢麻木，精神郁闷，癔病。

【用法与用量】内服，煎汤 1.5～3g；研末，0.6～1.2g。外用：适量，榨油涂。

【使用注意】本品有毒，须掌握剂量。服药后除有不同程度的眩晕、恶心外，肝、肾、心脏、血象未见明显改变。

【文献选录】

1.《新疆中草药手册》："宣肺止咳。治咳嗽气喘，小便不利。"

2.《陕甘宁青中草药选》："镇咳平喘，祛风湿。"

【治方举例】

1. 治心慌烦躁，癔病，四肢麻木。骆驼蓬子油，每日 1～3mL，口服。(《陕甘宁青中草药选》)

2. 治关节酸痛。骆驼蓬子油外涂患处。(《陕甘宁青中草药选》)

四十五、甜瓜

【别名】甘瓜（《名医别录》），果瓜（《本草纲目》），熟瓜（《本草从新》），穿肠瓜（《本草纲目拾遗》），香瓜（《滇南本草》）。

【来源】为葫芦科香瓜属植物甜瓜的果实。原产于非洲热带沙漠地区，大约在北魏时期随着西瓜一同传到中国，明朝开始广泛种植，现在我国各地普遍栽培。

【采收加工】7～8 月果实成熟时采收，鲜用。

【性能与应用】甘，寒。归心、胃经。功用：清暑热，解烦渴，利小便。主治：暑热烦渴，小便不利，暑热下痢腹痛。

【用法与用量】内服：适量，生食，或煎汤，或研末。

【使用注意】凡脾胃虚寒，腹胀便溏者忌食。

【文献选录】

1.《嘉祐本草》："多食令人发虚热，破腹。""主口鼻疮。"

2.《本草纲目》："甜瓜，多食未有不下痢者，为其消损阳气故也。"

3.《食疗本草》："止渴，益气，除烦热。利小便，通三焦间塞气。"

4.《本草衍义》："暑月服之，不中暑气。"

5. 《滇南本草》："治风湿麻木，四肢疼痛。"

6. 《食物考》："性滑通肠。"

四十六、毗黎勒

【别名】毛诃子（《晶珠本草》）

【来源】为使君子科榄仁树属植物毗黎勒的果实。生长于海拔 540～1350m 的山坡阳处及疏林中，分布于云南。

【采收加工】果实成熟后采收，晒干。

【性能与应用】苦、微涩，寒。功用：清热解毒，利咽止咳，养血止血。主治：咽喉肿痛，咳嗽，泻痢，痔疮出血，崩漏，病后体虚。

【用法与用量】内服：煎汤，3～10g；或研末。外用：适量，烧灰为末撒，或调涂。

【文献选录】

1. 《新修本草》："毗梨勒出西域及岭南交、爱等州，戎人谓之三果，树似胡桃，子形亦似胡桃，核似诃梨勒而圆短无棱。"

2. 《证类本草》："生南海诸国，树不与诃梨勒相似，即圆而毗也。"

3. 《本草品汇精要》："质类胡桃，色青白，味苦涩，春生叶，冬月取果。"

4. 《晶珠本草》："毛诃子树高大，皮淡黄色，叶扁平，光泽不鲜，花小，白色。"

【治方举例】

1. 治瘟疫热病初期或后期，劳累虚弱。三果汤散：诃子 300g，毛诃子 200g，余甘子 240g。共研粗末，每服 3～5g。每日 3 次，水煎服。（《中国民族药志》）

2. 治大风头面，髭须脱落。毗黎勒烧灰，干擦患处。（《普济方》）

四十七、龙眼肉

【别名】龙眼（《神农本草经》），比目（《吴普本草》），木弹、骊珠、燕卵、鲛泪、圆眼、蜜脾（《本草纲目》），元眼肉（《本草再新》），龙眼干（《泉州本草》），桂圆《药品化义》。

【来源】为无患子科龙眼属植物龙眼的假种皮。我国西南部至东南部栽培很广，以福建、台湾最多，广东次之。多栽培于堤岸和园圃，广西南部及云南亦见野生或半野生，多生于疏林中。

【采收加工】果实应在充分成熟后采收。晴天倒于晒席上，晒至半干后再用焙灶焙干，到七八成干时剥取假种皮，继续晒干或烘干，干燥适度为宜。或将果实放开水中煮10分钟，捞出摊放，使水分散失，再火烤一昼夜，剥取假种皮，晒干。

【炮制】取原药材，除去杂质及残留的核壳。

【性能与应用】甘，温。归心、肾、肝、脾经。功用：补心脾，益气血，安心神。主治：惊悸，怔忡，失眠，健忘，血虚萎黄，月经不调，崩漏。

【用法与用量】内服：煎汤，10～15g，大剂量30～60g；或熬膏；或浸酒；或入丸、散。

【使用注意】内有痰火及湿滞停饮者忌服。

【文献选录】

1.《本草纲目》："食品以荔枝为贵，而资益则龙眼为良，盖荔枝性热，而龙眼性和平也。严用和《济生方》治思虑劳伤心脾有归脾汤，取甘味归脾，能益人智之义。"

2.《药品化义》："桂圆，大补阴血，凡上部失血之后，入归脾汤同莲肉、芡实以补脾阴，使脾旺统血归经。如神思劳倦，心经血少，以此助生地、麦冬补养心血。又筋骨过劳，肝脏空虚，以此佐熟地、当归，滋补肝血。"

3.《本经》："主五脏邪气，安志厌食，久服强魂魄，聪明，轻身不老，通神明。"

4.《名医别录》："除虫，去毒。"

5.《开宝本草》："归脾而能益智。"

6.《日用本草》："益智宁心。"

7. 《滇南本草》："养血安神，长智敛汗，开胃益脾。"

8. 《本草通玄》："润肺止咳。"

9. 《得配本草》："益脾胃，葆心血，润五脏，治怔忡。"

10. 《泉州本草》："壮阳益气，补脾胃。治妇人产后浮肿，气虚水肿，脾虚泄泻。"

【治方举例】

1. 治疗脾虚泄泻。龙眼干 14 粒，生姜 3 片，煎汤服。(《泉州本草》)

2. 治疗思虑过度，劳伤心脾，虚烦不眠。龙眼肉米粥：龙眼干 15g，粳米 60g，莲子 10g，芡实 15g，加水煮粥，并加白糖少许。(《食疗粥谱》)

3. 大补气血。玉灵膏：以剥好龙眼肉，盛竹筒式瓷碗内，每次一两，加入白糖 3g，素体多火者，再加入西洋参片 3g，碗口罩以丝绵一层，日日于饭锅上蒸之。(《随息居饮食谱》)

4. 温补脾胃，助精神。龙眼酒：龙眼肉不拘多少，上好烧酒内浸百日，常饮数杯。(《万氏家抄方》)

四十八、桑椹

【别名】桑实(《五十二病方》)，葚(《尔雅》)，乌椹(《本草衍义》)，文武集(《保命集》)，黑椹(《本草蒙筌》)，桑枣(《生草药性备要》)，桑粒(《东北药用植物志》)。

【来源】为桑科桑属植物桑的干燥果穗。

【采收加工】5~6 月当桑的果穗变红色时采收，晒干或蒸后晒干。

【炮制】取原药材，除去杂质，洗净，干燥。贮干燥容器内，置通风干燥处。

【性能与应用】甘、酸，寒。归心、肝、肾经。功用：滋阴养血，生津润肠，养肝明目，乌发养颜。主治：头晕目眩，腰酸耳鸣，须发早白，失眠多梦，津伤口渴，消渴，肠燥便秘。

【用法与用量】内服：煎汤，10~15g；或熬膏、浸酒、生啖；或入丸、散。

外用：适量，浸水洗。

【使用注意】脾胃虚寒便溏者禁服。

【文献选录】

1.《本草蒙筌》："椹收曝干，蜜和丸服。开关利窍，安魂镇神。久服不饥，聪耳明目。黑椹绞汁，系桑精英。入锅熬稀膏，加蜜搅稠浊。退火毒，贮瓷瓶。夜卧将临，沸汤调下。解金石燥热止渴，染须发皓白成乌。"

2.《本经逢原》："《本经》桑根的皮所主，皆言桑椹之功，而宗奭云《本经》言桑甚详，独遗其椹。即濒湖之博识，尚不加察，但以其功误列根皮之下，所以世鲜采用，惟万寿酒用之。"

3.《本草述》："乌椹益阴气便益阴血，血乃水所化，故益阴血，还以行水，风与血同脏，阴血益则风自息。"

【治方举例】

1. 治疗神经衰弱症。桑椹蜜：桑椹蜜浸膏 500g，蜂蜜 500g。取桑椹，加水煎煮 3 次，合并煎液，滤过，滤液浓缩至相对密度为 1.33 的浸膏。将蜂蜜与浸膏混匀，煮沸，加入苯甲酸钠 3g 和适量的香精，搅匀，制成 1000mL，分装。为深棕褐色稠厚的半流体，气香，味酸、甜。比重应为 1.33 以上。功能滋润，补肝，生津，利水。口服，每次 10 ~ 20g，每日 2 次。（《湖北省药品标准》1980 年）

2. 治头晕目眩，腰酸耳鸣，血虚便秘，遗精失眠。桑椹膏：取新鲜成熟桑椹，压榨取汁，静置，滤过，滤液浓缩成稠膏（等量水稀释液的相对密度 1.168 ~ 1.173），每稠膏 350g 加蔗糖 615g 的转化糖液适量，搅拌均匀，浓缩至稠膏状，制成 1000g。每 1g 含桑椹膏 0.35g。本品为棕褐色稠厚的半流体，气微香，味甘、微酸。功能补肝益肾，养血安神。开水冲服，每次 15g，每日 2 次。（《浙江省药品标准》1983 年）

四十九、盐麸子

【别名】叛奴盐（开宝本草），盐梅子、盐梂子（《本草纲目》），木附子

（《现代实用中药》），假五味子、油盐果（《南宁市药物志》），盐麸木子（《湖南药物志》）。

【来源】 为漆树科漆树属植物盐肤木的果实。分布于全国各地。

【采收加工】 10月采收成熟果实，鲜用或晒干。

【性能与应用】 酸、咸，凉。功用：生津润肺，降火化痰，敛汗止痢。主治：痰嗽，喉痹，黄疸，盗汗，痢疾，顽癣，痛毒，头风白屑。

【用法与用量】 内服：煎汤，9～15g；或研末。外用：适量，煎水洗；捣敷或研末调敷。

【使用注意】 用量不宜过大。过量易引起心脏与神经中枢麻痹（即落叶松菌酸中毒）。

【文献选录】

1.《本草拾遗》："主头风白屑。"

2.《开宝本草》："除痰饮瘰疬，喉中热结，喉痹，止渴，解酒毒，黄疸，天行寒热，痰嗽，变白，生毛发。"

3.《本草纲目》："盐麸子，咸能软而润，故降火化痰消毒；酸能收而涩，故生津润肺止痢。肾主五液，入肺为痰，入脾为涎，入心为汗，入肝为泪，自入为唾，其本皆水也。盐麸、五倍先定肾肝，有救水之功，所以痰涎、盗汗、风湿、下泪、涕唾之证，皆宜用之。""生津降火，化痰，润肺滋肾，消毒，止痢收汗。治风湿，眼病。"

4.《本草求原》："治下血、血痢，功同五倍。"

5.《野生药用植物图说》："洗疮。"

【治方举例】

1. 治年久顽癣。盐麸木子、王不留行。焙干研末，麻油调搽。（《湖南药物志》）

2. 治痛毒溃烂。盐麸木子和花捣烂，香油调敷。（《湖南药物志》）

3. 治肺虚久嗽胸痛。盐麸木干果研末。每晨服一至三钱，开水送服。（《福建中草药》）

五十、桃金娘

【别名】 金丝桃（《花镜》），山稔子（《生草药性备要》），多莲、豆稔干（《广西中药志》），稔果（《广西药用植物名录》），多奶、山多奶、苏园子（《福建药物志》），白碾子（《云南药用植物名录》），岗稔、水刀莲（《湖南药物志》），乌肚子、当梨子（江西《草药手册》）。

【来源】 为桃金娘科桃金娘属植物桃金娘的果实。分布于福建、台湾、湖南、广东、海南、广西、贵州、云南等地。

【采收加工】 于秋季果实成熟时采收，晒干。

【性能与应用】 甘、涩，平。归肝、脾经。功用：养血止血，涩肠固精。主治：血虚体弱，吐血，鼻衄，劳伤咯血，便血，崩漏，遗精，带下，痢疾，脱肛，烫伤，外伤出血。

【用法与用量】 内服：煎汤，6～15g，鲜品15～30g；或浸酒。外用：适量，烧存性研末调敷。

【使用注意】 大便秘结者禁服。

【文献选录】

1. 《花镜》："金丝桃一名桃金娘。出桂林郡。花似桃而大，其色更赪，中茎纯紫，心吐黄须铺散花外，严以金丝。八九月实熟，青绀若牛乳状，其味甘，可入药用。"

2. 《广西中药志》："行血。治痰咳咯血。"

五十一、菟丝子

【别名】 菟丝实（《吴普本草》），吐丝子（《本草求原》），黄藤子、龙须子（《东北药用植物志》），萝丝子（《江苏省植物药材志》），黄网子、黄萝子、豆须子（《山东中草药手册》），缠龙子（《河南中药手册》），黄丝子（《辽宁常用中草药手册》），阿福体门、阿夫弐荣（《回回药方》）。

【来源】 为旋花科菟丝子属植物菟丝子的种子。全国大部分地区有分布，以北方地区为主。

【采收加工】菟丝子种子在 9～10 月收获，采收成熟果实，晒干，打出种子，簸去果壳、杂质。

【炮制】

1. 菟丝子：过罗去净杂质，洗净，晒干。

2. 炒菟丝子：取净菟丝子置锅内，用文火加热炒至微黄，有爆裂声时，取出放凉。

3. 菟丝子饼：取净菟丝子置锅内加水，边煮边铲，煮至吐丝，显褐灰色稠状粥时，取出，放置过夜，捣烂作饼或加黄酒与面作饼，切块，晒干。

4. 酒菟丝子：取净菟丝子，用黄酒拌匀，置适宜容器内煮至酒被吸尽，取出，干燥。（每 100kg 菟丝子，用黄酒 20～30kg）

【性能与应用】辛、甘，平。归肝、肾、脾经。功用：补肾益精，养肝明目，固胎止泄。主治：腰膝酸痛，遗精，阳痿，早泄，不育，消渴，淋浊，遗尿，目昏耳鸣，胎动不安，流产，泄泻。

【用法与用量】内服：煎汤，6～15g；或入丸、散。外用：适量，炒研调敷。

【使用注意】阴虚火旺、阳强不痿及大便燥结者禁服。

【文献选录】

1.《本草经疏》："五味之中，惟辛通四气，复兼四味。《经》曰：'肾苦燥，急食辛以润之，菟丝子之属是也，与辛香燥热之辛，迥乎不同矣，学者不以辞害义可也。为补脾肾肝三经要药，主续绝伤、补不足、益气力、肥健者，三经俱实，则绝伤续而不足补矣。脾统血，合肌肉而主四肢，足阳明、太阴之气盛，则力长而肥健。补脾故养肌，益肝肾故强阴，坚筋骨，暖而能补肾中阳气，故主茎中寒精自出，溺有余沥。口苦燥渴者，脾肾虚而生内热，津液因之不足也，二脏得补，则二病自愈。寒血为积者，劳伤则血瘀，阳气乏绝则内寒，血随气行，气弱不能统血以行，久而为积矣。凡劳伤，皆脾肾肝三脏主之，肝脾气旺，则瘀血自行也。'"

2.《本草汇言》："菟丝子，补肾养肝，温脾助胃之药也。但补而不峻，温而不燥，故入肾经，虚可以补，实可以利，寒可以温，热可以凉，湿可以燥，燥可以润。非若黄柏、知母，苦寒而不温，有泻肾经之气；非若肉桂、益智，辛热而不凉，有动肾经之燥；非若苁蓉、锁阳，甘咸而滞气，有生肾经之湿者比也。如《神农本草经》称为'续绝伤，益气力，明目精，皆由补肾养肝，温理脾胃之征验也。'"

3.《本草新编》："菟丝子，可以重用，亦可一味专用。遇心虚之人，日夜梦，精频泄者，用菟丝子三两，水十碗，煮汁三碗，分三服，早、午、晚各一服即止。且永不再遗。此乃心、肝、肾三经齐病，水火两虚所致。菟丝子正补心、肝、肾之圣药，况又不杂之别味，则力尤专，所以能直入三经以收全效也。他如夜梦不安，两目昏暗、双足乏力，皆可用之一二两，同人参、熟地、白术、山萸之类，用之多建奇功。"

4.《本经逢原》："菟丝子，祛风明目，肝肾气分也。其性味辛温质黏，与杜仲之壮筋暖腰膝无异。其功专于益精髓，坚筋骨，止遗泄，主茎寒精出，溺有余沥，去膝胫酸软，老人肝肾气虚，腰痛膝冷，合补骨脂、杜仲用之，诸筋膜皆属于肝也。气虚瞳子无神者，以麦门冬佐之，蜜丸服，效。凡阳强不痿，大便燥结，水赤涩者勿用，以其性偏助阳也。"

【治方举例】

1. 补肾气，壮阳道，助精神，轻腰脚。菟丝子丸：菟丝子一斤（淘净，酒煮，捣成饼，焙干），附子（制）四两。共为末，酒糊丸，梧桐子大。酒下五十丸。（《扁鹊心书》）

2. 治膏淋。菟丝丸：菟丝子（酒浸，蒸，捣，焙）、桑螵蛸（炙）各半两，泽泻一分。上为细末，炼蜜为丸，如梧桐子大。每服二十丸，空心用清米饮送下。（《奇效良方》）

3. 治心气不足，思虑太过，肾经虚损，真阳不固，溺有余沥，小便白浊，梦寐频泄。茯菟丸：菟丝子五两，白茯苓三两，石莲子（去壳）二两。上为细末，酒煮糊为丸，如梧桐子大。每服三十丸，空心盐汤下。常服镇益心神，补

虚养血，清小便。（《太平惠民和剂局方》）

4. 治消渴。菟丝子丸：菟丝子不拘多少，拣净，水淘，酒浸三宿，控干，乘润捣罗为散，焙干再为细末，炼蜜和丸，如梧桐子大。食前饮下五十粒，一日二三服；或作散，饮调下三钱。（《全生指迷方》）

5. 治阴虚阳盛，四肢发热，遇风如炙如火。菟丝子煎：菟丝子、五味子各一两，生干地黄三两。上为细末。米饮调下二钱，食前服。（《鸡峰普济方》）

五十二、葡萄

【别名】蒲陶（《汉书》），草龙珠（《本草纲目》），赐紫樱桃、琐琐葡萄（《群芳谱》），菩提子（《亨利氏中国植物名录》）。

【来源】为葡萄科葡萄属植物葡萄的果实。原产亚洲西部，现我国各地普遍栽培。

【采收加工】夏、秋季果实成熟时采收，鲜用或风干。

【炮制】取原药材，除去杂质，摘去残留果梗。

【性能与应用】甘、酸，平。归肺、脾、肾经。功用：补气血，强筋骨，利小便。主治：气血虚弱，肺虚咳嗽，心悸盗汗，烦渴，风湿痹痛，淋病，水肿，痘疹不透。

【用法与用量】内服：煎汤，15～30g；或鲜品捣汁含咽；或熬膏。外用：适量，浸酒涂擦；或研末撒。

【使用注意】阴虚内热、胃肠实热或痰热内蕴者慎服。

【文献选录】

1. 《神农本草经》："主筋骨湿痹，益气倍力，强志，令人肥健耐饥，忍风寒。可作酒。"

2. 《别录》："逐水，利小便。"

3. 《本草图经》："治时气发疮疹不出者，研酒饮。"

4. 《滇南本草》："大补气血，舒筋活络，泡酒服之。治阴阳脱症，又治盗汗虚证。汁，治咳嗽。"

5.《滇南本草图说》:"治痘症毒,胎气上冲,煎汤饮之即下。"

6.《百草镜》:"治筋骨湿痛。利水甚捷,除遍身浮肿。"

7.《随息居饮食谱》:"补气,滋肾液,益肝阴,强筋骨,止渴,安胎。"

8.《新疆药材》:"解毒,散表。"

9.《陆川本草》:"滋养强壮,补血,强心利尿。治腰痛,胃病,精神疲惫,血虚心跳。"

【治方举例】

1. 强肾。葡萄、人参各一钱。火酒浸一宿,晨涂手心,摩擦腰脊,能助力强壮,劳卧时摩擦腰脊,能助肾坚强,服之尤为得力。(《本经逢原》)

2. 治热淋,小便涩少,碜痛沥血。葡萄煎:葡萄(绞取汁)五合,藕汁五合,生地黄汁五合,蜜五两。上相和,煎为稀饧,每于食前服二合。(《太平圣惠方》)

3. 除烦止渴。生葡萄捣滤取汁,以瓦器熬稠,入熟蜜少许,同收,点汤饮。(《居家必用事类全集》)

4. 治吹乳。葡萄酒:葡萄一枚,于灯焰上燎过,研细,热酒调服。(《圣济总录》)

5. 治牙龈肿痛,势欲成痈者。葡硝散:葡萄干去核,填满焰硝煅之。焰过,取置地上成炭,研末擦之,涎出,任吐自瘥。(《医级》)

五十三、庵罗果

【别名】香盖(《大明一统志》),望果、蜜望、沙果梨(《植物名实图考》),蜜望子、莽果(《肇庆府志》),檬果(《植物学大辞典》),芒果(《中国树木分类学》),马蒙、抹猛果、亦里古里唵把提(《回回药方》)。

【来源】为漆树科松果属植物芒果的果实。分布于福建、台湾、广东、海南、广西、云南等地。

【采收加工】夏季采摘果实,鲜用或晒干。

【性能与应用】甘、酸,微寒。归胃、脾、膀胱、肾经。功用:益胃,生津，止呕，止咳。主治：口渴，呕吐，食少，咳嗽。特别适合于胃液不足、口渴咽干、胃气虚弱、呕吐晕船等症。

【用法与用量】内服：适量，做食品。

【文献选录】

1.《食性本草》："主妇人经脉不通，丈夫营卫中血脉不行。叶可以作汤疗渴疾。"

2.《开宝本草》："食之止渴。"

3.《本草纲目拾遗》："益胃气，止呕晕。"

4.《中国树木分类学》："利尿。"

五十四、余甘子

【别名】余甘（《新修本草》），庵摩落迦果（《本草拾遗》），望果（《中国树木分类学》），油甘子（《广州植物志》），牛甘子（《南宁市药物志》），喉甘子、鱼木果（《广西药用植物名录》），滇橄榄（《云南中草药选》），橄榄（《滇南本草》），阿米刺（《回回药方》）。

【来源】为大戟科叶下珠属植物余甘子的果实。分布于福建、台湾、广东、海南、广西、四川、贵州、云南等地。

【采收加工】9～10月果实成熟时采收，开水烫透或用盐水浸后，晒干。

【性能与应用】苦、甘、酸，凉。归脾、胃经。功用：清热利咽，润肺化痰，生津止渴。主治：感冒发热，咳嗽，咽痛，白喉，烦热口渴，高血压。

【用法与用量】内服：煎汤，15～30g；或鲜品取汁。

【使用注意】脾胃虚寒者慎服。

【文献选录】

1.《唐本草》："主风虚热气。"

2.《本草拾遗》："主补益，强气力。取子压取汁和油涂头生发，去风痒，初涂发脱，后生如漆。"

3.《海药本草》："主上气咳嗽。"

4.《南宁市药物志》:"清凉解毒,治喉痹。"

5. 广州部队《常用中草药手册》:"润肺化痰,生津止渴。"

【治方举例】

1. 治感冒发热,咳嗽,咽喉痛,口干烦渴,维生素 C 缺乏症。鲜余甘子果十至三十个,水煎服。(广州部队《常用中草药手册》)

2. 治白喉。滇橄榄一斤,玄参、甘草各一两。冷开水泡至起霜花,取霜用棉纸铺开晒干后,加马尾龙胆粉二钱、冰片五分、炒白果仁粉五钱,吹喉用。(《昆明民间常用草药》)

3. 治河豚中毒。滇橄榄生吃吞汁,并可治鱼骨鲠喉。(《昆明民间常用草药》)

4. 治乳石发热,上攻头面,烦热,咽喉不利,舌粗语涩,大小便不通。余甘子散:余甘子三分,红雪三两,犀角屑一两,子芩半两,独活半两,葛根半两(锉),川升麻半两,防风半两(去芦头),甘草半两(生用)。上为细散,每服二钱,用生地黄汁二合调下,不拘时候。(《太平圣惠方》)

五十五、续随子

【别名】千两金、菩萨豆(《日华子诸家本草》),千金子(《全国中草药汇编》),拒冬实(《本草图经》),联步(《斗门方》),拒冬子(《本草汇言》),滩板救(《湖南药物志》),看园老(《贵州草药》),百药解、千金药解(《云南药用植物名录》),小巴豆(《山西中草药》),可伯儿、可八而(《回回药方》)。

【来源】为大戟科大戟属植物续随子的种子。分布于黑龙江、吉林、辽宁、河北、山西、江苏、浙江、福建、台湾、河南、湖南、广西、四川、贵州、云南等地。

【采收加工】南方 7 月中、下旬,北方 8 ~ 9 月上旬,待果实变黑褐色时采收,晒干,脱粒,扬净,再晒至全干。

【炮制】取净千金子,搓去外壳,用纸包裹,置炉旁烤至油尽取下,剥去纸,放凉,或碾碎后用纸包裹微烤后,压榨去油,碾细,过筛备用。

【性能与应用】辛、温；有毒。归肺、胃、膀胱经。功用：逐水消肿，解毒杀虫。主治：水肿，腹水，二便不利，经闭，疥癣癫疮，痈肿，毒蛇咬伤及疣赘。

【用法与用量】内服：制霜入丸、散，1～2g。外用：适量，捣敷或研末醋调涂。

【使用注意】大便溏泄及孕妇忌服。

【文献选录】

1.《本草纲目》："续随子与大戟、泽漆、甘遂茎叶相似，主疗亦相似，其功皆长于利水，惟在用之得法，亦皆要药也。"

2.《本草经疏》："续随子，味辛气温，而其性有毒，实攻击克伐之药也。长于解蛊毒鬼症，以致腹痛胀满，攻积聚，下恶滞物，及散痰饮。至于妇人月闭、癥瘕、疝癖、瘀血、大小肠不利诸病，则各有成病之由，当求其本而治，不宜概施。盖此药之为用，乃以毒攻毒之功也。"

3.《蜀本草》："治积聚痰饮，不下食，呕逆及腹内诸疾。"

4.《日华子本草》："宣一切宿滞，治肺气水气，敷一切恶疮疥癣。"

5.《开宝本草》："主妇人血结月闭，癥瘕疝癖，瘀血蛊毒，心腹痛，冷气胀满，利大小肠。"

6.《本草正》："逐水杀虫。"

7. 江西《草药手册》："治晚期血吸虫病，肝脾肿大。"

【治方举例】治一切臌胀。千金散：用千金子（取白仁，去油）约一两，枳实（炒）五钱，青皮（炒）五钱，陈皮五钱，香附五钱，山楂肉五钱，木香五钱，砂仁五钱，云术（土炒）五钱，沉香三钱。九味为末，称五分，加千金子霜八分，入生蜜调丸。五更尽，用淡姜汤调下。天明利三至四次，不甚泻，每日一服，连服七天为止。如人虚，二天一服，病浅者三至五服能愈。愈后除千金子外，九味末，以陈米糊为丸，每服一钱，空肚清汤送下。（《惠直堂经验方》）

五十六、牵牛子

【别名】草金铃（《雷公炮灸论》），金铃（《本草图经》），黑牵牛、白牵牛（《直指方》），黑丑、白丑（《本草纲目》），二丑（《中药材手册》），黑牵牛子《杨氏家藏方》。

【来源】为旋花科牵牛属植物牵牛、圆叶牵牛的种子。全国大部分地区有分布。

【采收加工】秋季果实成熟未开裂时将藤割下，晒干，种子自然脱落，除去果壳杂质。

【炮制】炒牵牛子：将净牵牛子置锅内加热，炒至微鼓起，取出放凉。

【性能与应用】苦、辛，寒。归肺、肾、大肠、小肠经。功用：利水通便，祛痰逐饮，消积杀虫。主治：水肿，腹水，脚气，痰壅喘咳，大便秘结，食滞虫积，腰痛，阴囊肿胀，痈疽肿毒。

【用法与用量】内服：煎汤，3～10g。入丸、散，每次0.3～1g，每日2～3次。炒用药性较缓。

【使用注意】孕妇及胃弱气虚者忌服。

【文献选录】

1. 李杲："牵牛子……《本草》名医续注云：'味苦寒能除湿，利小水，治下痓脚气。'据所说，气味主治俱误矣，何以明之？凡药中用牵牛者，少则动大便，多则下水，此乃泻气之药，试取尝之，即得辛辣之味，久而嚼之，猛烈雄壮，渐渐不绝，非辛如何？续注家乃谓味苦寒，其苦寒果安在哉？若以为泻湿之药，犹不知其的也。何则？此物但能泻气中之湿热，不能泻血中之湿热。夫湿者水之别称，有形者也，若肺先受湿，则宜用之。今用药者不问有湿无湿，但伤食，或欲动大便，或有热服，或作常服，克化之药俱用牵牛，岂不误哉？殊不知牵牛辛烈，泻人元气，比诸辛药泻气尤甚，以其辛之雄烈故也。今重为备言之，若病湿胜，湿气不得施化，致大小便不通，则宜用之耳，湿去则气得周流，所谓五脏有邪，更相平也。"

2. 《汤液本草》："牵牛，以气药引则入气，以大黄引则入血。"

3. 《新疆中草药手册》："泻下，利尿，杀虫。治便秘，消化不良，肾炎水肿，小儿咽喉炎。"

【治方举例】

1. 治水肿。牵牛子末之，水服方寸匕，日一，以小便利为度。（《千金方》）

2. 治水气蛊胀满。一气散：白牵牛、黑牵牛各二钱。上为末，和大麦面四两，为烧饼，临卧用茶汤一杯下，降气为验。（《宣明论方》）

3. 治四肢肿满。厚朴（去皮，姜汁制炒）半两，牵牛子五两（炒取末二两）。上细末。每服二钱，煎姜、枣汤调下。（《本事方》）

4. 治小儿肺胀喘满，胸高气急，两肋扇动，陷下作坑，两鼻窍张，闷乱嗽渴，声嘎不鸣，痰涎潮塞（俗云马脾风）。牛黄夺命散：白牵牛一两（半生半熟），黑牵牛一两（半生半熟），川大黄、槟榔各一两。上为细末。三岁儿每服二钱，冷浆水调下，涎多加腻粉少许，无时，加蜜少许。（田氏《保婴集》）

5. 治脚气胫已满，捏之没指者。牵牛子，捣，蜜丸，如小豆大五丸，吞之。（《补缺肘后方》）

6. 治一切虫积。牵牛子二两（炒，研为末），槟榔一两，使君子肉五十个（微炒）。俱为末。每服二钱，砂糖调下，小儿减半。（《永类钤方》）

7. 治冷气流注，腰疼不能俯仰。牵牛丸：延胡索二两，破故纸（炒）二两，黑牵牛子三两（炒）。上为细末，煨大蒜研，搜丸如梧桐子大。每服三十丸，煎葱须盐汤送下，食前服。（《杨氏家藏方》）

8. 治肾气作痛。黑、白牵牛等分。炒为末，每服三钱，用猪腰子切，入茴香百粒、川椒五十粒，掺牵牛末入内扎定，纸包煨熟，空心食之，酒下，取出恶物效。（《仁斋直指方》）

9. 治肠痈有脓，胀闭不出。牵牛子头末三钱，大黄二钱，穿山甲（煅）二钱，乳香、没药各一钱。俱为末。每服三钱，白汤调服。（《张三丰仙传方》）

五十七、曼陀罗子

【别名】醉葡萄（《广西通志》），天茄子、胡茄子（《分类草药性》），狗核桃（《贵州民间方药集》），风茄果（《浙江中药手册》），笋仙桃（《陆川本草》），洋大麻子、山大麻子（《中国土农药志》），伏茄子（《重庆草药》），醉仙桃（《上海常用中草药》），鲁法黑、里法（《回回药方》）。

【来源】为茄科曼陀罗属植物白曼陀罗和毛曼陀罗的果实或种子。白曼陀罗分布于江苏、浙江、福建、湖北、广东、广西、四川、贵州、云南等地。毛曼陀罗分布于河北、辽宁、江苏、浙江、河南。

【采收加工】夏、秋季果实成熟时采收，亦可晒干后倒出种子。

【炮制】阴干，备用。

【性能与应用】辛、苦，温；有毒。归肝、脾经。功用：平喘，祛风，止痛。主治：喘咳，惊痫，风寒湿痹，脱肛，跌打损伤。

【用法与用量】内服：煎汤，0.15～0.3g。外用：适量，煎水洗；或浸酒涂擦。

【使用注意】无瘀积、体虚者忌用。

【文献选录】

1.《分类草药性》："治跌打损伤，逐瘀血，通经络。"

2.《贵州民间方药集》："熏治牙痛。"

3.《四川中药志》："能祛风胜湿，定喘消肿。治风寒湿痹，关节肿痛，惊痫脱肛，跌打损伤及泻痢等症。"

【治方举例】

1. 治跌打损伤。曼陀罗子一钱，泡酒六两。每次服三钱。（《民间常用草药汇编》）

2. 治风湿痛。醉仙桃两只，浸高粱酒一斤。十天后饮酒，每天一至两次，每次不超过一钱。（《上海常用中草药》）

第二节　花叶全草类

一、红门兰

【别名】不会丹、诸福或阿法离的（《回回药方》）。

【来源】为兰科红门兰属植物宽叶红门兰的全草。分布于东北各省及内蒙古、甘肃、青海、宁夏、新疆、四川、西藏等地。

【采收加工】9～10月采收，晒干。

【炮制】取原药材，除去杂质，切成不等长的小段。

置阴凉干燥处。

【性能与应用】甘，平。入心、肾、胃经。功用：强心，补肾，健脾，生津，止渴。主治：烦躁口渴，不思饮食，阴液不足，月经不调。

【用法与用量】内服：煎汤，9～12g。

【使用注意】常规服用。

【文献选录】《内蒙古中草药》：强心，补肾，生津，止渴，健脾胃。治烦躁口渴，不思饮食，阴液不足，月经不调。用量三至四钱，水煎服。

二、玫瑰花

【别名】徘徊花（《群芳谱》），笔头花、湖花（《浙江中药手册》），刺玫菊（《山东中草药手册》）。

【来源】为蔷薇科蔷薇属植物玫瑰和重瓣玫瑰的花。全国各地均有栽培，以山东、江苏、浙江及广东最多。

【采收加工】5～6月盛开期前，采摘已充分膨大但未开放的花蕾。文火烘干或阴干；或采后装入纸袋，贮石灰缸内，封盖，每年梅雨期更换新石灰。

【炮制】拣去杂质，摘除花柄及蒂。

【性能与应用】甘、微苦，温；无毒。归肝、脾经。功用：理气解郁，活血散瘀。主治：肝气郁结所致的胸膈满闷，脘胁胀痛，乳房作胀，月经不调，痢疾，泄泻，带下，跌打损伤，痈肿。

【用法与用量】内服：煎汤，3～10g；浸酒或泡茶饮。

【使用注意】阴虚火旺者慎服。

【文献选录】

1. 《本草正义》："玫瑰花，香气最浓，清而不浊，和而不猛，柔肝醒胃，流气活血，宣通窒滞而绝无辛温刚燥之弊，断推气分药之中最有捷效而最为驯良者，芳香诸品，殆无其匹。"

2. 《食物本草》："主利肺脾，益肝胆，辟邪恶之气，食之芳香甘美，令人神爽。"

3. 《药性考》："行血破积，损伤瘀痛，浸酒饮。"

4. 《本草纲目拾遗》："和血，行血，理气。治风痹。"

【治方举例】

1. 治肝胃气痛。玫瑰花阴干，冲汤代茶服。（《本草纲目拾遗》）

2. 治肝郁吐血，月经不调。玫瑰花蕊三百朵，初开者，去心蒂；新汲水砂铫内煎取浓汁，滤去渣，再煎，白冰糖一斤收膏，早晚开水冲服。瓷瓶密收，切勿泄气。如专调经，可用红糖收膏。（《饲鹤亭集方》）

3. 治新久风痹。玫瑰花（去净蕊蒂，阴干）三钱，红花、全当归各一钱。水煎去滓，好酒和服七剂。（《百草镜》）

三、茉莉花

【别名】牙西珉（《回回药方》），白末利（《北户录》），小南强（《清异录》），末梨花（《中国树木分类学》），鬘华（《群芳谱》）。

【来源】为木犀科茉莉属植物茉莉的花。原产于印度，我国南方各地均有栽培。

【采收加工】夏季花初开时采收，立即晒干或烘干。贮干燥容器内，密闭，置阴干。

【炮制】拣去杂质，摘除花柄及蒂。贮干燥容器内，置阴凉干燥处。

【性能与应用】辛、甘，温。归脾、胃、肝经。功用：理气，开郁，辟秽，和中。主治：下痢腹痛，结膜炎，疮毒，筋骨跌损。

【用法与用量】内服：煎汤，3～10g；或代茶饮。外用：适量，煎水洗目；或菜油浸滴耳。

【使用注意】煎汤内服不宜过久。

【文献选录】

1.《本草再新》："能清虚火，去寒积，治疮毒，消疽瘤。"

2.《随息居饮食谱》："和中下气，辟秽浊。治下痢腹痛。"

【治方举例】

1.治结膜炎。水煎茉莉花，洗眼。（《回药本草》）

2.治目赤肿痛，迎风流泪。茉莉花、菊花各6g，金银花9g。水煎服。（《中国药用花卉》）

四、郁金香

【别名】若而苦迷、刺刺花（《回回药方》），郁香（《太平御览》），红蓝花、紫述香（《本草纲目》）。

【来源】为百合科郁金香属植物郁金香的花。原产于欧洲，我国引种栽培。

【采收加工】春季开花期采花，鲜用或晒干。

【炮制】拣去杂质，摘除花柄及蒂。贮干燥容器内，置阴凉干燥处。

【性能与应用】苦、辛，平。功用：化湿辟秽。主治：脾胃湿浊，胸脘满闷，呕逆腹痛，口臭苔腻。

【用法与用量】内服：煎汤，3～5g。外用：适量，泡水漱口。

【文献选录】

1.《本草拾遗》："主一切臭，除心腹间恶气鬼疰，入诸香药用之。"

2.《开宝本草》："丰蛊野诸毒，心气鬼疰，鸦鹘等臭。"

【治方举例】治口臭苔腻。水煎郁金香，漱口。(《本草拾遗》)

五、荨麻

【别名】安诸刺(《回药本草》)，寻麻(《益部方物略记》)，蝎子草(《人海记》)。

【基原】为荨麻科荨麻属植物宽叶荨麻、狭叶荨麻、麻叶荨麻的全草。生于山野、路边、草原、坡地。分布于东北、华北、西北等地。

【采收加工】夏、秋季采收。切断，晒干。

【炮制】取原药材，除去杂质，锯成小段。

【性能与应用】苦、辛，寒；有毒。功用：祛风通络，平肝定惊，消积通便，解毒。主治：风湿痹痛，产后抽风，小儿惊风，小儿麻痹后遗症，高血压，消化不良，大便不通，荨麻疹，跌打损伤，虫蛇咬伤。

【用法与用量】内服：煎汤，5～10g。外用：适量，捣汁擦；或捣烂外敷；或煎水洗。

【使用注意】内服不宜过量；脾胃虚弱者慎服。

【文献选录】

1. 《本草纲目》："风疹初起，以此点之。"

2. 《本草图经》："疗蛇毒。"

3. 《本草纲目拾遗》："浴风，采取煮汁洗。"

【治方举例】

1. 治产后抽风，小儿惊风。荨麻少许，水煎服。(《回药本草》)

2. 治风湿性关节炎。荨麻适量，煎汤擦洗。(《回药本草》)

3. 治毒蛇咬伤。麻叶荨麻适量，捣烂敷患处。(《内蒙古中草药》)

六、苜蓿

【别名】牧蓿(《尔雅》)，光风草(《本草纲目》)，木栗(《尔雅翼》)。

【来源】为豆科苜蓿属植物南苜蓿和紫苜蓿的全草。生于旷野和田间。分布很广，我国大部分地区均有栽培。

【采收加工】夏、秋季收割，鲜用或切段晒干备用。

【炮制】取原药材，除去杂质，切成不等长的小段。贮干燥容器内，置阴凉干燥处。

【性能与应用】甘、苦，平。功用：清脾胃，利大小肠，下膀胱结石。主治：膀胱炎，可促进食欲，减轻体内水分潴留。

【用法与用量】内服：煎汤，15～30g；或捣汁，鲜品90～150g；或研末，干品3～9g。

【使用注意】不宜久食多食。

【文献选录】

1.《新修本草》："治热病烦满，目黄赤，小便黄，酒疸，苜蓿捣汁，服一升，令人吐利即愈。"

2.《本草衍义》："利大小肠。"

【治方举例】

1. 治各种黄疸。苜蓿、茵陈、车前草、萹蓄各15g，大枣10个。水煎服。（《回药本草》）

2. 治肠炎。苜蓿15～30g，水煎服。或鲜草60～90g，捣汁服。（《回药本草》）

七、金雀花

【别名】把苔失安、八达失韩（《回回药方》），锦鸡儿（《救荒本草》），黄雀花（《本草纲目拾遗》），阳雀花（《草木便方》），斧头花（《浙江中药手册》）。

【来源】为豆科锦鸡儿属植物锦鸡儿的花。分布于华东、中南、西南及河北、陕西等地。

【采收加工】4月中旬采收，晒干，防蛀。

【炮制】拣去杂质，摘除花柄及蒂。贮干燥容器内，置阴凉干燥处。

【性能与应用】甘，微温。归脾、肝经。功用：滋阴，和血，健脾。主治：劳热咳嗽，头晕腰酸，妇女气虚白带，小儿疳积，乳痈，跌打损伤。

【用法与用量】内服：煎汤，用量 3～15g；或研末。

【文献选录】

1.《本草纲目拾遗》："和血祛风，亦入乳痈药用。解毒攻邪，能透发痘疮。"

2.《植物名实图考》："滋阴，补阳。蒸鸡蛋，治头痛。"

【治方举例】

1. 治干血劳。阳雀花四两至半斤或鲜品二至三斤，蒸后分多次服。(《陕西中草药》)

2. 治头晕头痛。阳雀花一两，天麻八分。水煎服。(《陕西中草药》)

3. 治虚劳咳嗽。阳雀花（蜜炙）一两，枇杷芋、羌活各三钱。水煎服。(《陕西中草药》)

4. 治跌仆伤损。金雀花干研一钱，酒下。(《百草镜》)

八、金莲花

【别名】黑牙而闪八而、黑牙儿阐伯儿（《回回药方》），旱金莲（《五台山志》），金梅草（《山西通志》），旱地莲、金芙蓉（《本草纲目拾遗》）。

【来源】为毛茛科多年生草本植物金莲花或亚洲金莲花的花。

【采收加工】夏季花盛开时采摘，置通风处，阴干。

【炮制】拣去杂质，摘除花柄及蒂。贮干燥容器内，置阴凉干燥处。

【性能与应用】苦，寒；无毒。功用：清热，解毒。主治：上呼吸道感染，扁桃体炎，咽炎，急性中耳炎，急性鼓膜炎，急性结膜炎，急性淋巴管炎，口疮，疔疮。

【用法与用量】内服：煎汤，用量 3～6g。外用：煎水含漱。

【文献选录】

1.《山海草函》："治疔疮大毒，诸风。"

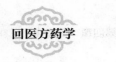

2.《本草纲目拾遗》："治口疮，喉肿，浮热牙宣，耳疼，目痛，明目，解岚瘴。"

【治方举例】

1. 治急慢性扁桃体炎。金莲花 6g，蒲公英 15g。开水沏，当茶饮，并可含漱。（《全国中草药汇编》）

2. 治淋巴腺肿，咽喉肿痛。金莲花、点地梅各 5g，麦冬 2.5g。制成煮散剂。每次 3～5g，每日 1～3 次，水煎服。（《内蒙古中草药》）

3. 治急性中耳炎，急性结膜炎，急性淋巴管炎。金莲花、菊花各 10g，生甘草 3g，水煎服。（《回药本草》）

九、菠菜

【别名】菠棱（《嘉话录》），波棱菜（《唐会要》），赤根菜（《品汇精要》），波斯草（《本草纲目》），角菜（《陆川本草》），敏菜（《福建药物志》）。

【基原】为藜科菠菜属植物菠菜的全草。全国各地均有栽培。

【采收加工】冬、春季采收。除去泥土、杂质，洗净鲜用。

【炮制】晒制。

【性能与应用】甘，凉。归肝、胃、大肠、小肠经。功用：养血，止血，敛阴，润燥。主治：便血，坏血病，消渴引饮，大便涩滞。

【用法与用量】内服：适量，煮食；或捣汁。

【使用注意】不可多食。

【治方举例】

1. 治高血压头痛目眩、慢性便秘。核桃肉 15g，鲜菠菜适量。置沸水中烫约 3 分钟，以麻油拌食，每日 2 次。（《湖南药物志》）

2. 治缺铁性贫血。何首乌 9～30g，胡萝卜 30g，菠菜 60～120g。煮食。（《湖南药物志》）

十、细辛

【别名】 阿撒龙（《回回药方》），少辛（《山海经》），独叶草、金盆草（《中药材手册》），细草（《吴普本章》），细条（《广雅》）。

【来源】 为马兜铃科细辛属植物北细辛、华细辛及汉城细辛的带根全草。分布于陕西、山东、安徽、浙江、江西、河南、湖北、四川等地。

【采收加工】 夏季果熟期或初秋采挖，除去泥沙，阴干。

【炮制】 除净杂质，用水喷润，及时切段，晾干。

【性能与应用】 辛，温，有小毒。归肺、肾、心经。功用：祛风散寒，行水开窍。主治：风冷头痛，鼻渊，齿痛，痰饮咳逆，风湿痹痛。

【用法与用量】 内服：煎汤，1.5～9g；研末，1～3g。外用：适量，研末吹鼻、塞耳、敷脐；或煎水含漱。

【使用注意】 阴虚、血虚、气虚多汗及火升炎上者禁服。反藜芦。本品服用剂量过大，可发生面色潮红、头晕、多汗，甚则胸闷、心悸、恶心、呕吐等副反应。

【文献选录】

1. 《本草纲目》："细辛，辛温能散，故诸风寒风湿头痛、痰饮、胸中滞气、惊痫者，宜用之。口疮、喉痹、齿诸病用之者，取其能散浮热，亦火郁则发之之义也。辛能泄肺，故风寒咳嗽上气者宜用之。辛能补肝，故胆气不足，惊痫、眼目诸病宜用之。辛能润燥，故通少阴及耳窍，便涩者宜用之。"

2. 《本草经疏》："细辛，风药也。风性升，升则上行，辛则横走，温则发散，故主咳逆，头痛脑动，百节拘挛，风湿痹痛，死肌。盖痹及死肌，皆是感地之湿气，或兼风寒所成，风能除湿，温能散寒，辛能开窍，故疗如上诸风寒湿疾也。《别录》又谓温中下气，破痰开胸中，除喉痹，下乳结，汗不出，血不行，益肝胆，通精气，皆升发辛散，开通诸窍之功也。其曰久服明目，利九窍，必无是理，盖辛散升发之药，岂可久服哉。细辛，其性升燥发散，即入风药，亦不可过五分，以其气味俱厚而性过烈耳。"

【治方举例】

1. 治夹脑风及洗头后伤风、头痛偏甚者。细辛、干蝎（半生半炒）、藿香各15g，麻黄去根节。上件为末，每服3g，用荆芥汤或薄荷酒下。（《神巧万全方》）

2. 治偏头痛。雄黄、细辛各等分，研末。每次用1.5g，左边痛搐入右鼻，右边痛搐入左鼻。（《圣济总录》）

3. 治口疮糜烂。细辛7.5g，研末，分作5包，每次1包，以米醋调糊状，敷于脐眼，外贴膏药。每日1次，连用4~5天。（《回药本草》）

十一、茶叶

【别名】 苦茶（《尔雅》），苦（《唐本草》），腊茶（《圣济总录》），细茶（《万氏家抄方》），酪奴（《本草纲目》）。

【来源】 为山茶科茶属植物茶的嫩叶或嫩芽。分布于长江流域及其以南各地。

【采收加工】 培育3年即可采叶。4~6月采春茶及夏茶。

【性能与应用】 苦、甘，凉。归心、肺、胃经。功用：清头目，除烦渴，化痰，消食，利尿，解毒。主治：头痛，目昏，多睡善寐，心烦口渴，食积痰滞，疟，痢。

【用法与用量】 内服：煎汤，3~10g；或入丸、散，沸水泡。外用：研末调敷，或鲜品捣敷。

【使用注意】 脾胃虚寒者慎服。失眠及习惯性便秘者、服人参及含铁制剂者禁服。

【文献选录】

1.《本草纲目》："茶苦而寒，阴中之阴，沉也，降也，最能降火，火为百病，火降则上清矣。然火有五火，有虚实，若少壮胃健之人，心、肺、脾、胃之火多盛，故与茶相宜。温饮则火因寒气而下降，热饮则茶借火气而升散；又兼解酒食之毒，使人神思闿爽，不昏不睡，此茶之功也。若虚寒及血弱之人，饮之既久，则脾胃恶寒，元气暗损，土不制水，精血潜虚，成痰饮，成痞胀，成痿痹，成黄瘦，成呕逆，成洞泻，成腹痛，成疝瘕，种种内伤，此茶之害也。苏轼《茶说》云，除烦去腻，世故不可无茶，然暗中损人不少，空心饮茶入盐，直入肾经，且冷脾胃，乃引贼入室也。惟饮食后浓茶漱口，既去烦腻而脾胃不知，且苦能坚齿消蠹，深得饮茶之妙，古人呼为酪奴，亦贱之也。又浓茶能令人吐，乃酸苦涌泄为阴之义，非其性能升也。"

2. 《唐本草》："主瘘疮，利小便，去淡（痰）热渴。主下气，消宿食。"

3. 《本草拾遗》："破热气，除瘴气。"

4. 《本草别说》："治伤暑，合醋治泄泻甚效。"

【治方举例】

1. 治卒头痛如破，非中冷又非中风，是痛是膈中痰，厥气上冲所致，名为厥头痛，吐之即瘥。单煮茗作饮二三升许，适冷暖，饮二升；须臾即吐，吐毕又饮，如此数过，剧者须吐胆乃止，不损人而渴则瘥。（《千金方》）

2. 治霍乱后，烦躁卧不安。干姜（炮为末）二钱匕，好茶末一钱匕。上二味，以水一盏，先煎茶末令热，即调干姜末服之。（《圣济总录》）

3. 治痢疾发热发渴。细茶、乌梅（水洗，剥去核，晒干）各一两。共为末，生蜜捣作丸，弹子大。每一丸，冷水送下。（《古今医鉴》）

十二、芫荽

【别名】香荽（《本草拾遗》），莞荽（《普济方》），可思纳知、可失纳、少尼子（《回回药方》），胡菜（《外台秘要》），园荽（《东轩笔录》）。

【基原】为伞形科芫荽属植物芫荽的带根全草。原产于地中海地区，现我国各地多有栽培。

【采收加工】全年均可采收。洗净，晒干。

【炮制】除去杂质，用清水洗净，切中段，干燥。贮干燥容器内，置阴凉干燥处。

【性能与应用】辛，温。归脾、肺、肝经。功用：发表透疹，消食开胃，止痛解毒。主治：风寒感冒，麻疹痘疹透发不畅，食积，脘腹胀痛，呕恶，头痛，牙痛，脱肛，丹毒，疮肿初起，蛇伤。

【用法与用量】内服：煎汤 9 ~ 15g；鲜品 15 ~ 30g；或捣汁。外用：适量，煎汤洗；或捣敷。

【使用注意】疹出已透，或虽未透出而热毒壅滞，非风寒外束者禁服。

【文献选录】

1.《本草纲目》："胡荽，辛温香窜，内通心脾，外达四肢，能辟一切不正之气，故痘疮出不爽快者，能发之。诸疮皆属于心火，营血内摄于脾，心脾之气得芳香则运行，得臭恶则壅滞故尔。"

2.《嘉祐本草》："消谷，治五脏，补不足，利大小肠，通小腹气，拔四肢热，止头痛，疗痧疹、豌豆疮不出，作酒喷之立出，通心窍。"

【治方举例】

1. 治小儿疹痘，欲令速出。胡荽 150g。细切，以酒二大盏，煎令沸，沃胡荽，便以物合定，不令气出，候冷去滓。微微从项以下，喷背脊及两脚胸腹令遍，勿喷于面。（《太平圣惠方》）

2. 治小肠积热，小便不通。胡荽 100g，葵根 1 大把，滑石 50g。将前 2 味细锉，以水 2 升，煎取 1 升，入滑石粉，温分 3 服。亦治血淋。（《圣济总录》）

3. 治热毒气盛，生疱疮如豌豆。胡荽一握（细切），生地黄三两（细切）。上药相和，捣绞取汁，空心顿服。（《太平圣惠方》）

十三、迷迭香

【别名】以其黎黎（《回回药方》）。

【来源】为唇形科迷迭香属植物迷迭香的全草。原产于欧洲及非洲地中海沿岸。我国引种栽培于园圃中。

【采收加工】5 ~ 6 月采收，切段，晒干。

【炮制】取原药材，除去杂质，切段。

【性能与应用】辛，温。功用：发汗，健脾，安神，止痛。主治：各种头痛，防止早期脱发。

【用法与用量】内服：煎汤，4.5～9g。外用：浸水洗。

【使用注意】适量使用。

【文献选录】

1.《本草拾遗》："主恶气。"

2.《中国药用植物图鉴》："强壮，发汗，健胃，安神。能治各种头痛。和硼砂混合作成浸剂，能防止早期秃头。"

十四、穿心莲

【别名】一见喜（《原州本草》），苦草（《福建中草药》），日行千里、四方莲、金香草、金耳钩、印度草（《广东中草药》），竹根纳而各西（《回回药方》）。

【来源】为爵床科穿心莲属植物穿心莲的叶或地上部分。原产于东南亚。我国南方各地均有栽培。

【采收加工】秋、冬季采收，除去杂质，洗净，鲜用或切段，干燥。

【炮制】除去杂质，洗净，切段，干燥。

【性能与应用】苦，寒。归心、肺、大肠、膀胱经。功用：清热解毒，活血止痛。主治：咽喉肿痛，泻痢，肺热咳嗽，疮疔痈肿，毒蛇咬伤，跌打损伤。

【用法与用量】内服：煎汤，9～15g；鲜品及治毒蛇咬伤用量加倍。外用：适量，煎水洗。

【使用注意】阳虚证及脾胃弱者慎服。

【文献选录】

1.《岭南采药录》："能解蛇毒，又能理内伤咳嗽。"

2.《泉州本草》："清热解毒，消炎退肿。治咽喉炎症，痢疾，高热。"

【治方举例】

1. 治咽喉炎。穿心莲（鲜）三钱。嚼烂吞服。（《江西草药》）

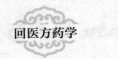

2. 治流行性感冒、肺炎。干叶研末。每次一钱，每日三至四次。（《福建中草药》）

十五、狼尾草

【别名】葛而木答纳、乞里米苔那（《回回药方》），狗尾草（《分类草药性》），老鼠根、狗仔尾（《广州植物志》），狼茅（《本草拾遗》）。

【来源】为禾本科狼尾草属植物狼尾草的全草。分布于全国各地。

【采收加工】7～10月采收，晒干。

【炮制】除去杂质，洗净，切段，干燥。

【性能与应用】辛、甘，平。归肺、肝、肾经。功用：清肺止咳，凉血明目。主治：眼目赤痛，肺热咳嗽，疮毒。

【用法与用量】内服：煎汤，9～15g。外用：捣敷或研粉撒。

【文献选录】《湖南药物志》："明目，散血。"

【治方举例】

1. 治热咳。狼尾草炖羊心、肺服。（《回药本草》）

2. 治眼目赤痛。狼尾草25g，煎服并洗眼。（《回药本草》）

十六、芸香草

【别名】野撒答卜（《回回药方》），韭叶芸香草（《滇南本草》），诸葛草（《种子植物名称》），香茅筋骨草、小香茅草（《四川中药志》）。

【来源】为禾本科香茅属植物芸香草的全草。分布于西南及陕西、甘肃等地。

【采收加工】7月下旬至8月中旬割取地上部分，晒干或晾干。

【炮制】除去杂质，洗净，切段，干燥。

【性能与应用】辛、苦，温。功用：解表利湿，止咳平喘。主治：风寒感冒，伤暑，吐泻腹痛，小便淋痛，风湿痹痛，咳嗽气喘。

【用法与用量】内服：煎汤，9～15g；或浸酒。外用：捣敷或煎水熏洗。

【文献选录】

1. 《四川中药志》："治风湿筋骨酸痛及腹胀作痛。"

2. 《重庆草药》："治风湿麻木。"

3. 《云南中草药》："清暑透表，利湿和胃。治伤暑，夏月感冒，淋症。"

4. 《昆明民间常用草药》："清热解毒解暑，芳香健胃。治咽喉哑痛，中暑，胃脘饱闷，疮毒溃烂。"

【治方举例】

1. 治风湿筋骨疼痛。香茅筋骨草、千年健、大血藤、舒筋草，煎服。（《四川中药志》）

2. 治冷骨风，全身骨骼筋络肌肉痛，重至不能行走者。香茅筋骨草二至三斤，煎水，乘热熏之，以破竹席围坐盆中，上盖以簸箕；熏后汗出如浆，可重复二至三次。洗后忌风。（《重庆草药》）

十七、素馨花

【别名】 耶悉茗花（《南方草木状》），野悉蜜（《酉阳杂俎》），玉芙蓉（《花镜》），素馨针（《广东中药》）。

【来源】 为木犀科茉莉属植物素馨花的花蕾。分布于全国各地。

【采收加工】 夏、秋季采收近开放的花蕾，隔水蒸约20分钟，蒸至变软为度，取出，晒至五成干时，用硫黄熏1次，再晒至足干。

【炮制】 拣去杂质，摘除花柄及蒂。贮干燥容器内，置阴凉干燥处。

【性能与应用】 苦，平。归肝经。功用：舒肝解郁，行气止痛。主治：肝郁气滞所致的胁肋脘腹作痛，下痢腹痛。

【用法与用量】 内服：煎汤，5～10g；或代茶饮。

【文献选录】

1. 《岭南采药录》："解心气郁痛，止下痢腹痛。"

2. 《南方草木状》："耶悉茗花、末利花，皆自西国移植于南海，南人怜其芳香，竞植之。"

【治方举例】治消化不良、十二指肠球部溃疡，或慢性肝炎、肝硬化，症见脘腹胁痛偏于热者。素馨花9g，川朴6g，延胡索、佩兰各9g。水煎服。(《中药临床应用》)

十八、丁香

【别名】丁子香(《齐民要术》)，支解香、瘦香娇(《药谱》)，雄丁香(《本草蒙筌》)，公丁香(《本草原始》)，如宇香、索瞿香、百里馨(《新百草纲目》)。

【来源】为桃金娘科丁子香属植物丁香的花蕾。主要产地是斯里兰卡、爪哇、马达加斯加。以蒸馏法制得，是香水制造业不可缺少的一种香料，亦常加入酒中，精油颜色为透明无色。

【采收加工】通常在9月至次年3月，花蕾由青转为鲜红色时采收。

【性能与应用】辛，温。归脾、胃、肾经。功用：温中健胃，暖肾降逆。主治：呕逆，反胃，泻痢，疝气。

【用法与用量】内服：煎汤，2~5g；或入丸散。外用：研末撒或调敷。

【使用注意】不宜与郁金同用。

【文献选录】

1. 《宝庆本草折衷》："丁香，惟胃脘寒积凝滞，食之即呕，服之无不中的。倘或热呕，此性既热，必致膈截上焦，反为僭燥，尤须审寒热之宜。"

2. 《本草通玄》："丁香，温中健胃，须于丸剂中同润药用乃佳。独用多用，易于僭上，损肺伤目。"

3. 《本草求真》："丁香，辛温纯阳，细嚼力直下达，故书载能泄肺，温胃、暖肾。非若缩砂蜜，功专温肺和中，木香功专温脾行滞，沉香功专人肾补火，而于他脏则止兼而及之也。是以亡阳诸症，一切呕哕呃逆反胃，并霍乱呕哕，心腹冷疼，并痘疮灰白，服此逐步开关，直入丹田，而使寒去阳复，胃开气缩不致上达而为病矣。此为暖胃补命要剂，故逆得温而逐，而呃自可以止。若止用此逐滞，则木香较此更利。"

4. 《药论》："（丁香）攻胃口之寒痰而呕吐除；祛心下之冷痛而呃逆宁，

噎膈翻胃，赖为却剂；奔豚疝气，藉兹引经。"

【治方举例】

1. 治伤寒咳噫不止，及哕逆不定。丁香一两，干柿蒂一两。焙干，捣罗为散。每服一钱，煎人参汤下，无时服。(《简要济众方》)

2. 治小儿吐逆。丁香、半夏（生用）各一两。同研为细末，姜汁和丸，如绿豆大。姜汤下三二十丸。(《是斋百一选方》)

3. 治朝食暮吐。丁香十五个研末，甘蔗汁、姜汁和丸莲子大，噙咽之。(《摘元方》)

4. 治霍乱，止吐。丁香十四枚，以酒五合，煮取二合，顿服之。用水煮之亦佳。(《千金翼方》)

5. 治久心痛不止。丁香半两，桂心一两。捣细，罗为散，每于食前，以热酒调下一钱。(《太平圣惠方》)

6. 治痈疽恶肉。丁香末敷之，外用膏药护之。(《怪证奇方》)

十九、艾叶

【别名】 阿福散汀（《回回药方》，冰台、艾蒿（《尔雅》），医草（《别录》），蕲艾（《蕲艾传》），黄草（《本草纲目》），家艾（《医林纂要》），甜艾（《本草求原》），白艾（《补缺肘后方》）。

【来源】 为菊科蒿属植物艾的干燥叶。生长于路旁、草地、荒野等处。分布于黑龙江、吉林、辽宁、河南、河北、山东、安徽、江苏、浙江、广东、广西、江西、湖南、湖北、四川、贵州、云南、陕西、甘肃等地。

【采收加工】 夏季花未开时采摘，除去杂质，晒干或阴干。

【炮制】

1. 取原药材，除去杂质及梗，筛去灰屑。生艾叶功擅逐冷除湿，适用于寒湿之证。

2. 艾叶炭：取净艾叶，置锅内，用中火炒至外表焦黑色，喷淋清水少许，灭尽火星，略炒，取出凉透。艾叶炒炭后辛散之性大减，增强止血功效。

3. 醋艾叶：取净艾叶，加米醋拌匀，闷润至透，置锅内，用文火炒干，取出放凉。醋艾叶温而不燥，能增强逐寒止痛作用，适用于虚寒之证。（每 100kg 艾叶，用米醋 15kg）

4. 醋艾叶炭：取醋艾叶，置锅内，用武火炒至焦黑色，喷淋清水少许，灭尽火星，炒干，取出凉透。醋艾叶炭温经止血，用于虚寒性出血证。

贮干燥容器内，醋艾叶、醋艾叶炭密闭，置阴凉干燥处。

【性能与应用】辛、苦，温。归肝、脾、肾经。功用：散寒除湿，温经止血。主治：心腹冷痛，泄泻转筋，脓血痢，月经不调，崩漏，带下。

【用法与用量】内服：煎汤，3～9g；入丸、散或捣汁。外用：捣绒作炷或制成艾条熏灸，捣敷、煎水熏洗或炒热温熨。

【使用注意】阴虚血热者慎服。

【文献选录】

1.《本草蒙筌》："艾叶，揉碎入四物汤，安胎漏腹痛；捣汁搀四生饮，止吐衄唾红；艾附丸（同香附、米醋糊丸）开郁结，调月经，温暖子宫，使孕早结；姜艾丸（同干姜末、蜜丸）驱冷气，去恶气，逐鬼邪气，免证久缠；和研细雄黄，熏下部蚀疮湿痹及疥癣神效；和蜡片、诃子熏痢后寒热急痛并带漏殊功。煎服宜新鲜，气则上达；灸火宜陈久，气乃下行。"

2.《本草纲目》："艾叶，生则微苦太辛，熟则微辛太苦，生温熟热，纯阳也。可以取太阳真火，可以回垂绝元阳。服之则走三阴而逐一切寒湿，转肃杀之气为融和；灸之则透诸经而治百种病邪，起沉疴之人为康泰，其功亦大矣。苏恭言'其生寒'，苏颂言'其有毒'，一则见其能止诸血，一则见其热气上冲，遂谓其性寒、有毒，误矣。盖不知血随气而行，气行则血散，热因久服，致火上冲之故尔。夫药以治病，中病则止。若素有虚寒痼冷，妇人湿郁滞漏之人，以艾和归、附诸药治其病，夫何不可?! 而乃妄意求嗣，服艾不辍，助以辛热，药性久偏，致使火燥，是谁之咎欤？于艾何尤！"

3.《本草汇言》："艾叶烧则热气内行，通筋入骨，走脉流经，故灸百病，开关窍，醒一切沉疴伏匿内闭诸疾。若气血痰饮积聚为病，哮喘逆气、骨蒸痹结、瘫痪痈疽、瘰疬结核等疾，灸之立起沉疴。若人服食丸散汤饮中，温中除湿，调经脉，壮子宫，故妇人方中多用之。"

【治方举例】

1. 治卒心痛。白艾成熟者三升，以水三升，煮取一升，去滓，顿服之。若为客气所中者，当吐出虫物。(《补缺肘后方》)

2. 治脾胃冷痛。白艾末煎汤服二钱。(《卫生易简方》)

3. 治肠炎，急性尿道感染，膀胱炎。艾叶二钱，辣蓼二钱，车前一两六钱。水煎服，每天一剂，早晚各服一次。(《单方验方新医疗法选编》)

4. 治气痢腹痛，睡卧不安。艾叶(炒)、陈橘皮(汤浸去白，焙)等分。上二味捣罗为末，酒煮烂饭和丸，如梧桐子大。每服二十丸，空心。(《圣济总录》)

5. 治湿冷下痢脓血，腹痛，妇人下血。干艾叶四两(炒焦存性)，川白姜一两(炮)。上为末，醋煮面糊丸，如梧子大。每服三十丸，温水饮下。(《世医得效方》)

6. 治忽吐血一二口，或心衄，或内崩。熟艾三鸡子许，水五升，煮二升服。(《千金方》)

7. 治鼻血不止。艾灰吹之，亦可以艾叶煎服。(《太平圣惠方》)

二十、艾纳香

【别名】 大风艾、牛耳艾、大风叶、紫再枫(《生草药性备要》)，再风艾(《岭南采药录》)，大艾、大枫草(《中国树木分类学》)，大骨风(《南宁市药物志》)，大黄草(《中药志》)，大毛药(《贵州植药调查》)，冰片艾(《常用中草药手册》)。

【来源】 为菊科艾纳香属植物艾纳香的全草。生于山坡草地或灌木丛中。分布于广东、广西、云南等地。贵州亦有栽培。

【采收加工】 于12月采收，先把落叶集中，再把带叶的地上茎割下，鲜用或晒干；或运到加工厂用蒸馏法蒸得艾粉。

【性能与应用】 辛、苦，温。功用：温中活血，祛风除湿，杀虫。主治：寒湿泻痢，腹痛肠鸣，肿胀，跌打损伤。

【用法与用量】内服：煎汤，9~18g。外用：煎水洗或研末调敷。

【治方举例】

1. 治肿胀，风湿关节炎。大风艾、蓖麻叶、石菖蒲。煮水洗。（《广东中药》）

2. 治跌打损伤，疮疖痈肿，皮肤瘙痒。大风艾鲜叶捣烂外敷或煎水洗患处。（广州部队《常用中草药手册》）

二十一、龙芽草

【别名】狼牙草（《肘后方》），瓜香草（《救荒本草》），子母草、毛脚菌（《植物名实图考》），脱力草（《滇南本草图谱》），刀口药、大毛药（《贵州民间方药集》），毛将军、鸡爪沙、路边黄、五蹄风、牛头草（《湖南药物志》），泻痢草、黄花仔（《闽东本草》），仙鹤草（《中药大辞典》），黄龙尾（《滇南本草》）。

【来源】为蔷薇科龙芽草属植物龙芽草的地上部分。全国各地均产，分布于荒地、山坡、路弯、草地。以地上部分入药，称为仙鹤草，夏秋采收，其芽也入药。

【采收加工】结合间苗采收幼苗，春、夏季采摘嫩茎、叶。药用：用种子繁殖的，于种植第2年采收，分根繁殖的可于当年采收。于夏、秋间，在龙芽草枝叶茂盛而未开花时，割取全草，洗净泥土，除去杂质，晒干后出售。药用的根茎，则在秋季或春季萌芽前挖取根茎，除去老根，留根芽，洗净后晒干。

【性能与应用】苦、涩，平。归肺、肝、脾经。功用：收敛止血，消积止痢，解毒消肿。主治：咯血、吐血、衄血、尿血、便血、崩漏及外伤出血，腹泻，痢疾，脱力劳伤，疟疾、疔疮、痈肿，滴虫性阴道炎。

【用法与用量】内服：煎汤，10~15g，大剂量可用30~60g；或入散剂。外用：捣敷；或熬膏涂敷。

【使用注意】外感初起，泄泻发热者忌用。

【治方举例】

1. 治肺痨咯血。鲜仙鹤草一两（干者，六钱），白糖一两。将仙鹤草捣烂，

加冷开水搅拌，榨取液汁，再加入白糖，一次服用。（《贵州民间方药集》）

2. 治吐血。仙鹤草、鹿衔草、麦瓶草。熬水服。（《四川中药志》）

3. 治鼻血及大便下血。仙鹤草、蒲黄、茅草根、大蓟。煎服。（《四川中药志》）

4. 治赤白痢及咯血、吐血。龙芽草三钱至六钱，水煎服。（《岭南采药录》）

5. 治妇人月经或前或后，有时腰痛、发热、气胀之症。黄龙尾二钱，杭芍三钱，川芎一钱五分，香附一钱，红花二分，水煎，点酒服。如经血紫黑，加苏木、黄芩；腹痛加延胡索、小茴香。（《滇南本草》）

6. 治赤白带或兼白浊。黄龙尾三钱，马鞭梢根一钱，黑锁梅根二钱。点水酒服。（《滇南本草》）

7. 治贫血衰弱，精力痿顿（民间治脱力劳伤）。仙鹤草一两，红枣十个。水煎，一日数回分服。（《现代实用中药》）

8. 治小儿疰夏。仙鹤草五钱，红枣七粒，水煎服。（《浙江天目山药植志》）

9. 治小儿疳积。龙芽草五至七钱，去根及茎上粗皮，合猪肝三至四两，加水同煮至肝熟，去渣，饮汤食肝。（《江西民间草药验方》）

10. 治疟疾，每日发作，胸腹饱胀。仙鹤草三钱，研成细末，于发疟前用烧酒吞服，连用三剂。（《贵州民间方药集》）

11. 治痈疽结毒。鲜龙芽草四两，地瓜酒半斤，冲开水，炖，饭后服。初起者服三、四剂能化解，若已成脓，连服十余剂，能消炎止痛。（《闽东本草》）

12. 治乳痈，初起者消，成脓者溃，且能令脓出不多。龙芽草一两，白酒半壶，煎至半碗，饱后服。（《百草镜》）

13. 治跌伤红肿作痛。仙鹤草、小血藤、白花草（酒炒，外伤破皮者不用酒炒）。捣绒外敷，并泡酒内服。（《四川中药志》）

14. 治蛇咬伤。鲜龙芽草叶，洗净，捣烂贴伤处。（《福建民间草药》）

二十二、甘蓝

【别名】蓝菜（《千金方》），西土蓝（《本草拾遗》），卷心菜（《家庭食疗药膳手册》）。

【来源】为十字花科芸苔属植物甘蓝的叶。各地均有栽培，作为主要的蔬菜和饲料。

【采收加工】多于7~9月采收，鲜用。

【性能与应用】甘，平。归肝、胃经。功用：清利湿热，止痛，益肾通络。主治：黄疸，胃脘胀痛，关节不利。

【用法与用量】内服：绞汁饮，200~300mL，或适量拌食、煮食。

【文献选录】

1.《千金方》："久食大益肾，填髓脑，利五脏，调六腑。"

2.《本草拾遗》："补骨髓，利五脏六腑，利关节，通经络中结气，明耳目，健人，少睡，益心力，壮筋骨。治黄毒者，经宿溃，色黄，和盐食之，去心下结伏气。"

3.《本草正义》："清利热结之品，故治发黄。"

4.《中国药用植物志》："有益肾、利五脏、止痛及促进伤口愈合的功能。主治消化道溃疡及疼痛。"

【治方举例】

1. 治上腹胀气隐痛。卷心菜500g，加盐少许，清水煮熟，每日分2次服用。（《家庭食疗药膳手册》）

2. 治胃及十二指肠溃疡。甘蓝鲜叶捣烂取汁200~300mL，略加温。饭前饮服，每日2次，连服10天为1个疗程。（《福建药物志》）

3. 治甲状腺肿大，甲亢。生卷心菜拌食，不拘数量，长期服用。（《家庭食疗药膳手册》）

二十三、地椒

【别名】百里香（《宁夏中药志》）。

【来源】为唇形科百里香属植物百里香的地上全草。生于山地、溪旁、杂草丛中。分布于河北、山西、陕西、甘肃、宁夏、青海等地。

【采收加工】夏、秋季花盛开时采收，除去杂质，阴干或鲜用。

【性能与应用】辛，温。归肝、肾经。功用：祛风止痛，健脾消食，清暑解热，和胃止呕。主治：吐逆，腹痛，泄泻，食少痞胀，风寒咳嗽。

【用法与用量】内服：煎汤，6～15g；研末或浸酒。外用：研末撒或煎水洗。

【治方举例】

1. 治牙痛。地椒、川芎各等份，研末，擦痛牙处。(《宁夏中药志》)

2. 治胃痛。地椒9g，泡茶饮，每日2次，连服7日。(《宁夏中药志》)

3. 治高血压病。地椒60g，红糖30g，水煎服。(《宁夏中药志》)

二十四、夹竹桃

【别名】拘那夷、拘事儿(《竹谱详录》)，拘那、桃叶桃(《花镜》)，叫出冬《树木分类学》)，水甘草《现代实用中药》)，九节肿、大节肿《湖南药物志》)。

【来源】为夹竹桃科夹竹桃属植物夹竹桃的叶及枝皮。全国各地均有栽培，尤以南方为多。

【采收加工】对2～3年生以上的植株，结合整枝修剪，采集叶片及枝皮，晒干或烘干。

【性能与应用】苦，寒，大毒。功用：强心利尿，祛痰定喘，镇痛。主治：心脏病心力衰竭，喘咳，跌打肿痛。

【用法与用量】内服：煎汤，0.3～0.9g；研末，0.05～0.1g。外用：捣敷或制成酊剂外涂。

【使用注意】本品有毒，应严格控制剂量；毒性反应主要为头痛，恶心，呕吐，腹痛，腹泻，以及心律失常，传导阻滞。

【文献选录】

1.《岭南来药录》："堕胎，通经。"

2.《广西中药志》："(叶)有强心作用。民间用新鲜叶治跌打。"

3.《湖南药物志》："通利关节。主治心脏病，心力衰竭。"

4.《云南中草药》："祛风解痉，杀虫。"

5.《青岛中草药手册》："强心利尿。主治心脏病，心力衰竭，水肿。"

6.《全国中草药汇编》："祛痰杀虫。主治癫痫，外用治甲沟炎，斑秃。"

【治方举例】

1. 治心力衰竭。夹竹桃叶粉末 0.1g，加等量小苏打，装入胶囊。成人量为每日 0.25 ~ 0.3g，分 3 次口服。症状改善后改为维持量，每日 0.1g。（《福建药物志》）

2. 治哮喘。夹竹桃叶 7，黏米 1 小杯。同捣烂，加片糖煮粥食之，但不宜多服。（《岭南采药录》）

二十五、梅丽沙

【别名】香青兰、青兰（《维吾尔药志》），八的兰只博牙、把的郎吉波也（《回回药方》）。

【来源】为唇形科植物香青兰的全草。常生于干燥地，多见于田地、路旁、固定沙丘、草原等处。分布于吉林、辽宁、内蒙古、河北、山西、陕西、甘肃等地。

【采收加工】夏秋采割地上带花全草，去杂质，切段，晒干。

【性能与应用】微辛，热。归心、肝经。功用：补心除烦，补脑安神，补肝通阻，止咳平喘。主治：心脏病和高血压引起的心烦不安、头晕眼花、咳嗽气喘、肝脏有阻。

【用法与用量】内服：煮散剂，3 ~ 5g；或入丸、散。

【使用注意】用量不宜过大。过量易耗气。

【文献选录】

1.《无误蒙药鉴》："味甘。"

2.《认药白晶鉴》："茎细，叶粗糙、绿色，开蓝花，味甘。"

【治方举例】

1. 治肝热。红花、石膏、牛黄各 10g，蓝盆花、瞿麦、香青兰、五灵脂各

5g，制成散剂。每次1.5~3g，每日1~3次，温开水送服。（《后续医典》）

2. 治咳嗽，哮喘。梅丽沙3g，甘草6g，水煎服。（《新疆中草药手册》）

二十六、浮萍

【别名】佗宝（《中国回族医药》），苹（《尔雅》），水萍、水花（《喀本经》），浮萍、藻（《尔雅》），萍子草（《补缺肘后方》），水白、水苏（《别录》），小萍子（《本草拾遗》），浮萍草（《本草图经》），水藓（《品汇精要》），水帘、九子萍（《群芳谱》），田萍（《中药志》）。

【来源】为浮萍科紫萍属植物紫萍或浮萍属植物浮萍的全草。紫萍广泛分布于我国南北各地。浮萍生长于池沼、水田、湖泊或静水中，常与紫萍混生，分布于全国各地。

【采收加工】6~9月采收，洗净，除去杂质，晒干。

【性能与应用】辛，寒。归肺、膀胱经。功用：宣散风热，透疹，利尿。主治：麻疹不透，风疹瘙痒，水肿尿少。

【用法与用量】内服：煎汤，3~6g（鲜者15~30g）；捣汁或入丸、散。外用：煎水熏洗，研末撒或调敷。

【使用注意】表虚自汗者禁服。

【治方举例】

1. 治时行热病，发汗。浮萍草一两，麻黄（去节、根）、桂心、附子（炮裂，去脐、皮）各半两。四物捣细筛。每服二钱，以水一中盏，入生姜半分，煎至六分，不计时候，和滓热服。（《本草图经》）

2. 治皮肤风热，遍身生瘾疹。牛蒡子、浮萍等分。以薄荷汤调下二钱，日二服。（《养生必用方》）

3. 治身上虚痒。浮萍末一钱，黄萍一钱。同四物汤煎汤调下。（《丹溪纂要》）

4. 治痈。紫萍适量，打汁，红菌香（山木蟹）根皮打粉，一食匙。上药调匀外敷，中薄外厚，中间留孔。（《单方验方调查资料选编》）

二十七、番泻叶

【别名】旃那叶、泻叶、泡竹叶（《饮片新参》），撒那（《回回药方》）。

【来源】为豆科山扁豆属植物狭叶番泻的小叶。分布于热带非洲，我国台湾、广西、云南有引种栽培。

【采收加工】9月采收，晒干，生用。

【性能与应用】甘、苦、寒。归大肠经。功用：泻下导滞，清导实热。主治：热结便秘，习惯性便秘及老年便秘。

【用法与用量】温开水泡服，1.5～3g；煎服，5～9g，宜后下。

【使用注意】体虚及妇女哺乳期、月经期及孕妇忌用。剂量过大，有恶心、呕吐、腹痛等副作用。

【文献选录】

1.《饮片新参》："泄热，利肠腑，通大便。"

2.《饮片新参》："苦，凉。入大肠经。"

【治方举例】

1. 治胃弱消化不良，便秘腹膨胀，胸闷。番泻叶一钱，生大黄六分，橘皮一钱，黄连五分，丁香六分。沸开水温浸二小时，去渣滤过，一日三次分服。（《现代实用中药》）

2. 治疗急性胰腺炎、胆囊炎、胆石症及消化道出血。一般每次服番泻叶胶囊4粒（每粒含生药2.5g），每天3次，24小时内未大便者加服1次。（《现代实用中药》）

3. 治疗便秘。一般每日用干番泻叶3～6g，重症可加至10g，开水浸泡后服用。（《现代实用中药》）

二十八、薄荷

【别名】薄蒿（《中国回族医药》），撒答卜、麻而桑哥失、木失其他刺迷石亦（《回回药方》），蕃荷菜（《千金食治》），菝蔺、吴菝蔺（《食性本草》），南薄荷（《本草衍义》），猫儿薄苛（《履巉岩本草》），升阳菜（《滇南本草》），夜息花（《植物名汇》）。

【来源】 为唇形科薄荷属植物薄荷的全草或叶。产于南北各地，生于水旁潮湿地，海拔可高达 3500m。

【采收加工】 在江浙每年可收 2 次，夏、秋两季茎叶茂盛或花开至 3 轮时选晴天分次采割。华北采收 1~2 次，四川可收 2~4 次。一般头次收割在 7 月，第二次在 10 月，选晴天采割，摊晒 2 天，稍干后扎成小把，再晒干或阴干。薄荷茎叶晒至半干，即可蒸馏，得薄荷油。

【炮制】 除去老茎和杂质，略喷清水，稍润，切短段，及时低温干燥。

【性能与应用】 辛，凉。归肺、肝经。功用：散风热，清头目，利咽喉，透疹，解郁。主治：风热表证，头痛目赤，咽喉肿痛，麻疹不透，风疹瘙痒，肝郁胁痛。

【用法与用量】 内服：煎汤，3~6g，不可久煎，宜作后下；或入丸、散。外用：适量，煎水或捣汁涂敷。

【使用注意】 阴虚血燥、肝阳偏亢、表虚汗多者忌服。

【文献选录】

1. 《本草纲目》："薄荷，辛能发散，凉能清利，专于消风散热。故头痛、头风、眼目、咽喉、口齿诸病，小儿惊热，及瘰疬、疮疥为要药。"

2. 《本草经疏》："薄荷，辛多于苦而无毒。辛合肺，肺合皮毛，苦合心、而从火化，主血脉，主热，皆阳脏也。贼风伤寒，其邪在表，故发汗则解。风药性升，又兼辛温，故能散邪辟恶。辛香通窍，故治腹胀满、霍乱。"

3. 《本草新编》："薄荷，不特善解风邪，尤善解忧郁。用香附以解郁，不若用薄荷解郁之更神。薄荷入肝胆之经，善解半表半里之邪，较柴胡更为轻清。"

【治方举例】

1. 清上化痰，利咽膈，治风热。薄荷末炼蜜丸，如芡子大，每噙一丸。白砂糖和之亦可。（《简便单方》）

2. 治眼弦赤烂。薄荷，以生姜汁浸一宿，晒干为末，每用一钱，沸汤泡洗。（《明目经验方》）

3. 治风气瘙痒。大薄荷、蝉蜕等分为末，每温酒调服一钱。（《永类钤方》）

4. 治血痢。薄荷叶煎汤单服。（《普济方》）

5. 治衄血不止。薄荷汁滴之。或以干者水煮，绵裹塞鼻。（《本事方》）

6. 治蜂虿螫伤。薄荷按贴之。（《必效方》）

7. 治火寄生疮如灸，火毒气入内，两股生疮，汁水淋漓者。薄荷煎汁频涂。（《医说》）

8. 治耳痛。鲜薄荷绞汁滴入。（《闽东本草》）

二十九、番红花

【别名】撒法郎、咱法兰、咱儿那不（《回回药方》），撒馥兰（《品汇精要》）。

【来源】为鸢尾科番红花属植物番红花的柱头。北京、上海、浙江、江苏等地有引种栽培。

【采收加工】10～11月下旬，晴天早晨日出时采花，再摘取柱头，随即晒干，或在55～60℃下烘干。

【性能与应用】甘，平。归心、肝经。功用：活血祛瘀，散郁开结，凉血解毒。主治：痛经，月经不调，产后恶露不净，腹中包块疼痛，跌仆损伤，忧郁痞闷，惊悸，温病发斑，麻疹。

【用法与用量】内服：煎汤，1～3g；或冲泡、浸酒炖。

【使用注意】孕妇禁服。

【治方举例】

1. 治经闭，经痛，产后腰痛。番红花2g，丹参15g，益母草30g，香附12g。水煎服。（《青岛中草药手册》）

2. 治产后瘀血。丹皮、当归各6g，大黄4.5g，番红花2g，干荷叶6g。研末。调服，每日3次，每次6g，开水送下。（《青岛中草药手册》）

3. 治月经不调。番红花3g，黑豆150g，红糖90g。水煎服。（《青岛中草药

手册》)

4. 治腰背，胸膈，头项作疼。（撒馥兰）碾烂，合羊心、牛心或鹿心，用火炙令红色，涂于心上。食之。（《品汇精要》）

5. 治跌打损伤。番红花3g，煎汁，加白酒少许，外洗患处。（《青岛中草药手册》）

6. 治吐血，不论虚实，何经所吐之血。藏红花一朵，无灰酒一盏。将花入酒，炖出汁服之。（《本草纲目拾遗》）

7. 治伤寒发狂，惊悸恍惚。用撒法郎二分，水一盏，浸一宿，服之。（《本草纲目》引《医林集要》）

8. 治中耳炎。鲜番红花汁、鲜薄荷汁适量，加入白矾末少许，搅匀，滴耳中。（《青岛中草药手册》）

9. 扎里奴思膏，专治痰浊根源性筋骨痿软疼痛症。西瓜油、阿里公、海葱、乳香、黑牵牛子、黑黎芦、菟葵、菟丝子、石蚕、夏至草、牡丹皮各25g，没药、阿魏、马兜铃、胡椒、官桂、格蓬脂、腽肭脐、当归、芦荟、番红花各15g，上药研末，胶脂者用酒化，炼蜜调和成膏。每服重10g，用菟丝子煎汤送下。（《回回药方》）

三十、睡菜

【别名】绰菜、暝菜（《南方草木状》），醉草（《本草纲目》），亦忒里肥、亦忒里肥里（《回回药方》）。

【来源】为龙胆科睡菜属植物睡菜的全草或叶。生于沼泽、浅水地区。分布于东北以及云南、四川、贵州等地。

【采收加工】夏、秋间采取完整带柄的叶，晒干。

【性能与应用】甘、微苦，寒。归心、脾、胃经。功用：健脾消食，养心安神。主治：脘腹胀痛，消化不良，胃炎，心悸失眠，心神不安。

【用法与用量】内服：煎汤，常用量10～20g。

【文献选录】

1. 《本草纲目》："甘微苦，寒，无毒。"

2. 《北方常用中草药手册》："味甘微苦，性温，无毒。"

三十一、紫杉

【别名】红豆杉、赤柏松（《东北药用植物志》）。

【来源】为红豆杉科红豆杉属植物东北红豆杉的枝叶。散生于山地林中，分布于辽宁、吉林、黑龙江等地。

【采收加工】夏、秋季采收，晒干。

【性能与应用】淡，平。归肾经。功用：渗湿利尿。主治：肾炎浮肿，小便不利，糖尿病。

【用法与用量】内服：煎汤，叶 5 ~ 18g；小枝（去皮）9 ~ 15g。

【使用注意】用量不宜过大，不宜久服。

【文献选录】《本草推陈》："利尿，通经。治肾脏病，糖尿病。"

【治方举例】

1. 治糖尿病。紫杉叶二钱。水煎，日服二次，连续用（如有恶心呕吐副作用，则停药；无副作用，可逐渐加量至 15g 为止）。（《吉林中草药》）

2. 治肾炎浮肿，小便不利。紫杉叶 6g，木通 9g，玉米 9g。水煎，日服二次。（《吉林中草药》）

3. 治多种恶性肿瘤。紫杉茎皮 1000g，黄酒 2500g，浸泡一周后饮用。每次 5 ~ 10mL，每日 2 次。（《抗癌中草药》）

三十二、槲寄生

【别名】冬青（《中华本草》），北寄生、柳寄生（《中药志》），槲寄、寄生（《陕西中草药名录》），黄寄生、冻青（《全国中草药汇编》），的卜吉（《回回药方》）。

【来源】为桑寄生科槲寄生属植物槲寄生带叶的茎枝。主产于河北、辽宁、吉林、内蒙古、安徽、浙江、河南等地，此外，黑龙江、山西、江西、陕西、福建、湖北、湖南、江苏、青海等地亦产。

【采收加工】一般在冬季采收（河南、湖南则在 3～8 月采），用刀割下，除去粗枝，阴干或晒干，扎成小把，或用沸水捞过（使不变色），晒干。

【炮制】除去杂质，略洗，润透，切厚片，干燥。

【性能与应用】苦、甘，性平。归肝、肾经。功用：补肝肾，强筋骨，祛风湿，安胎。主治：腰膝酸痛，风湿痹痛，胎动不安，胎漏下血。

【用法与用量】内服：煎汤，10～15g；或入丸、散，浸酒或捣汁。外用：适量，捣敷。

三十三、酢浆草

【别名】三叶酸草（《千金方》），醋母草、鸠酸草、小酸茅（《唐本草》），雀林草（《外台秘要方》），酸浆、赤孙施（《本草图经》），醋啾啾、田字草（《百一选方》），酸浆草（《履巉岩本草》），黑马西叶、出枯哩、浑马子（《回回药方》）。

【来源】为酢浆草科酢浆草属植物酢浆草的全草。生于耕地、荒地或路旁。我国各地均有分布。

【采收加工】四季可采，以夏秋有花果时采药效较好，除去泥沙，晒干。

【性能与应用】酸，寒。归小肠、大肠经。功用：清热利湿，凉血散瘀，消肿解毒。主治：泄泻，痢疾，黄疸，淋病，赤白带下，麻疹，吐血，衄血，咽喉肿痛，疔疮，痈肿，疥癣，痔疾，脱肛，跌打损伤，烫火伤。

【用法与用量】内服：煎汤，6～12g（鲜者 30～60g）。外用：煎水洗、捣敷、捣汁涂、调敷或煎水漱口。

【文献选录】

1.《唐本草》："主恶疮瘑瘘捣敷之，杀诸小虫。食之解热渴。"

2.《本草图经》："治妇人血结不通，净洗细研，暖酒调服之。"

3.《本草纲目》："主小便诸淋，赤白带下，同地钱、地龙治砂石淋；煎汤洗痔痛脱肛；捣敷烫火蛇蝎伤。"

【治方举例】

1. 治水泻。酸浆草三钱冲，加红糖蒸服。（《云南中医验方》）

2. 治湿热黄疸。酢浆草一两至一两五钱。水煎二次，分服。(《江西民间草药》)

3. 治血淋，热淋。酸浆草取汁，入蜜同服。(《履巉岩本草》)

4. 治尿结尿淋。酸浆草二两，甜酒二两。共同煎水服，日服三次。(《贵阳民间药草》)

6. 治赤白带下。三叶酸草，阴干为末，空心温酒服三钱匕。(《千金方》)

7. 治鼻衄。鲜酢浆草杵烂，揉作小丸，塞鼻腔内。(《江西民间草药》)

8. 治吐衄。酢浆草四钱，食盐数粒。水煎服。(《闽东本草》)

三十四、千里光

【别名】黄花演 (《本草图经》)，眼明草 (《履巉岩本草》)，九里光 (《滇南本草》)。

【来源】为菊科千里光属植物千里光的全草。生于山坡、疏林下、林边、路旁、沟边草丛中。产于江苏、浙江、广西、四川等地。

【采收加工】夏、秋季枝叶茂盛、花将开放时采割，晒干。

【炮制】干燥全草长 60～100cm，或切成 2～3cm 长的小段。

【性能与应用】苦，寒，有小毒。归肝、肺经。功用：清热解毒，明目，止痒。主治：风热感冒，目赤肿痛，泄泻痢疾，皮肤湿疹，疮疖。

【用法与用量】内服：煎汤，15～30g。外用：适量，煎水洗；或熬膏搽；或鲜草捣敷；或捣取汁点眼。

【使用注意】孕妇禁服。

【文献选录】

1. 《本草拾遗》："主疫气，结黄，疟瘴，蛊毒，煮服之吐下，亦捣敷疮、虫蛇犬等咬伤处。"

2. 《本草图经》："与甘草煮作饮服，退热明目。"

3. 《滇南本草》："洗疥癞癣疮，去皮肤风热。"

4. 《本草纲目》："同小青煎服，治赤痢腹痛。"

5.《本草纲目拾遗》："明目去星障。"

【治方举例】

1. 治烂睑风眼。笋箬包九里光草煨熟，捻入眼中。（《经验良方》）

2. 治风火眼痛。千里光二两，煎水熏洗。（《江西民间草药》）

3. 治痈疽疮毒。千里光（鲜）一两，水煎服；另用千里光（鲜）适量，水煎外洗；再用千里光（鲜）适量，捣烂外敷。（《江西草药》）

4. 治干湿癣疮，湿疹日久不愈者。千里光，水煎两次，过滤，再将两次煎成之汁混合，文火浓缩成膏，用时稍加开水或麻油，稀释如稀糊状，搽擦患处，一日两次；婴儿胎癣勿用。（《江西民间草药》）

5. 治脚趾间湿痒，肛门痒，阴道痒。千里光适量，煎水洗患处。（《江西民间草药》）

6. 治鹅掌风，头癣，干湿癣疮。千里光、苍耳草全草等分，煎汁浓缩成膏，搽或擦患处。（《江西民间草药》）

7. 治阴囊皮肤流水奇痒。千里光捣烂，水煎去渣，再用文火煎成稠膏状，调乌桕油，涂患处。（《浙江民间常用草药》）

8. 治疥疮，肿毒。千里光水煎浓外敷，另取千里光一两，水煎服。（《浙江民间常用草药》）

9. 治烫火伤。千里光八份，白及二份，水煎浓汁外搽。（《江西草药手册》）

10. 治流感。千里光鲜全草一至二两。水煎服。（《江西草药手册》）

三十五、返魂香

【别名】 夜牵牛、星拭草（《岭南药录》），寄色草（《广州植物志》），伤寒草（《中药大辞典》），红花一枝香（《广东惠阳中草药》），四眼草（《梧州中草药》），天红草（《广西北海民间草药》）。

【来源】 为菊科斑鸠菊属植物夜香牛的全草或根。分布于浙江、福建、江西、湖北、湖南、广东、广西、海南、四川、贵州、云南、西藏、台湾等地。

【采收加工】 夏、秋季采收全草，洗净，晒干切片或鲜用；秋冬挖根，洗净，切片，晒干。

【性能与应用】苦、辛，凉。功用：疏风清热，除湿，解毒。主治：感发热，咳嗽，急性黄疸型肝炎，湿热腹泻，疔疮肿毒，乳腺炎，鼻炎，毒蛇咬伤。

【用法与用量】内服：煎汤，1~30g，鲜品30~60g。外用：适量研末调敷，或鲜品捣敷。

【文献选录】

1.《海药本草》："……烧之一豆许，凡有疫死者，闻香再活，故曰返魂香也。"

2.《岭南采药录》："治外感发热，除湿热。"

3.《广东中药》Ⅱ："清热解毒，消肿拔毒，排脓。治湿热腹泻，并治乳疮，毒蛇咬伤。"

4. 广州部队《常用中草药手册》："清肝退热，安神镇静。治感冒发热，咳嗽，急性黄疸型肝炎，神经衰弱，失眠，小儿夜尿，疔疮肿毒。"

5.《常用中草药彩色图谱》："治跌打扭伤。"

6. 广州部队《常用中草药手册》："治痢疾。"

【治方举例】

1. 治高热，咳嗽，喉头炎，支气管炎。返魂香、甜珠草各60g，水煎服。(《台湾青草药》)

2. 治肺癌。白花蛇舌草、胜红蓟、返魂香、半边莲各30g，水煎服。(《福建中草药处方》)

3. 治白带，附件炎，宫颈糜烂，阴道炎。①鲜返魂香30~45g，丁香蓼30g，水煎服。②返魂香30g，一点红、白绒草、野木瓜、金樱子各15g，水煎服。(《福建药物志》)

4. 治鼻炎。①返魂香晒干研末，吹入鼻腔内，或调茶油抹。②返魂香烧炭，调茶油涂。(《福建药物志》)

5. 治乳疮。返魂香全草30g，水煎服。或捣烂取汁冲酒服，渣贴患处。(阳春《草药手册》)

6. 治甲状腺肿。返魂香30g，鸭蛋2个（蛋壳打裂痕），水煎服。（《福建中草药处方》）

7. 治神经衰弱失眠。返魂香18g，豨莶草15g，白千层9g，水煎服。（《福建药物志》）

8. 治腹胀。返魂香根15g，鸡蛋1个。水煎，服汤食蛋。（《福建药物志》）

9. 治肋间神经痛。返魂香、六棱菊各15g，两面针10g，水煎服。（《福建药物志》）

10. 治跌打损伤，胸部积痛。返魂香全草30g，捣烂炖酒服。（阳春《草药手册》）

三十六、茅香

【别名】香麻（《本草图经》），大风茅（《岭南采药录》），柠檬茅（《种子植物名称》），茅草茶、姜巴茅（《贵州民间药物》），姜草、香巴茅（《四川中药志》），香茅草、风茅草（《广东中药》），香茅（《中药大辞典》）。

【来源】为禾本科香茅属植物香茅的全草。我国华南、西南、福建、台湾等地有栽培。

【采收加工】全年均可采，洗净，晒干。

【性能与应用】甘、辛，温。功用：祛风通络，温中止痛，止泻。主治：感冒头身疼痛，风寒湿痹，脘腹冷痛，泄泻，跌打损伤。

【用法与用量】内服：煎汤，6～15g。外用：适量，水煎洗或研末敷。

【文献选录】

1. 《海药本草》："生广南山谷。味甘，平，无毒。主小儿遍身疮，以桃叶同煮浴之。合诸名香甚奇妙，尤胜舶上来者。"

2. 《开宝本草》："苗、叶可煮作浴汤，辟邪气，令人身香。"

3. 《岭南采药录》："散跌打伤瘀血，通经络。头风痛，以之煎水洗。将茅香与米同炒，加水煎饮，立止水泻。煎水洗身，可祛风消肿，辟腥臭。提取其油，止腹痛。"

4.《四川中药志》（1960年版）："除风湿，散凉寒。治筋骨疼痛及半身麻木，风湿疼痛，风寒湿全身疼痛。"

5.《广东中药》："祛风消肿。主治头晕头风，风疾，鹤膝症，止心痛。"

6. 广州部队《常用中草药手册》："主治胃痛，腹痛，腹泻，风湿肿痛，脚气，月经不调。"

7.《贵州草药》："补虚，止咳，镇痛，宁心。"

8.《全国中草药汇编》："主治产后水肿。"

【治方举例】

1. 治一切风疾，燥痒，淋洗。干荷叶（二斤）、藁本、零陵香、茅香、藿香、威灵仙（去土，以上各一斤），甘松、香白芷（各半斤）。上为咀，每用二两，生绢袋盛，用水二桶，熬数十沸，放稍热，于无风房内淋浴，避风，勿令风吹，光腻皮肤，去瘙痒。（《瑞竹堂经验方》）

2. 治面上游风，诸般热毒，风刺光泽精神。零陵香、檀香（镑）、丁香、茅香、藿香、白术、白及、白蔹、川芎、沙参、防风、藁本、三奈子、天花粉、木贼、甘松、楮桃儿、黑牵牛、白僵蚕（炒去丝）、香白芷（以上各一两），绿豆（五升，沸汤泡一宿，晒干）、肥皂角（五十荚，去皮弦）。上为细末，每日洗面用之。（《瑞竹堂经验方》）

3. 治风寒湿全身疼痛。茅香0.5kg，煎水洗澡。（《四川中药志》）

4. 治骨节疼痛。茅草茶、石错（即辣子青药）、土荆芥各30g。捣绒加酒少许，炒热包痛处。（《贵州草药》）

5. 治胃痛。茅草茶30g，煎水服。（《贵州草药》）

6. 治虚弱咳嗽。茅草茶60g，煎水当茶服。（《贵州民间药物》）

三十七、皋芦

【别名】过罗、拘罗、物罗（《南越志》），瓜芦（《神农本草经集注》），苦荈（《南越笔记》），苦𦱤（《本草纲目》）。

【来源】为山茶科山茶属植物大叶冬茶的叶。分布于长江以南各地。

【采收加工】春、夏季采集，鲜用或晒干。

【性能与应用】甘、苦，寒。归心、肝、肺、膀胱经。功用：清热除烦，止渴，明目。主治：烦热头痛，口渴，目昏，咽喉肿痛，淋痛。

【用法与用量】内服：煎汤，5～10g。

【使用注意】胃冷者不可用。

【文献选录】

1.《本草拾遗》："煮为饮，止渴明目，除烦，不睡，消痰。"

2.《海药本草》："通小肠，治淋，止头痛烦热。"

3.《本草纲目》："嚼咽清上膈，利咽喉。

三十八、麻黄

【别名】龙沙（《神农本草经》），狗骨（《广雅》），卑相、卑盐（《别录》），呼木麦术思（《回回药方》）。

【来源】为麻黄科麻黄属植物草麻黄、中麻黄和木贼麻黄的草质茎。草麻黄分布于华北及辽宁、吉林、河南西北部、陕西、新疆等地。中麻黄分布于华北、西北及辽宁、山东等地，以西北地区最为常见。木贼麻黄分布于华北及陕西西部、甘肃、新疆等地。

【采收加工】8～10月割取部分绿色茎枝，或连根拔起，放通风处晾干，或晾至六成干时，再晒干。放置干燥通风处，防潮防霉。干后切段供药用。

【炮制】

1. 麻黄：取原药材，除去杂质、木质茎及残根，洗净，微润后切段，干燥。生品发散力强，适于风寒表实证及风水浮肿。

2. 蜜麻黄：取炼蜜用适量开水稀释后，加入麻黄拌匀，闷透，置锅内，用文火加热，炒至不粘手为度，取出，放凉。蜜麻黄发散力较弱，长于止咳平喘，多用于表证较轻而喘咳重的患者。（每100kg麻黄，用炼蜜20kg）

3. 麻黄绒：取净麻黄段，碾成绒，筛去粉末。麻黄绒作用缓和，适于老人、幼儿及体虚者患风寒感冒或咳喘。

4. 蜜麻黄绒：取炼蜜用适量开水稀释后，加入麻黄绒拌匀，闷透，置锅内，用文火加热炒至深黄色，不粘手时，取出放凉。蜜麻黄绒作用极其缓和。（每100kg麻黄绒，用炼蜜30kg）

5. 炒麻黄：取麻黄段，置锅内，用文火加热，炒至微焦，取出放凉。

6. 生姜、甘草制麻黄：取甘草、生姜煎汤，煎至味出，趁热浸泡麻黄段，浸后晒干。（每100kg麻黄段，用生姜6kg、甘草6kg）

贮干燥容器内，置通风干燥处；蜜麻黄、蜜麻黄绒、生姜甘草制麻黄应密闭，置阴凉干燥处。

【性能与应用】辛、微苦，温。归肺、膀胱经。功用：发汗解表，宣肺平喘，利水消肿。主治：风寒表实证，咳嗽气喘，风水，小便不利，风湿痹痛，肌肤不仁，风疹瘙痒，阴疽痰核。

【用法与用量】内服：煎汤，1.5～10g；或入丸、散。外用：生用发汗力强；炙用发汗力弱，蜜炙兼能润肺，止咳平喘多用。

【使用注意】体虚自汗、盗汗及虚喘者禁服。

【文献选录】

1.《本草纲目》引李东垣："轻可去实，麻黄、葛根之属是也。六淫有余之邪，客于阳分皮毛之间，腠理闭拒，营卫气血不行，故谓之实，二药轻清，故可去之。"

2.《汤液本草》："夫麻黄治卫实之药，桂枝治卫虚之药。桂枝、麻黄虽为太阳经药，其实荣卫药也。肺主卫（为气），心主荣（为血），故麻黄为手太阴之剂，桂枝为手少阴之剂。故伤寒伤风而嗽者，用麻黄桂枝，即汤液之源也。"

3.《本草通玄》："麻黄轻可去实，为发表第一药，惟当冬令在表真有寒邪者，始为相宜。虽发热恶寒，苟不头疼、身痛、拘急、脉不浮紧者，不可用也。虽可汗之症，亦当察病之重轻，人之虚实，不得多服。盖汗乃心之液，若不可汗而误汗，虽可汗而过汗，则心血为之动摇，或亡阳，或血溢而成坏症，可不兢兢致谨哉。"

4.《药品化义》："麻黄，为发表散邪之药也，但元气虚及劳力感寒或表虚者，断不可用。若误用之，自汗不止，筋惕肉瞤，为亡阳症。"

【治方举例】

1. 治太阳病头痛发热，身疼腰痛，骨节疼痛，恶风无汗而喘者。麻黄三两（去节），桂枝二两（去皮），甘草一两（炙），杏仁七十个（去皮、尖）。上四味，以水九升，先煮麻黄，减二升，去上沫，纳诸药，煮取二升半，去滓，温服八合，覆取微似汗，不须啜粥。（《伤寒论》）

2. 治少阴病，始得之，反发热，脉沉者。麻黄二两（去节），细辛二两，附子一枚（炮，去皮，破八片）。上三味，以水一斗，先煮麻黄，减二升，去上沫，纳诸药，煮取三升，去滓，温服一升，日三服。（《伤寒论》）

3. 治感冒风邪，鼻塞声重，语言不出；或伤风伤冷，头痛目眩，四肢拘倦，咳嗽痰多，胸闷气短。麻黄（不去节）、杏仁（不去皮、尖）、甘草（生用）各等分。为粗末，每服五钱，水一盏半，姜五片；同煎至一盏，去滓。通口服，以衣被盖覆睡，取微汗为度。（《太平惠民和剂局方》）

4. 治太阳病发汗后，不可更行桂枝汤，汗出而喘，无大热者。麻黄四两（去节），杏仁五十个（去皮、尖），甘草二两（炙），石膏半斤（碎，绵裹）。上四味，以水七升，煮麻黄，减二升，去上沫，纳诸药，煮取二升，去滓，温服一升。（《伤寒论》）

5. 治咳喘上气，喉中水鸡声者。射干十三枚，麻黄四两，生姜四两，细辛、紫菀、款冬花各三两，五味子半升，大枣七枚，半夏（大者，洗）八枚。上九味，以水一斗二升，先煮麻黄两沸，去上沫，纳诸药，煮取三升，分温三服。（《金匮要略》）

6. 治风水恶风，一身悉肿，脉浮不渴，续自汗出，无大热者。麻黄六两，石膏半斤，生姜三两，大枣十五枚，甘草二两。上五味，以水六升，先煮麻黄，去上沫，纳诸药，煮取三升，三温三服。（《金匮要略》）

7. 治水之为病，其脉沉小，属少阴者。麻黄三两，甘草二两，附子一枚（炮）。上三味，以水七升，先煮麻黄，去上沫，纳诸药，煮取二升半，温服八分，日三服。（《金匮要略》）

8. 治病者一身尽疼，发热，日晡所剧者，名风湿，此病伤汗出当风，或久伤取冷所致。麻黄（去节）半两（汤泡），甘草一两（炙），薏苡仁半两，杏仁十个（去皮、尖，炒）。上锉麻豆大，每服四钱匕，水一盏半，煮八分，去滓，温服，有微汗避风。（《金匮要略》）

9. 治中风手足拘挛，百节疼痛，烦热心乱，恶寒，经日不饮食者。麻黄三十铢，独活一两，细辛十二铢，黄芪十二铢，黄芩十八铢。上五味父咀，以水五升，煮取二升，分二，一服小汗，二服大汗。（《千金方》）

10. 治风痹荣卫不行，四肢疼痛。麻黄五两（去根节），桂心二两。上捣细罗为散，以酒二升，慢火煎如饧。每服不计时候，以热酒调下一茶匙，频服，以汗出为度。（《太平圣惠方》）

11. 治伤寒，瘀热在里，身必黄。麻黄二两（去节），连轺二两，杏仁四十个（去皮、尖），赤小豆一升，大枣十二枚（擘），生梓白皮一升（切），生姜二两（切），甘草二两（炙）。上八味，以潦水一斗，先煮麻黄再沸，去上沫，纳诸药，煮取三升，去滓，分温三服，半日服尽。（《伤寒论》）

12. 治伤寒热出表，发黄疸。麻黄三两，以醇酒五升，煮取一升半，尽服之，温服汗出即愈。冬月寒时用清酒，春月宜用水。（《千金方》）

13. 治水饮内停，上凌于心，心下悸动。半夏、麻黄各等分。末之，炼蜜和丸小豆大。饮服三丸，日三服。（《金匮要略》）

三十九、野葱

【别名】 八撒卢黎法而、温速黎野的、温酥里、温速里（《回回药方》），温苏力、皮亚孜、代西提（《明净词典》）。

【来源】 为百合科植物野葱的干燥全草。生于高山坡、草丛等处，分布于西藏等地。

【采收加工】 5~6月采收，鲜用。

【性能与应用】 辛，温。归胃经。功用：发汗，散寒，消肿，健胃。主治：伤风感冒，头痛发热，腹部冷痛，消化不良。

【用法与用量】内服：煎汤，9～15g。外用：加蜂蜜捣烂敷。

【使用注意】对热性气质者有害，孕妇禁服。

【治方举例】治寒性小便不利、咳嗽、哮喘等。内服，每日3次，每次成人100mL，儿童15mL。组成：野葱100g，孜然、干姜、除虫菊根、神香草、藿香、薄荷、黑胡椒各15g，野胡萝卜籽10g，芸香子、野孜然各6g，方糖600g，葡萄醋200ml。药物研成粉末，浸泡在2500mL水中，用温火煎至剩下一半时，过滤去渣，放入葡萄醋和方糖，用火煎沸一次即可。（《中国医学百科全书·维吾尔医学》）

第三节　根茎木皮类

一、木通

【别名】通草、附支（《神农本草经》），丁翁（《吴普本草》），丁父（《广雅》），蒿藤（《本草经集注》），王翁、万年、万年藤（《药性论》），燕覆、乌覆（《唐本草》）。

【来源】为木通科木通属植物木通的藤茎。分布于江苏、浙江、江西、广西、广东、湖南、湖北、山西、陕西、四川、贵州、云南等地。

【采收加工】9月采收，截取茎部，刮去外皮，阴干。

【炮制】用水稍浸泡，闷润至透，切片，晾干。

【性能与应用】苦，微寒。功用：清心火，利小便，通经下乳。主治：胸中烦热，喉痹咽痛，尿赤，五淋，水肿，周身挛痛，经闭乳少。

【用法与用量】内服：煎汤，3～9g；或入丸、散。外用：适量，研末调敷。

【使用注意】内无湿热，津亏，气弱，精滑，溲频者及孕妇忌服。

【文献选录】

1. 《本草经疏》："木通，《本经》主除脾胃寒热者，以其通气利湿热也。其曰通利九窍血脉关节，以其味淡渗而气芬芳也。令人不忘者，心主记，心家之热去，则心清而不忘矣。"

2. 《本草纲目》："木通，上能通心清肺、治头痛、利九窍，下能泄湿热、利小便、通大肠、治遍身拘痛。《本经》及《别录》皆不言及利小便治淋之功，甄权、日华子辈始发扬之，盖其能泄心与小肠之火，则肺不受邪，能通水道，水源既清，则津液自化，而诸经之湿与热，皆由小便泄去，故古方导赤散用之。杨仁斋《直指方》言人遍身胸腹隐热，疼痛拘急，足冷，皆是伏热伤血，血属于心，宜木通以通心窍，则经络流行也。"

【治方举例】

1. 治小肠有火，便亦淋痛，面赤狂躁，口糜舌疮，咬牙口渴。生地黄、甘草（生）、木通各等分。上同为末，每服三钱，水一盏，入竹叶同煎至五分，食后温服。（《小儿药证直诀》）

2. 治尿血。木通、牛膝、生地黄、天门冬、麦门冬、五味子、黄柏、甘草。同煎服。（《本草经疏》）

3. 治水气，小便涩，身体虚肿。乌桕皮二两，木通一两（锉），槟榔一两。上件药，捣细罗为散，每服不计时候，以粥饮下二钱。（《太平圣惠方》）

4. 治肠鸣腹大。木通（锉）三两，桑根白皮（锉，炒）、石韦（去毛）、赤茯苓（去黑皮）、防己、泽泻各一两半，大腹（炮）四枚。上七味，粗捣筛，每服三钱匕，水一盏半，煎至一盏，去滓，食前温服，如人行五里再服。（《圣济总录》）

5. 治喉痹，心胸气闷，咽喉妨塞不通。本通二两（锉），赤茯苓二两，羚羊角屑一两半，川升麻一两半，马蔺根一两，川大黄一两半（锉碎，微炒），川芒硝二两，前胡二两（去芦头），桑根白皮二两（锉）。上件药，捣粗罗为散，每服三钱，以水一中盏，煎至六分，去滓，不计时候温服。（《太平圣惠方》）

6. 治妇人经闭及月事不调。木通、牛膝、生地黄、延胡索。同煎服。（《神农本草经疏》）

7. 治产后乳汁不下。木通、钟乳各一两，漏芦（去芦头）二两，栝蒌根、

甘草各一两。上五味，捣锉如麻豆大，每服三钱匕，水一盏半，黍米一撮同煎，候米熟去滓，温服，不拘时。(《圣济总录》)

8. 治腰脚风湿劳损，手足麻痹，筋骨疼痛，不能屈伸。萆薢四两，破故纸（炒）二两，杜仲（去丝）二两，胡芦巴（炒）二两，木通二两，骨碎补（去毛）一两，虎骨（酥炙）一两，乳香（研）一两，槟榔一两，没药一两，木香一两，甜瓜子（炒）二两，牛膝（去芦，酒浸，焙干）二两，巴戟（去心）二两，胡桃仁（去皮，另研极细末）一百个，黑附子（炮）一两。(《瑞竹堂经验方》)

二、海桐皮

【别名】 钉桐皮、鼓桐皮、丁皮（《药材资料汇编》），刺桐皮（《中药材手册》），接骨药、刺通（《贵州草药》）。

【基原】 为豆科刺桐属植物刺桐、乔木刺桐的干皮或根皮。分布于四川、贵州、云南等地。

【采收加工】 栽后 8 年左右，即可剥取树皮，通常于夏、秋季进行。有剥取干皮、砍枝剥皮和挖根剥皮 3 种方法。剥后，刮去灰垢，晒干即成。

【性能与应用】 苦、辛，平。归肝、脾、胃经。功用：祛风除湿，舒筋通络，杀虫止痒。主治：风湿痹痛，肢节拘挛，跌打损伤，疥癣，湿疹。

【用法与用量】 内服：煎汤，6～12g；或浸酒。外用：适量，煎水熏洗，或浸酒搽，或研末调敷。

【使用注意】 血虚者不宜服。腰痛非风湿者不宜用。

【文献选录】

1.《海药本草》："主腰脚不遂，顽痹腿膝疼痛，霍乱，赤白泻痢，血痢，疥癣。"

2.《日华子本草》："治血脉麻痹疼痛，及煎洗目赤。"

3.《本草纲目》："能行经络，达病所，又入血分及去风杀虫。"

4.《岭南采药录》："生肌，止痛，散血，凉皮肤，敷跌打。"

5.《贵州草药》："解热祛瘀，解毒生肌。治乳痈，骨折。"

【治方举例】

1. 治风湿两腿肿满疼重，百节拘挛痛。海桐皮散，海桐皮一两，羚羊角屑、薏苡仁各二两，防风、羌活、肉桂（去皮）、赤茯苓（去皮）、熟地黄各一两，槟榔一两。上为散。每服三钱，水一盏，生姜五片，同煎至七分，去滓，温服。（《脚气治法总要》）

2. 治脚挛不能伸举。海桐皮散，海桐皮、当归（去芦，洗净，焙干）、牡丹皮（去心）、熟干地黄、牛膝（去芦，酒浸，焙干）各一两，山茱萸、补骨脂各半两。上为细末。每服一钱，水八分，入葱白二寸，煎至五分，去滓，温服。（《小儿卫生总微论方》）

3. 治大风疾。神仙退风丹，知母、贝母、乌梅肉、海桐皮、金毛狗脊（去毛）。上等分，为细末，炼蜜丸，如梧桐子大。每日空腹、日中、临睡各服三十丸；又每夜第一次睡觉（醒）时，急于头边取三十丸便服，并用羊蹄根自然汁下。大忌酒及房事、一切发风之物，只吃淡粥一百日，皮肉自渐皆复。（《是斋百一选方》）

4. 治中恶霍乱。海桐皮煮汁服之。（《圣济总录》）

5. 治风虫牙痛。海桐皮煎水漱之。（《太平圣惠方》）

6. 治伤折。海桐皮一两（锉），防风二两（去芦头），黑豆一两（炒熟），附子一两（炮裂，去皮、脐）。上药捣细，罗为散。每服，以温酒下二钱，日三四服。（《太平圣惠方》）

7. 治时行赤毒眼疾。海桐皮一两，切碎，盐水洗，微炒，用滚汤泡，待温洗眼。（《本草汇言》）

三、檀香

【别名】 旃檀（《罗浮山疏》），白檀（《本草经集注》），檀香木（《本草图经》），真檀（《本草纲目》），白檀香（《本草汇言》）。

【来源】 为檀香科檀香属植物檀香树干的心材。野生或栽培，分布于澳大利亚、印度尼西亚和南亚等地。

【采收加工】全年可采。采得后切小段，除去边材（制造檀香器具时，剩下的碎材亦可利用）。

【炮制】

1. 取原药材，除去杂质，切片或锯成小段后劈成小碎块。

2. 取原药材，加水浸泡 3～5 天后，蒸 1～1.5 小时，取出，切成 1mm 厚的片，晒干。

【性能与应用】辛，温。归脾、胃、肺经。功用：行气，散寒，止痛。主治：胸腹胀痛，霍乱吐泻，噎膈吐食，寒疝腹痛及肿毒。

【用法与用量】内服：煎汤，1.5～3g，后下；或入丸、散。外用：磨汁涂。

【使用注意】阴虚火盛之证者禁服。

【文献选录】

1. 李东垣："檀香能调气而清香，引芳香之物上行至极高之分，最宜橙橘之属，佐以姜、枣，将以葛根、豆蔻、缩砂、益智，通行阳明之经，在胸膈之上，处咽嗌之中，同为理气之药。"

2. 《本草纲目》："白檀辛温，气分之药也，故能理卫气而调脾肺，利胸膈。紫檀咸寒，血分之药也，故能和营气而消肿毒，治金疮。"

3. 《本草求真》："白檀香，熏之清爽可爱，凡因冷气上结，饮食不进，气逆上吐，抑郁不舒，服之能引胃气上升。且能散风辟邪，消肿止痛，功专入脾与肺，不似沉香力专主降，而能引气下行也。"

【治方举例】

1. 治心腹冷痛。白檀香三钱（为极细末），干姜五钱。泡汤调下。（《本草汇言》）

2. 治阴寒霍乱。白檀香、藿香梗、木香、肉桂各一钱五分。为极细末。每用一钱，炒姜五钱，泡汤调下。（《本草汇言》）

3. 治恶毒风肿。白檀香、沉香各一块，重一分，槟榔一枚。上三味，各于砂盆中，以水三盏，细磨取尽，滤去滓，银石铫内煎沸。候温，分作三服。（《圣济总录》）

4. 治面上黑子斑。白檀香、苍耳叶（焙，为末）。每夜以暖浆水洗面，以布揩赤，用白檀香磨汁涂之，食后米饮调服苍耳叶末一钱。（《平易方》）

5. 治痱疮。以雪水磨檀香，鹅毛蘸扫上。（《小儿卫生总微论方》）

四、接骨木

【别名】木蒴藋（《新修本草》），续骨木（《本草纲目》），扞扞活（《本经逢原》），铁骨散（《植物名实图考》），接骨丹（《草木便方》），七叶金、透骨草（《福建民间草药》），接骨风（《四川中药志》），马尿骚《（吉林中草药》），臭芥棵、暖骨树（《河南中草药手册》），接骨草（《贵州草药》），白马桑、大接骨丹（《陕西中草药》），公道老（《全国中草药汇编》），欧接骨木（《湖南药物志》），哈不黎八剌珊（《回回药方》）。

【来源】为忍冬科接骨木属植物接骨木、毛接骨木及西洋接骨木的茎枝。分布于东北、中南、西南及河北、山西、江苏、浙江、安徽、福建、山东、广东、广西、陕西、甘肃等地。

【采收加工】5～7月采收，鲜用或晒干。

【性能与应用】甘、苦，平。归肝经。功用：祛风利湿，活血止血。主治：风湿痹痛，痛风，大骨节病，急慢性肾炎，风疹，跌打损伤，骨折肿痛，外伤出血。

【用法与用量】内服：煎汤，15～30g；或入丸、散。外用：捣敷或煎汤熏洗；或研末撒。

【使用注意】孕妇禁服。

【文献选录】《本草新编》："接骨木，入骨节，专续筋接骨，折伤酒吞，风痒汤浴。独用之以接续骨节固奇，然用之生血活血药中，其接骨尤奇，但宜生用为佳。至干木用之其力减半，炒用又减半也。"

【治方举例】

1. 治风湿性关节炎、痛风。鲜接骨木120g，鲜豆腐120g。酌加水、黄酒炖服。（江西《草药手册》）

2. 预防麻疹。接骨木 120g，水煎服，日服 2 次。(《吉林中草药》)

3. 治湿脚气。(欧接骨木) 全株 60g，煎水熏洗。(《湖南药物志》)

4. 治漆疮。接骨木茎叶 120g，煎汤待凉洗患处。(《山西中草药》)

5. 治打损接骨。接骨木半两，好乳香半钱，赤芍药、川当归、川芎、自然铜各一两。上为末，用黄蜡四两溶入前药末，搅匀，候温软，捏丸如大龙眼。如打伤筋骨及闪朒疼痛不堪忍者，用药一丸，灰酒一盏浸药，候药渍失开，趁热呷之，痛绝便止。(《续本事方》)

6. 治肾炎水肿。接骨木三至五钱，煎服。(《上海常用中草药》)

7. 治创伤出血。接骨木研粉，外敷。(《上海常用中草药》)

五、石菖蒲

【别名】昌本 (《周礼》)，菖蒲、昌阳 (《本经》)，茚 (《说文》)，昌草《(淮南子》)，尧时薤、尧韭 (《吴普本草》)，木蜡、望见消 (《外科集验方》)，水剑草 (《本草纲目》)，苦菖 (蒲) (《生草药性备要》)，粉菖 (《中药材手册》)，未刺知、纱肥里知、肥里知 (《回回药方》)。

【来源】为天南星科菖蒲属植物石菖蒲的根茎。分布于黄河流域以南各地。

【采收加工】栽后 3～4 年收获。早春或冬末挖出根茎，剪去叶片和须根，洗净晒干，撞去毛须即成。

【炮制】

1. 鲜石菖蒲：取新采鲜药，剪去叶及须根，洗净，用时剪或切成段。

2. 石菖蒲：取原药材，除去杂质，洗净，润透，切薄片，干燥，筛去灰屑。

3. 姜制石菖蒲：取净石菖蒲片，加姜汁拌匀，置锅内用中火炒干，取出，放凉。(每 100kg 石菖蒲，用生姜 12.5kg)

4. 麸炒石菖蒲：取麸皮撒于锅内，待麸皮冒烟时，倒入净石菖蒲片，用文火炒至黄色，取出，筛去麸皮，放凉。(每 100kg 石菖蒲，用麸皮 12.5kg)

【性能与应用】辛、苦，微温。归心、肝、脾经。功用：豁痰开窍，化湿和胃，宁心益志。主治：热病神昏，痰厥，健忘，失眠，耳鸣，耳聋，噤口痢，风湿痹痛。

【用法与用量】内服：煎汤，3～6g，鲜品加倍；或入丸、散。外用：煎水洗；或研末调敷。

【使用注意】阴虚阳亢，汗多、精滑者慎服。

【文献选录】

1.《直指方》："下痢噤口不食，虽是脾虚，盖亦热气闭膈心胸所致也。俗用木香则失之温，用山药则失之闭，惟真料参苓白术散加石菖蒲末，以粳米饮乘热调下；或用人参、茯苓、石莲子肉入些菖蒲与之，胸闭一开，自然思食。"

2.《本草正义》："菖蒲芳香清冽，以气用事，故能振动清阳，而辟除四时不正之气。"

【治方举例】

1. 治中热暍不省。取生菖蒲不拘多少，捣绞取汁，微温一盏，灌之。（《圣济总录》）

2. 治痰迷心窍。石菖蒲、生姜。共捣汁灌下。（《梅氏验方新编》）

3. 治卒死尸厥。捣干菖蒲。以一枣核大，着其舌下。（《肘后方》）

4. 治诸食积、气积、血积、鼓胀之类。石菖蒲八两（锉），斑蝥四两（去翅足），二味同炒焦黄色，拣去斑蝥不用。上用粗布袋盛起，两人牵掣去尽蝥毒屑了，却将菖蒲为细末，（丸）如梧桐子大，每服三五十丸，温酒或白汤送下。（《奇效良方》）

5. 治水谷痢及冷气，腹肚虚鸣。菖蒲三两，干姜一两半（炮裂，锉）。上药捣罗为末，用粳米饭和丸，如梧桐子大，每于食前以粥饮下三十丸。（《太平圣惠方》）

6. 治耳聋。菖蒲根一寸，巴豆一粒（去皮心）。二物合捣，筛，分作七丸，绵裹，卧即塞，夜易之。（《肘后方》）

7. 治喉痹肿痛。菖蒲根捣汁，烧铁秤锤淬酒一杯饮之。（《圣济总录》）

8. 治小便一日一夜数十行。菖蒲、黄连，二物等分。治筛，酒服方寸匕。（《范汪方》）

9. 治赤白带下。石菖蒲、破故纸等分。炒为末，每服二钱，更以菖蒲浸酒调服，日一服。（《妇人良方》）

10. 治痈肿发背。生菖蒲捣贴，若疮干，捣末，以水调涂之。（《经验方》）

11. 治阴汗湿痒。石菖蒲、蛇床子等分。为末。日搽二三次。（《济急仙方》）

12. 解大戟毒。菖蒲一两。上一味，捣罗为散。每服二钱匕，温汤调下。（《圣济总录》）

13. 治诸般赤眼，攀睛云翳。菖蒲自然汁，文武火熬作膏，日点之。（《圣济总录》）

14. 治风虫牙痛。以菖蒲抵牙痛处咬定，或塞缝亦可。（《古今医统大全》）

15. 治产后下血不止。菖蒲五两（锉）。上一味，以清酒五升，煮取二升，分二服。（《千金方》）

六、草乌

【别名】堇（《庄子》），芨（《尔雅》），乌头、乌喙、奚毒、即子（《神农本草经》），鸡毒（《淮南子》），毒公、耿子（《吴普本草》），土附子（《日华子本草》），竹节乌头、金鸦、草乌头（《本草纲目》），五毒根、耗子头（《中药材手册》），壁失（《回回药方》）。

【来源】为毛茛科乌头属植物乌头（野生种）、北乌头等的块根。分布于辽宁南部、江苏、浙江、安徽、江西、山东、河南、湖北、湖南、广东北部、广西、四川、贵州、云南、陕西、甘肃等地，主要栽培于四川。主产于东北、华北各地。

【采收加工】当年晚秋或次年早春采收，将地下部分挖出，剪去根头部，晒干。

【炮制】

1. 生草乌：取原药材，除去杂质及残茎，洗净，捞出，干燥。

2. 制草乌：取生草乌，大小个分开，用水浸泡至内无干心，取出，加水煮沸4~6小时或蒸6~8小时，至取大个及实心者切开内无白心，口尝微有麻舌感时，取出，晾至六成干，切薄片，干燥。

3. 黑豆制：先将黑豆煮至膨胀，再将泡透的生草乌倒入锅内，煮至熟透为度。（每 10kg 草乌，用黑豆 1kg）

4. 甘草制：方法一即取甘草打碎，去粗皮，与生草乌同置适宜的容器内，加水浸泡，夏季泡 10 日左右，冬季泡 15 日左右，每日换水 2～3 次，泡至口尝稍有麻辣感时，捞出，拣去甘草，再置锅内，加水适量，煮透，捞出，晾至半干，切顺刀片 0.8～1mm 厚，晒干。（每 500kg 生草乌，用甘草 30kg）方法二即取净草乌加甘草及水，用大火煮 0.5～1 日，至七成软，捞出闷 2～3 日，切 1mm 厚片，晒干。（每 100kg 草乌，用甘草 2kg）

5. 白矾、黑豆、甘草制：方法一即取净草乌，大小分开，用清水浸漂，每日换水 1 次，换水时翻动，至口尝微有麻辣感取出，晾至六成干。再与熬好的甘草、黑豆、白矾水共煮，至内无白心时，取出，微晾，切片晾干。（每 100kg 草乌，用甘草 5kg，黑豆 10kg，白矾 2kg）方法二即取净草乌，按大小个分开，用清水浸泡（以水淹没为度）约 10 天，每天换水，倒缸或搅动 2～3 次，至口尝稍有麻辣感时，再用白矾 8kg 化水浸泡（以水淹没为度）4～5 天，每日搅缸 2～3 次，不换水（以上操作均避免日晒）。另用捣碎的黑豆、甘草煮水，至黑豆烂时，将黑豆、甘草捞出，再投入白矾 4.5kg，煮沸，倒入泡过的草乌（以水淹没为度），煮至内无白心，口尝无麻辣味时捞出，晒七八成干，置于缸内闷润退矾，俟表面出现白霜时取出，清水洗净，除去残茎，切厚片，压平，晾干。（每 100kg 草乌，用白矾 12.5kg，黑豆 10kg，甘草 5kg）

6. 生姜、皂角、甘草制：制取净草乌，用清水泡透心（每日换水 1 次），取出，切成厚片。另取生姜、皂角、甘草捣绒煎汁，过滤，滤液泡草乌片 2～3 日，使药汁渗入草乌内，再置容器中蒸 4～8 小时，至无白心，微有麻味，取出，干燥。（每 100kg 草乌，用生姜 6.24kg，皂角 6.24kg，甘草 6.24kg）

制草乌要求口尝微有麻味，但全国各地检查方法不一，差异较大，为了准确可靠，可用下法检查。①舌尝部位在舌前 1/3 处。②取样量为 100～150mg。③在口内咀嚼时间为半分钟。④咀嚼当时不麻，经 2～3 分钟即出现麻舌感。⑤舌麻时间维持 20~30 分钟才逐渐消失。

贮干燥容器内，置通风干燥处，防蛀。生草乌应按毒性中药专人管理。

【性能与应用】 辛、苦，热；大毒。归心、肝、脾经。功用：祛风除湿，温经散寒，消肿止痛。主治：风寒湿痹，关节疼痛，头风头痛，中风不遂，心腹冷痛，寒疝作痛，跌打损伤，瘀血肿痛，阴疽肿毒。并可用于麻醉止痛。

【用法与用量】 内服：煎汤，3~6g；或入丸、散。外用：研末调敷；或用醋、酒磨涂。

【使用注意】 阴虚火旺、各种热证患者及孕妇禁服。老弱及婴幼儿慎服。反半夏、瓜蒌、天花粉、川贝母、浙贝母、白蔹、白及。内服须炮制后用，入汤剂应先煎 1~2 小时，以减低毒性。酒剂、酒煎服，易致中毒，应慎用。内服过量可致中毒。

【文献选录】

1.《本草纲目》："草乌头、射罔，乃至毒之药。非若川乌头、附子，人所栽种，加以酿制，杀其毒性之比。自非风顽急疾，不可轻投。甄权《药性论》言其益阳事，治男子肾气衰弱者，未可遽然也。此类只能搜风胜湿，开顽痰，治顽疮，以毒攻毒而已，岂有川乌头、附子补右肾命门之功哉？"

2.《本草汇言》："草乌头去风寒湿气，逐痰攻毒之药也。其性猛劣有毒，其气锋锐且急，能通经络，利关节，寻蹊达径，而直达病所。宜其入风寒湿痹之证，或骨内冷痛，及积邪入骨，年久痛发，并一切阴疽毒疡诸疾，遇冷毒即消，热毒即溃，自非顽风急疾不可轻投入也。观其煎汁敷箭镞能杀禽兽，闻气即堕仆。非性之锋锐捷利，酷劣有毒，能如是乎？"

3.《本草求真》："草乌头，《本经》治恶风洗洗汗出，但能去风而不能回阳散寒可知。乌附五种，主治攸分：附子大壮元阳，虽偏下焦，而周身内外无所不至；天雄峻温不减于附，而无顷刻回阳之功；川乌专搜风湿痛痹，却少温经之力；侧子善行四末，不入脏腑；草乌悍烈，仅堪外治。此乌、附之同类异性者。至于乌喙，禀气不纯，服食远之可也。"

4.《医林纂要》："草乌，辛苦大热，毒尤甚，亦可制。用以治风湿，攻顽痰，去久痹，奸人用以作蒙汗药。绿豆、甘草皆可解。"

5.《本草正义》："按《本经》乌头（草乌头）主治，亦与附子、天雄大略相近。所谓中风恶风洗洗出汗者，乃以外受之寒风而言，皮毛受风，故见风必恶……此辛温之药，固以逐寒祛风为天职者。石顽《逢原》乃谓《本经》治恶风洗洗汗出，但能去恶风，而不能回阳散寒，竟以恶字如字读，有意过求其深，殊非正旨。本是辛温，何得云不能回阳散寒？惟此是刚燥激烈大毒之物，自非病情针对，不可妄投。"

【治方举例】

1. 治寒湿气，四肢骨节疼痛。草乌（煮熟去黑皮，研）、苍术、甘草各一分。（共研末）酒调吃。（《云林神彀》）

2. 治膝踝关节疼痛。草乌、防风、细辛各等分。为末。擦鞋袜中。（《扶寿精方》）

3. 治偏正头痛。草乌头四两，川芎四两，苍术半斤，生姜四两，连须生葱一把。捣烂，同入瓷瓶，封固，埋土中，春五、夏三、秋五、冬七日，取出晒干，拣去葱、姜，为末，醋、面糊和丸，如梧桐子大。每服九丸，临卧温酒下。（《戴古渝经验方》）

4. 治心胃攻痛，疰心寒疝，常发不愈。草乌（切片，醋炒）、吴茱萸（炒）各等分。红曲打稀糊为丸，麻子大。每服十丸，日三。（《本草汇言》）

5. 治一切瘫痪风。草乌头（生）、五灵脂各等分。为末，滴水为丸，如弹子大。四十岁以下一丸分六服；病甚，一丸分两服。薄荷酒磨下，微觉麻为度。（《本草方》）

6. 治脚气肿痛，行履无力及打扑伤折，痛不可忍。草乌（去皮、尖，生用）、干姜、五灵脂各一两，浮麦（炒黑焦）一分。上为细末，每用醋一盏，入药三钱，熬成膏。摊纸上，敷痛处。（《普济方》）

7. 治久新诸疮，破伤中风，项强背直，腰为反折，口噤不语，手足抽掣，眼目上视，喉中沸声。丹砂一两，草乌头三两（一半生用，一半以火烧存性，于米醋内淬令冷），麝香（研）、生乌豆（同草乌一处为末）各一分。上为细

末，和匀。破伤风，以酒一小盏调半钱，神效。(《太平惠民和剂局方》)

8. 治跌打损伤，痛不可忍。草乌（去皮、尖，生用）、乳香（火煨）、没药（火煨）、五灵脂各三两，生麝香少许。上为末，酒糊丸如指头大，朱砂五钱（研）为衣。每服一丸，薄荷、生姜研汁磨化服。痛止。(《世医得效方》)

9. 治一切热肿，欲结疮疖，肿红疼痛。草乌头（生，捣为细末）一两，蚌粉半两。拌匀，用新汲水调，摊纸上贴之。(《圣济总录》)

10. 治乳痈。草乌七个，赤小豆七粒，拒霜叶一两（阴干）。为末。井华水调涂四角畔，留顶。(《世医得效方》)

11. 治瘰疬初作未破，作寒热。草乌头半两，木鳖子二个。以米醋磨细，入捣烂葱头、蚯蚓粪少许，调匀敷上。(《医林正宗》)

12. 治肠风年久不瘥。草乌头（去皮、尖，切，炒令焦色，尝味不麻方佳），为末，用韭菜搅自然汁和丸，如梧桐子大。每服空心陈米饮下十四丸，不过两服即瘥。(《普济方》)

13. 治口舌生疮。草乌、南星各一个，生姜一块（焙干）。为末。每取二钱，临卧时以好醋调作靥子，贴手脚心。(《卫生易简方》)

14. 治蛀发癣。草乌连皮切片，炙脆，研粉。醋调，日涂三次。数日愈。(《外科证治全书》)

15. 治白癜风。草乌头半两，巴豆一分（细切）。用米醋和湿，以布裹，浴罢擦之。频浴为佳。(《是斋百一选方》)

七、香附

【别名】雀头香（《江表传》），莎草根（《别录》），香附子（《唐本草》），雷公头（《本草纲目》），香附米（《本草求真》），三棱草根（《中药志》），苦羌头（《中药材手册》），少尼子（《回回药方》）。

【来源】为莎草科莎草属植物莎草的干燥根茎。生于山坡草地、耕地、路旁水边潮湿处。分布于华东、中南、西南及河北、山西、辽宁、陕西、甘肃、台湾等地。

【采收加工】春、夏、秋三季均可采，一般在春、秋季采挖根茎，洗净泥土，晒至八成干，用火燎去须根，置沸水中略煮或蒸透后晒干。也可用火燎去须根后直接晒干。

【炮制】

1. 香附：取原药材，除去毛须及杂质，碾成绿豆大粒块，或润透切薄片，干燥。

2. 醋香附：取香附粒或片加入醋拌匀闷润至透，置锅内，用文火加热，炒干，取出放凉。（每100kg香附碎块或片，用米醋20kg）

3. 香附炭：取净香附，置锅内用武火炒至表面焦黑色，内部焦黄色，但须存性，喷淋清水，取出干燥。炒黑则止血。

4. 四制香附：取净香附碎块或片，用姜汁、盐水、黄酒、米醋拌匀，闷透，置锅内用文火加热，炒干取出放凉。（每100kg香附块或片，用黄酒、米醋各10kg，生姜5kg，食盐2kg）

5. 酒香附：取香附碎块或片加黄酒拌匀，闷透，置锅内，用文火加热，炒干，取出放凉。酒炒则行经络。（每100kg香附，用黄酒20kg）

贮干燥容器内，置阴凉干燥处，防蛀。醋香附、四制香附、酒香附、香附炭应密闭。香附炭应散热后贮存，防止复燃。

【性能与应用】辛、甘、微苦，平。归肝、三焦经。功用：理气解郁，调经，安胎。主治：胁肋胀痛，乳房胀痛，疝气疼痛，月经不调，脘腹痞满疼痛，嗳气吞酸，呕恶，经行腹痛，崩漏带下，胎动不安。

【用法与用量】内服：煎汤，5~10g；或入丸、散。外用：研末撒，调敷。

【使用注意】气虚无滞，阴虚血热者慎服。

【文献选录】

1.《汤液本草》："香附子，益血中之气药也，方中用治崩漏，是益气而止血也。又能化去瘀血，是推陈也。"

2.《本草衍义补遗》："香附子，必用童便浸，凡血气药必用之，引至气分而生血，此阳生阴长之理也。"

3.《本草纲目》:"香附之气,平而不寒,香而能窜,其味多辛能散,微苦能降,微甘能和。生则上行胸膈,外达皮肤,熟则下走肝肾,外彻腰足。炒黑则止血,得童溲浸炒则入血分而补虚,盐水浸炒则入血分而润燥,青盐炒则补肾气,酒浸炒则行经络,醋浸炒则消积聚,姜汁炒则化痰饮。"

4.《本草正义》:"香附,辛味甚烈,香气颇浓,皆以气用事,故专治气结为病……气结诸症,固肝胆横逆肆虐为多,此药最能调气,故濒湖谓之专入足厥阴。其实胸胁痹结,腹笥膜胀,少腹结痛,以及诸疝,无非肝络不疏。所谓三焦气分者,合上中下而一以贯之,固无论其何经何络也。"

【治方举例】

1. 治一切气疾心腹胀满,胸膈噎塞,噫气吞酸,胃中痰逆呕吐及宿酒不解,不思饮食。香附子(炒,去毛)三十二两,缩砂仁八两,甘草(爁)四两。上为细末。每服一钱,用盐汤点下。(《太平惠民和剂局方》)

2. 治心腹刺痛,调中快气。乌药(去心)十两,甘草(炒)一两,香附子(去皮毛,焙干)二十两。上为细末。每服一钱,入盐少许,或不着盐,沸汤点服。(《太平惠民和剂局方》)

3. 治心气痛、腹痛、少腹痛、血气痛不可忍者。香附子二两,蕲艾叶半两。以醋汤同煮熟,去艾,炒为末,米醋糊为丸梧子大。每白汤服五十丸。(《濒湖集简方》)

4. 解诸郁。苍术、香附、抚芎、神曲、栀子各等分。为末,水丸如绿豆大。每服一百丸。(《丹溪心法》)

5. 治停痰宿饮,风气上攻,胸膈不利。香附(皂荚水漫)、半夏各一两,白矾末半两。姜汁面糊丸,梧子大。每服三四十丸,姜汤随时下。(《仁存堂经验方》)

6. 治偏正头痛。川芎二两,香附子(炒)四两。上为末。以茶调服,得腊茶清尤好。(《澹寮方》)

7. 治脾胃不和。香附一斤(酒浸炒),山楂肉一斤(饭上蒸),半夏曲四两(炒),萝卜籽二两(炒)。共为细末,水叠为丸。白滚汤、姜汤随意服。(《婴

童类萃》）

8. 治一切名利失意，抑郁烦恼，七情所伤，不思饮食，面黄形瘦，胸膈痞闷诸症。香附米一斤半（用瓦器炒令黄色，取净末一斤），茯神（去皮木，为末）四两。上为末，炼蜜丸弹子大。每服一丸，空心细嚼，白滚汤下，或降气汤下好。（《仁术便览》）

9. 治消渴累年不愈。莎草根（去毛）一两，白茯苓（去黑皮）半两。上二味，捣罗为散。每服三钱匕，陈粟米饮调下，不计时候。（《圣济总录》）

10. 治头风头皮肿痛，两太阳穴疼及头旋眼晕。香附子（炒去毛）一两，大川芎一两，桂（去粗皮）半两，蝎梢二钱半。上为细末，每服二钱，水一盏，葱白二寸，山茶少许，煎至七分，食后服。（《叶氏录验方》）

11. 治吐血。莎草根（去毛）五两，甘草一两（锉，炙）。上二味，粗捣筛。每服二钱匕，水一盏，煎取七分，去滓温服。（《圣济总录》）

12. 治吐血。童便调香附末或白及末服之。（《丹溪治法心要》）

13. 治鼻衄。香附子（为末），妇人发（烧灰），研匀，汤调方寸匕服。（《卫生易简方》）

14. 治尿血。香附子、新地榆等分。各煎汤，先服香附汤三五呷，后服地榆汤。（《全生指迷方》）

15. 安胎。香附子（炒去毛），为细末。浓煎紫苏汤调下一钱。（《中藏经》）

16. 治下血不止或成五色崩漏。香附子（去皮毛，略炒）为末。每服二钱，清米饮调下。（《普济本事方》）

17. 治颓疝胀痛及小肠气。香附末二钱，海藻一钱。煎酒空心调下，并食海藻。（《濒湖集简方》）

18. 治经候不调。香附子一斤，分作四份，一份好酒浸七日，一份米醋浸七日，一份小便浸七日，一份盐水浸七日，各焙干。上为细末，醋糊为丸，如梧桐子大。每服七十丸，空心食前，温酒送下。肥人只依本方服，并无加减；瘦人加泽兰叶、赤茯苓各二两重。（《瑞竹堂经验方》）

19. 治妇人白带，下元虚冷。香附子二两（醋煮），吴茱萸、白薇各一

两。上为细末，酒糊为丸，如梧桐子大。每服五十丸，米汤下，空心服。（《普济方》）

20. 治瘰疬流注肿块，或风寒袭于经络，结肿或痛。香附为末，酒和，量疮大小，做饼覆患处，以热熨斗熨之。未成者内消，已成者自溃。若风寒湿毒，宜用姜汁作饼。（《外科发挥》）

21. 治乳痈，一切痈肿。香附（细末）一两，麝香二分。上二味研匀，以蒲公英二两，煎酒去渣，以酒调药。热敷患处。（《医学心悟》）

22. 治耳卒聋闭。香附子（瓦炒）研末，萝卜籽煎汤，早夜各服二钱，忌铁器。（《卫生易简方》）

23. 治聤耳出汁。香附末，以绵杖送入。（《经验良方》）

24. 治四时瘟疫，伤寒。陈皮（不去白）二两，香附子（炒香，去毛）、紫苏叶各四两，甘草（炙）一两。上为粗末。每服三钱，水一盏，煎七分，去滓热服，不拘时，日三服。若作细末，每服二钱，入盐点服。（《太平惠民和剂局方》）

25. 治跌打损伤。炒香附四钱，姜黄六钱。共研细末。每日服三次，每次服一钱。孕妇忌服。（《单方验方新医疗法选编》）

26. 治牙齿疼痛，往来不歇。香附子四两，细辛半两。上锉碎。每服二钱，水一盏，煎至八分，去滓，稍热漱，冷则吐之再易。（《奇效良方》）

八、茜草

【别名】茹藘（《诗经》），茹卢本（《五十二病方》），茅蒐（《毛诗传》），蒐茹（《黄帝内经》），蒐（《说文》），茜根（《神农本草经》），蒨草、地血、牛蔓（陆玑《诗疏》），芦茹（《刘涓子鬼遗方》），血见愁（《土宿本草》），过山龙（《格致余论》），地苏木、活血丹（《本草纲目拾遗》），红龙须根（《贵州民间方药集》），红茜根（《江苏省药材志》），入骨丹、红内消（《中药志》），福五汪、鲁你牙思（《回回药方》）。

【来源】为茜草科茜草属植物茜草的根及根茎。分布于全国大部分地区。

【采收加工】栽后2~3年，于11月挖取根部，晒干。

【炮制】

1. 茜草：取原药材，除去杂质，洗净润透，切厚片或段，干燥，筛去灰屑。

2. 茜草炭：取净茜草段或片，置锅内用武火加热，炒至表面焦黑色、内部棕褐色，喷淋清水少许，灭尽火星，取出再炒，至水汽逸尽，取出，晾干，凉透。

3. 炒茜草：取净茜草段或片，置锅内用文火加热炒黄。

4. 酒制茜草：取净茜草片与黄酒拌匀，置锅内用文火微炒，取出，晾干。（每茜草片100kg，用黄酒25kg）

【性能与应用】 苦，寒。归肝、心经。功用：凉血止血，活血化瘀。主治：血热咯血、吐血、衄血、尿血、便血、崩漏，经闭，产后瘀阻腹痛，跌打损伤，风湿痹痛，黄疸，疮痈，痔肿。茜草生用凉血止血，活血祛瘀。炒炭后寒性降低，性变收涩，止血作用增强。

【用法与用量】 内服：煎汤，10～15g；或入丸、散；或浸酒。

【使用注意】 脾胃虚寒及无瘀滞者慎服。

【文献选录】

1.《本草纲目》："茜草，气温行滞，味酸入肝，而成走血，专于行血活血。俗方治女子经水不通，以一两煎酒服之，一日即通，甚效。"

2.《药义明辨》："茜草，入肝与心包经，二经滞血为病宜此。方书用以疗吐血、衄血及尿血、泻血、诸热证，意主于从治而导瘀耳，非谓其性凉能止动血也。"

【治方举例】

1. 治吐血不定。茜草一两。生捣罗为散。每服二钱，水一中盏，煎至七分，放冷，饭后服之良。（《简要济众方》）

2. 治吐血后虚热燥渴及解毒。茜草（锉）、雄黑豆（去皮）、甘草（炙、锉）各等分。上三味，捣罗为细末，井华水和丸如弹子大。每服一丸，温水化下，不拘时候。（《圣济总录》）

3. 治衄血无时。茜草根、艾叶各一两，乌梅肉（焙干）半两。上为细末，

炼蜜丸如梧子大。乌梅汤下三十丸。(《普济本事方》)

4. 治咯血、尿血。茜草 9g，白茅根 30g。水煎服。(《河南中草药手册》)

5. 治女子经水不通。茜草一两。黄酒煎，空心服。(《经验广集》)

6. 治跌打损伤。茜草根 30～60g，水酒各半炖服；或茜草根和地鳖虫各 15g，酒水各半炖服。(《福建药物志》)

7. 治风湿痛，关节炎。鲜茜草根 120g，白酒 500g。将茜草根洗净捣烂，浸入酒内 1 星期，取酒炖温，空腹饮。第一次要饮到八成醉，然后睡觉，覆被取汗，每日 1 次。服药后 7 天不能下水。(《江苏验方草药选编》)

8. 治脚气并骨节风痛因血热者。茜草根一两，木瓜、牛膝、羌活各五钱。水煎服。(《本草汇言》)

9. 治黄疸。茜草根水煎代茶饮。(《本草汇言》引《方脉正宗》)

10. 治肾炎。茜草根 30g，牛膝、木瓜各 15g。水煎备用。另取童子鸡 1 只，去肠杂，蒸出鸡汤后，取汤一半同上药调服，剩下鸡肉和汤同米炖吃。(《福建药物志》)

11. 治热病，下痢脓血不止。茜根一两，黄芩三分，栀子一分，阿胶半两(捣碎，炒令黄燥)。上件药，捣筛为散。每服四钱，以水一中盏，煎至六分，去滓，不拘时候温服。(《太平圣惠方》)

12. 治脱肛不收。茜草、石榴皮各一握。酒一盏，煎七分，温服。(《太平圣惠方》)

13. 治牙痛。鲜茜草 30～60g。水煎服。(《河南中草药手册》)

14. 治风热喉痹。茜草一两，作一服。降血中之火。(《丹溪治法心要》)

15. 治疔疮伤，阴干为末。重者八钱，轻者五钱，好酒煎服；如放黄者，冲酒服。渣罨疔上。(《本草纲目拾遗》)

16. 治乳痈。茜草、枸橘叶各 9g。水煎，酌加黄酒服。外用鲜茜草茎叶捣烂敷患处。(《河南中草药手册》)

17. 治时行瘟毒，痘疮正发。煎茜草根汁，入酒饮之。(《奇效良方》)

九、姜黄

【别名】 宝鼎香（《本草纲目》），黄姜（《生草药性备要》），可儿堪（《回回药方》）。

【来源】 为姜科姜黄属植物姜黄的根茎。主产于四川、福建、江西等地。

【炮制】 除去杂质，略泡，洗净，润透，切厚片，晒干。

【性能与应用】 苦、辛，温。归脾、肝经。功用：破血行气，通经止痛。主治：血瘀气滞诸证，胸腹胁痛，妇女痛经，闭经，产后瘀滞腹痛，风湿痹痛，跌打损伤，痈肿，诸疮癣初生时痛痒。

【用法与用量】 内服：煎汤，3～10g；或入丸、散。外用：研末调敷。

【使用注意】 血虚气滞血瘀者及孕妇慎服。

【文献选录】

1.《本草拾遗》："姜黄，性热不冷，《本经》云寒，误也。"

2.《本草纲目》："姜黄、郁金、莲药三物，形状功用皆相近，但郁金入心治血，而姜黄兼入脾，兼治气，莲药则入肝，兼治气中之血，为不同尔。古方五痹汤，用片子姜黄治风寒湿气手臂痛。戴原礼《要诀》云，片子姜黄能入手臂治痛，其兼理血中之气可知。"

3.《本草述》："姜黄，试阅方书诸证之主治，如气证、痞证、胀满、喘、噎、胃脘痛、腹胁肩背及臂痛、痹、疝，虽所投有多寡，然何莫非以气为其所治之的，未有专为治血而用兹味，如《本草》所说也。且此味亦不等于破决诸剂，此味能致血化者，较之他血药有原委，不察于是，而漫谓其破血，讵知姜黄不任受'破'之一字也。"

4.《本草求真》："姜黄，功用颇类郁金、三棱、蓬术、延胡索，但郁金入心，专泻心包之血；莪术入肝，治气中之血；三棱入肝，治血中之气；延胡索则于心肝血分行气，气分行血，此则入脾，既治气中之血，复兼血中之气耳。"陈藏器曰：此药辛少苦多，性气过于郁金，破血立通，下气最速，凡一切结气积气，癥瘕瘀血，血闭痈疽，并皆有效，以其气血兼理耳。"

5.《本草求原》："姜黄，益火生气，辛温达火化气，气生化则津液行于三阴三阳；清者注于肺，浊者注于经、溜于海，而血自行，是理气散结而兼泄血也。"

6.《本草正义》："姜黄始见《唐本草》，称其辛苦大寒，藏器已辨其非，谓辛少苦多，性热不冷，则《唐本》寒字，盖亦传写之误……然又谓除风热，消痈肿，功力烈于郁金，则正以入血泄散，故痈疡之坚肿可消，疡科普通敷药之如意金黄散用之，即是此意。固非疏风清热作用，而乃竟以为除风热，宜乎有辛苦大寒之误矣。"

【治方举例】

1. 治右肋疼痛，胀满不食。片姜黄（洗）、枳壳（去瓤，麸炒）、桂心（去粗皮，不见火）各五钱，甘草（炙）二钱。上为细末，每服二钱。姜汤调服。热酒调服亦可，不拘时候。（《济生续方》）

2. 治心痛。姜黄一两，桂（去粗皮）三两。上二味，捣罗为细散。每服二钱匕，醋汤调下。（《圣济总录》）

3. 治蛔虫心痛，喜吐水，冲刺痛不可忍，或不能食，面黄腹满。姜黄一两三分，蕉芦（锉）一两，鹤虱（微炒）一两一分。上捣筛，每服三钱，水一盏，煎七分，又入酒一合，更煎取沸。空心服。晚食热饭，即虫下，一服未尽，更服。（《普济方》）

4. 治九气，膈气、风气、寒气、热气、忧气、喜气、惊气、怒气、山岚瘴气，积聚坚牢如杯，心腹刺痛，不能饮食，时去时来，发则欲死。川姜黄、甘草、香附子。为末，每服一大钱，入盐少许，空心白沸汤点服。（《世医得效方》）

5. 治风痰攻臂疼痛。姜黄二两，羌活一两，白术一两半，甘草一两，以上皆生用。每服约五大钱，水一盏，姜十片，煎至七分，去滓。温服。（《叶氏录验方》）

6. 治臂背痛，非风非痰。姜黄、甘草、羌活一两，白术二两。每服一两，水煎。腰以下痛，加海桐皮、当归、芍药。（《赤水玄珠》）

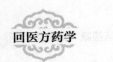

7. 治产后泄血不止，无禁度，及治腹痛胸膈闷。姜黄为末。酒服方寸匕，日三四服。(《济阴纲目》)

8. 治产后腹痛。川姜黄二分，没药一分。上为末，以水及童便各一盏，入药煎至一盏半。分作三服，通口服。约人行五七里再进一服，即止，不过三服便安。(《普济方》)

9. 治牙痛不可忍。姜黄、白芷、细辛等分。上为粗末。擦患处，须臾吐涎，以盐汤漱口。面赤肿者，去姜黄加川芎，其肿立消。(《景岳全书》)

10. 治五般淋。姜黄、滑石各二两，木通一两。上件为细末，每服一钱，水一盏，煎七分。温下，日三服。(《普济方》)

十、高良姜

【别名】小良姜(《中药志》)，高凉姜(《岭表录异》)，良姜(《太平惠民和剂局方》)，蛮姜(《本草纲目》)，海良姜(《药材学》)，扫兀邻张(《回回药方》)。

【来源】为姜科山姜属植物高良姜的根茎。生于荒坡灌丛或疏林中，或栽培。分布于广东(雷州半岛)、广西、海南、云南、台湾等地。

【采收加工】8~10月采挖生长4~6年的根茎，除去地上茎、须根及残留鳞片，切段、晒干。

【炮制】取原药材，除去杂质，洗净，润透，切薄片，晒干或低温干燥。炮制后贮干燥容器内，置阴凉干燥处，防蛀。

【性能与应用】辛，热。归脾、胃经。功用：温中散寒，理气止痛。主治：脘腹冷痛，呕吐，噫气。

【用法与用量】内服。煎汤，3~6g；或入丸、散。

【文献选录】

1.《本草纲目》："噎逆胃寒者，高良姜为要药，人参、茯苓佐之，为其温胃，解散胃中风邪也。"

2.《本草汇言》："高良姜，祛寒湿，温脾胃之药也。若老人脾肾虚寒，泄泻自利，妇人心胃暴痛，因气怒、因寒痰者，此药辛热纯阳，除一切沉寒痼冷，功与桂、附同等。苟非客寒犯胃，胃冷呕逆，及伤生冷饮食，致成霍乱吐泻者，不可轻用。叶正华曰：古方治心脾疼，多用良姜。寒者，与木香、肉桂、砂仁同用至三钱。热者，与黑山栀、川黄连、白芍药同用五六分，于清火药中，取其辛温下气、止痛。若脾胃虚寒之证，须与参、芪、半、术同行尤善。单用多用，辛热走散，必耗冲和之气也。"

【治方举例】

1. 治心口一点痛，乃胃有滞或有虫，多因恼怒及受寒而起，遂致终身不瘥。高良姜（酒洗七次，焙，研）、香附子（醋洗七次，焙，研）。上二味须要各焙、各研、各贮。如病因寒而得者，用高良姜二钱，香附末一钱；如因怒而得者，用高良姜一钱，香附末二钱；如因寒怒兼有者，用高良姜一钱五分，香附末一钱五分，以米饮汤加入姜汁一匙，盐一撮，为丸服之。（《良方集腋》）

2. 治胃寒，饮食不化及呕吐翻胃。高良姜、陈皮等分为末，炼蜜丸如桐子大。空心饮下一丸。（《卫生易简方》）

3. 治脾胃俱虚，胀满哕逆。高良姜、木香各捣罗为末，每服高良姜末一钱，木香末半钱。水一盏，同煎至七分，放温和渣徐呷，服不计时，勿用铁器煎。（《圣济总录》）

4. 治风寒湿气，腰脚疼痛。良姜、防己等分为末，捣大蒜和为饼。按痛处，铺艾灸之，以痛至不痛、不痛至痛为度。（《外科大成》）

5. 治风牙疼痛，不拘新久，亦治腮颊肿痛。良姜一块（约二寸）、全蝎一枚（瓦上焙干）。上为细末。以手指点药，如齿药用，须擦令热彻，须臾吐出少涎，以盐汤漱口。（《是斋百一选方》）

6. 治卒心腹绞痛如刺，两胁支满，烦闷不可忍。高良姜五两，厚朴二两，当归、桂心各三两。上四味，以水八升，煮取一升八合，分三服，日二。若一服痛止，便停，不须服，若强人为二服，劣人分三服。（《千金方》）

7. 治心脾痛。高良姜、槟榔等分，各炒。上为细末，米调下。（《是斋百一选方》）

8. 治霍乱呕吐不止。高良姜（生锉）一味，粗捣筛。每服三钱匕，水一盏，枣一枚（去核），煎至五分，去滓，用水沉冷，顿服。（《圣济总录》）

9. 治诸寒疟疾。良姜、白姜各等分。二味火上煅，留性，为末。每服三钱，雄猪胆一个，水一盏，温和胆汁调下。（《续本事方》）

十一、紫草

【别名】藐、茈草（《尔雅》），紫丹、紫芙（《神农本草经》），地血（《吴普本草》），紫草茸（《小儿药证直诀》），鸦衔草（《本草纲目》），紫草根（《现代实用中药》），山紫草（《江苏植物药材志》），红石根（《辽宁经济植物志》），野紫草、野麻灯（《湖南药物志》），西藏紫草（《全国中草药汇编》），新疆紫草（《中药鉴别手册》）。

【来源】为紫草科假紫草属植物软紫草、黄花软紫草和紫草属植物紫草的根。软紫草分布于西藏西部、甘肃及新疆。黄花软紫草分布于河北北部、内蒙古、西藏、甘肃西部、宁夏、新疆。紫草分布于东北地区及河北、山西、江苏、安徽、江西、山东、河南、湖北、湖南、广西、四川、贵州、陕西、甘肃、青海、宁夏等地。

【采收加工】春、秋季采挖，晒干。

【炮制】取原药材，除去杂质，洗净，润透，切薄片，干燥，筛去灰屑。

贮干燥容器内，置通风干燥处。

【性能与应用】苦，寒。归心、肝经。功用：凉血活血，解毒透疹。主治：吐血，衄血，尿血，紫癜，斑疹，麻疹，黄疸，痈疽，烫伤。

【用法与用量】内服：煎汤，3~9g；或入散剂。外用：熬膏或制油涂。

【使用注意】胃肠虚弱，大便溏泻者禁服。

【文献选录】

1.《药鉴》："（紫草）大都血家药也，无问麻痘症，无论痈疽病，无问男女杂症，但见血紫血热，及热毒深者俱宜用之，但泻痢则忌，糯米监制无妨。"

2.《本草纲目》："紫草，其功长于凉血活血，利大小肠。故痘疹欲出未出，血热毒盛，大便闭涩者，宜用之。已出而紫黑便闭者，亦可用。若已出而红活，及白陷大便利者，切宜忌之……又曾世荣《活幼心书》云，紫草性寒，小儿脾气实者犹可用，脾气虚者反能作泻。古方惟用茸，取其初得阳气，以类触类，所以用发痘疮。今人不达此理，一概用之，非矣。"

3.《本草经疏》："苦寒性滑，故利九窍而通利水道也。腹肿胀满者，湿热瘀滞于脾胃，则中焦受邪而为是病，湿热解而从小便出，则前证自除也。"

4.《本草求真》："痘疮血热毒盛，二便闭涩者，治当用此。俾血得寒而凉，得咸而降，得滑而通，得紫而入，血凉毒消，而二便因以解矣。奈世误以为宣发之药，不论毒闭与否辄用，殊失用药意义矣。"

【治方举例】

1. 治吐血、衄血。紫草、怀生地各四两，白果肉百个，茯苓、麦门冬各三两。煎膏，炼蜜收。每早、晚各服十余茶匙，白汤下。（《方脉正宗》）

2. 治疮疹初出。紫草（去粗梗）二两，陈橘皮（去白，焙干）一两。上为末。每服一大钱，水一盏，入葱白二寸，煎至六分，去渣温服，无时。乳儿与乳母兼服之，断乳令自服。（《小儿卫生总微论方》）

3. 治五疸热黄。紫草三钱，茵陈草一两。水煎服。（《本草切要》）

4. 治小便淋沥不通。紫草三分。上一味，捣罗为散。和井华水一盏半，顿服。（《圣济总录》）

5. 治痈疽便闭。紫草、栝楼等分。新水煎服。（《仁斋直指方》）

6. 治赤游丹毒，红晕如云头。紫草五钱，鼠粘子一两。研细。水煎服。（《本草汇言》）

7. 治恶虫咬人。用紫草油涂之。（《太平圣惠方》）

十二、莪术

【别名】 蓬莪茂（《雷公炮炙论》），蓬莪术（侯宁极《药谱》），广茂（《珍珠囊》），蓬术（《普济方》），青姜（《续医说》），羌七（《生草药性备要》），广术（《本草求真》），黑心姜（《岭南采药录》），文术（《四川中药志》）。

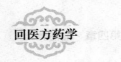

【来源】莪术为姜科姜黄属植物莪术、广西莪术的根茎。莪术分布于广东、广西、四川、云南等地，浙江、福建、湖南等地有少量栽培。广西莪术主要分布于广西。

【采收加工】12月中下旬地上部分枯萎时，挖掘根部，除去根茎上的泥土，置锅里蒸或煮约15分钟，晒干或烘干，撞去须根即成。也可将根茎放入清水中浸泡，捞起，沥干水，润透，切薄片，晒干或烘干。

【炮制】

1. 莪术：取原药材，除去杂质，大小个分开，洗净，润透或置笼屉内蒸软后切薄片，干燥。生品行气止痛，破血祛瘀力甚。

2. 醋莪术：取净莪术置锅中，加米醋与适量水浸没，煮至醋液被吸尽，切开无白心时，取出稍晾，切厚片，干燥。醋炙后主入肝经血分，增强散瘀止痛的作用。（每100kg莪术，用米醋20kg）

3. 酒莪术：取净莪术片，置锅内，用微火加热，炒热后，均匀喷入酒，继续炒干，取出晾凉。（每0.5kg莪术片，用酒0.06kg）

贮干燥容器内，置通风干燥处，防蛀。醋莪术、酒莪术密闭，置阴凉干燥处。

【性能与应用】辛、苦，温。归肝、脾经。功用：行气破血，消积止痛。主治：饮食积滞，脘腹胀痛，血滞经闭，痛经，癥瘕痞块，跌打损伤。

【用法与用量】内服：煎汤，3～10g；或入丸、散。外用：煎汤洗；或研末调敷。行气止痛多生用，破血祛瘀宜醋炒。

【使用注意】月经过多者及孕妇禁服。

【文献选录】

1.《本草经疏》："心腹痛者，非血气不得调和，即是邪客中焦所致。中恶疰忤鬼气，皆由气不调和，脏腑壅滞，阴阳乖隔，则疫疬疰忤鬼气，得以凭之。莪气香烈，能调气通窍，窍利则邪无所容而散矣。解毒之义，亦同乎是。其主霍乱冷气吐酸水及饮食不消，皆行气之功也，故多用酒磨。又疗妇人血气结积，丈夫奔豚，入肝破血行气故也，多用醋磨。""蓬莪莪行气破血散结，是其功能之所长，若夫妇人、小儿气血两虚，脾胃素弱而无积滞者，用之反能损真气，使食愈不消而脾胃益弱。即有血气凝结、饮食积滞，亦当与健脾开胃、补益元气药同用，乃无损耳。"

2.《药品化义》："蓬术味辛性烈，专攻气中之血，主破积消坚，去积聚癖块，经闭血瘀，扑损疼痛。与三棱功用颇同，亦勿过服。"

3.《萃金裘本草述录》："破气中之血，血涩于气中则气不通，此味能疏阳气以达于阴血，血达而气乃畅，故前人谓之益气。"

【治方举例】

1. 治妇人血气攻心（痛）不可忍并走注。蓬莪术半两（油煎乘熟切片），玄胡索一分。上为细末。每服半钱，淡醋汤调下，食前。（《鸡峰普济方》）

2. 治吞酸吐酸。蓬莪术一两，川黄连五钱（吴茱萸五钱同煮，去吴茱萸）。水煎服。（《丹溪心法》）

3. 治大病之后，脾气虚弱，中满腹胀，四肢虚浮，状若水气。蓬莪茂（炮，切）、香附（炒）、茴香（炒）、陈橘皮（去白）、甘草（炙）各等分。为细末。每服二钱，煎灯心、木瓜汤下。（《杨氏家藏方》）

4. 治气不接续，气短，兼治滑泄及小便数。蓬莪茂一两，金铃子（去核）一两。上件为末，更入硼砂一钱，炼过研细都和匀。每服二钱，盐汤或温酒调下，空心服。（《孙尚药方》）

5. 治盘肠内吊腹痛。以温水化阿魏一钱，去砂石，浸蓬莪术半两，一昼夜取出，焙干为细末。每服半钱，煎米饮紫苏汤调下，空心服。（《小儿卫生总微论方》）

6. 治小肠脏气，非时痛不可忍。蓬莪茂研末，空心葱酒服一钱。（《本草纲目》引《杨子建护命方》）

7. 治妇人血气痛游走及腰痛。蓬术（切片）、干漆（研碎）各二两。上同炒，令漆焦香，取出漆不用，只用蓬术为末，温酒调下三钱。腰痛，胡桃酒下；游走痛，冷水调下。（《普济方》）

8. 治妇人血积血块，经闭。莪术、三棱各一两，熟大黄一两。丸如绿豆大，

每服一二十丸，白汤下。(《慎斋遗书》)

9. 治产后心腹有宿冷疼痛。蓬莪术一两，五灵脂三两，醋三升。上捣罗为末，以醋熬为膏，候可丸即丸如梧桐子大。不计时候，以秫香汤或热酒下十丸。(《普济方》)

10. 治小便不通。蓬莪术(锉，炒)、林香子(炒)、茶叶各半两。上三味，捣罗为散。每服三钱匕，以水一盏，盐二钱匕，葱白二寸，煎至六分，和滓空心服。(《圣济总录》)

11. 治伤扑疼痛。莪术、白僵蚕、苏木各一两，没药半两为末。每服二钱，水煎温服，日三五服。(《博济方》)

12. 治漆疮。以蓬莪术、贯众煎汤洗之。(《普济方》)

十三、藜芦

【别名】葱苒(《神农本草经》)，葱葵、山葱、丰芦、蕙葵、公苒(《吴普本草》)，葱菼(《别录》)，梨卢(《本草经集注》)，葱白藜芦、鹿葱(《本草图经》)，憨葱(《儒门事亲》)，葱芦、葱管藜芦(《本草纲目》)，旱葱(《山东中药》)，人头发、毒药草(《四川中药志》)，七厘丹(《南方主要有毒植物》)，黑藜芦(《东北药用植物图志》)。

【来源】藜芦为百合科藜芦属植物藜芦、牯岭藜芦、毛穗藜芦、兴安藜芦及毛叶藜芦的根及根茎。藜芦分布于东北、华北地区及山东、河南、湖北、四川、贵州、陕西、甘肃等地。牯岭藜芦分布于江苏、浙江、安徽、福建、江西、湖北、湖南、广东和广西等地。毛穗藜芦分布于内蒙古、辽宁、吉林、黑龙江和山东等地。兴安藜芦分布于辽宁、吉林和黑龙江。毛叶藜芦分布于浙江、江西、湖北、湖南、四川、云南和台湾等地。

【采收加工】5~6月花葶未抽前采挖，除去叶，晒干或烘干。

【性能与应用】辛、苦，寒；有毒。归肝、肺、胃经。功用：涌吐风痰，杀虫。主治：中风痰壅，癫痫，疟疾，疥癣，恶疮。

【用法与用量】内服：入丸、散，0.3~0.6g。外用：研末，油或水调涂。

【使用注意】 体虚气弱患者及孕妇禁服。反细辛、芍药、人参、沙参、丹参、玄参、苦参。服之吐不止，可饮葱汤解。

【文献选录】

1.《本草纲目》："哕逆用吐药，亦反胃用吐法祛痰积之义。吐药不一，常山吐疟痰，瓜蒂吐热痰，乌附尖吐湿痰，莱菔子吐气痰，藜芦则吐风痰也。"

2.《本草经疏》："藜芦，《本经》主蛊毒、咳逆及《别录》疗哕逆、喉痹不通者，皆取其宣壅导滞之力。苦为涌剂，故能使邪气痰热，胸膈部分之病，悉皆吐出也。辛能散结，故主鼻中息肉；苦能泄热杀虫，故主泄痢肠遗，头疡，疥瘙，杀诸虫毒也。"

【治方举例】

1. 治头痛不可忍。藜芦一茎，暴干，捣罗为散，入麝香麻子许，研匀吹鼻中。(《圣济总录》)

2. 治黄疸。藜芦着灰中炮之，小变色，捣为末，水服半钱匕，小吐，不过数服。(《肘后方》)

3. 治疥癣。藜芦细捣为末，以生油调敷之。(《斗门方》)

4. 治癣立有神效。藜芦根半两，轻粉二钱半。为细末，凉水调，搽癣上。(《普济方》)

十四、蕨麻

【别名】 延寿果、鹿跑草(《本草纲目拾遗》)，人参果(《西藏常用中草药》)，仙人果、鸭子巴掌菜、老鸹膀子(《中国经济植物志》)，曲尖委陵菜(《兰州植物志》)，蕨麻委陵菜(《秦岭植物志》)，鹅绒委陵菜、莲菜花(《中国高等植物图鉴》)，洋沙果(《云南经济植物志》)。

【来源】 为蔷薇科委陵菜属植物蕨麻的块根。分布于华北、东北、西北及四川、云南、西藏等地。

【采收加工】 6~9月采挖，晒干。

【炮制】 取原药材，除去杂质，筛去灰屑。贮干燥容器内，置通风干燥处。

【性能与应用】甘、微苦，寒。功用：补气健脾，生津止渴。主治：病后血虚，营养不良，水肿，脾虚泄泻，风湿痹痛。

【用法与用量】内服：煎汤，15～30g。

【治方举例】治脾胃虚弱，浮肿。蕨麻30g，大米30g。熬稀饭喝。（《青海常用中草药》）

十五、水仙根

【别名】水仙球根（《本草钩沉》）。

【来源】为石蒜科水仙属植物水仙的鳞茎。多栽培于花圃中或盆栽。分布于江苏、浙江、福建、广东、四川、贵州等地。

【采收加工】春、秋季采挖较佳。将根头挖起后，截去苗茎、须、根，洗净泥沙，用开水潦后，晒干；或纵切成片，晒干。

【性能与应用】苦、微辛，寒，有毒。归心、肺经。功用：清热解毒，散结消肿。主治：痈疽肿毒，乳痈，瘰疬，痄腮，鱼骨鲠喉。

【使用注意】本品有毒，不宜内服。

【治方举例】

1. 治痈毒初起。水仙鳞茎、红糖各适量。捣绒外敷。（《万县中草药》）

2. 治腮腺炎。水仙鳞茎、马勃各适量。捣绒外敷。（《万县中草药》）

3. 治乳癌初起，坚硬如鸡蛋大。水仙根适量。捣烂敷于患处。（《常见抗癌中草药》）

十六、人参

【别名】山参、园参、人衔、鬼盖、棒槌（《神农本草经》），土精、神草、黄参、血参（《吴普本草》），地精（《广雅》），百尺杵（《本草图经》），海腴、金井玉阑、孩儿参（《本草纲目》）。

【来源】为五加科人参属植物人参的根。生于山坡密林中，分布于我国东北诸省。辽宁和吉林有大量栽培，近年来河北、山西、陕西、甘肃、宁夏、湖北等地也有种植。

【采收加工】一般应采生长5年以上的。秋季采挖，特别是野山参，当果实成熟呈鲜红色，较易发现，挖时尽可能连须根一起挖出，除净泥土，晒干叫"生晒参"。经水烫，浸糖后干燥的叫"白糖参"。蒸熟后晒干或烘干的参叫"红参"。

【炮制】糖参类：除去芦头，切段即可。红参类：除去芦头，切段；或以湿布包裹，润软后切片，晾干。

【性能与应用】甘、微苦，微温。归脾、肺、心经。功用：补气，固脱，生津，安神，益智。主治：气短喘促，心悸健忘，口渴多汗，食少无力，一切急慢性疾病及失血后引起的休克、虚脱。

【用法与用量】内服：煎汤，3～10g，大剂量10～30g，宜另煎兑入；或研末，1～2g；或敷膏；或泡酒；或入丸、散。

【使用注意】实证、热证而正气不虚者忌服。反藜芦、畏五灵脂、恶皂荚，应忌同用。

【文献选录】

1.《本草经集注》："茯苓为使。恶溲疏。反藜芦。"

2.《药性论》："马蔺为使，恶卤咸。"

3.《医学入门》："阴虚火旺吐血者慎用。"

4.《药品化义》："若脾胃热实，肺受火邪，喘嗽痰盛，失血初起，胸膈痛闷，噎膈便秘，有虫有积，皆不可用。"

【治方举例】

1.治营卫气虚，脏腑怯弱，心腹胀满，全不思食，肠鸣泄泻，呕哕吐逆。人参（去芦）、白术、茯苓（去皮）、甘草（炙）各等分。上为细末，每服二钱，水一盏，煎至七分，通口服，不拘时，入盐少许，白汤点亦得。常服温和脾胃，进益饮食，辟寒邪瘴雾气。（《太平惠民和剂局方》）

2.治胃虚冷，中脘气满，不能传化，善饥不能食。人参末二钱，生附子末半钱，生姜一分（切碎）。上三味和匀，用水七合，煎至二合，以鸡子一枚取

清，打转，空心顿服。（《圣济总录》）

3. 治肺虚久咳。人参末二两，鹿角胶（炙，研）一两。每服三钱，用薄荷、豉汤一盏，葱少许，入铫子煎一二沸，倾入盏内，遇咳时，温呷三五口。（《食疗本草》）

4. 治阳虚气喘，自汗盗汗，气短头运。人参五钱，熟附子一两。分为四帖，每帖以生姜十片，流水二盏，煎一盏，食远温服。（《济生方》）

5. 治消渴引饮无度。人参、瓜蒌根各等分。生为末，炼蜜为丸，梧桐子大。每服三十丸，麦冬汤送下。（《仁斋直指方》）

十七、大黄

【别名】黄良、火参、肤如（《吴普本草》），锦纹大黄（《千金方》），川军（《中药材手册》），罗亦那、微列知（《回回药方》）。

【来源】为蓼科大黄属植物掌叶大黄、唐古特大黄或药用大黄的根及根茎。掌叶大黄生于山地林缘或草坡，野生或栽培。分布于四川西部、云南西北部、西藏东部、陕西、甘肃东南部、青海等地。唐古特大黄生长于山地林缘较阴湿的地方。分布于四川及西藏东北部、甘肃青海等地。药用大黄生于山地林缘或草坡，分布于河南西部、湖北西部、四川、贵州、云南、陕西南部等地。

【采收加工】9～10月选择生长3年以上的植株，挖取根茎，切除茎叶、支根，刮去粗皮及顶芽，风干、烘干或切片晒干。

【炮制】

1. 生大黄（又名生军）：原药拣净杂质，大小分档，闷润至内外湿度均匀，切片或切成小块，晒干。

2. 酒大黄：取大黄片用黄酒均匀喷淋，微闷，置锅内用文火微炒，取出晾干。（大黄片50kg用黄酒7kg）

3. 熟大黄（又名熟军、制军）：取切成小块的生大黄，用黄酒拌匀，放蒸笼内蒸制，或置罐内密封，坐水锅中，隔水蒸透，取出晒干。亦有按上法反复蒸制2～3次者。（大黄块50kg用黄酒7.5～12.5kg）

4. 大黄炭：取大黄片置锅内，用武火炒至外面呈焦褐色（存性），略喷清水，取出晒干。

【性能与应用】 苦，寒。归胃、脾、心包、大肠、肝经。功用：泻热毒，破积滞，行瘀血。主治：实热便秘，谵语发狂，食积痞满，痢疾初起，里急后重，瘀停经闭，癥瘕积聚，时行热疫，暴眼赤痛，吐血，衄血，阳黄，水肿，淋浊，溲赤，痈疡肿毒，疔疮，烫火伤。

【用法与用量】 内服：煎汤（用于泻下，不宜久煎），3～12g，或入丸、散。外用：研末，水或醋调敷。

【使用注意】 本品苦寒，易伤胃气，脾胃虚弱者慎用；妇女怀孕、月经期、哺乳期应忌用。

【文献选录】

1. 《药性论》："主寒热，消食，炼五脏，通女子经候，利水肿，破痰实，冷热积聚，宿食，利大小肠，贴热毒肿，主小儿寒热时疾，烦热，蚀脓，破留血。"

2. 《本草纲目》："主治下痢亦白，里急腹痛，小便淋沥，实热燥结，潮热谵语，黄疸，诸火疮。"

【治方举例】

1. 治眼暴热痛，眦头肿起。大黄（锉，炒）、枳壳（去瓤，麸炒）、芍药各三两，山栀子仁、黄芩（去黑心）各二两。上五味粗捣筛，每服五钱匕，水一盏半，煎至七分，去滓，食后临卧服。（《圣济总录》）

2. 治心气不足，吐血衄血。大黄二两，黄连、黄芩各一两。上三味，以水三升，煮取一升，顿服之。（《金匮要略》）

十八、大戟

【别名】 法里夫荣、刺不啉（《回回药方》），下马仙（《本草纲目》），荞（《尔雅》）。

【来源】 为大戟科大戟属植物大戟的根。生于路旁、山坡、荒地及较阴湿的树林下。分布于东北、华东地区及河北、河南、湖南、湖北、四川、广东、广西等地。

【采收加工】秋季地上部分枯萎后至早春萌芽前，挖掘根部切片晒干或烘干。

【炮制】

1. 大戟：拣去杂质，用水洗净，润透，切段或切片，晒干。

2. 醋大戟：取大戟段或片，加醋浸拌，置锅内用文火煮至醋尽，再炒至微干，取出，晒干。

【性能与应用】苦、辛，寒；有毒。入肺、脾、肾经。功用：泻水逐饮，消肿散结。主治：水肿，胸腹积水，痰饮积聚，二便不利，痈肿，瘰疬。

【用法与用量】内服：煎汤，0.5～3g；或入丸、散。外用：适量，研末或熬膏敷；或煎水熏洗。

【使用注意】虚寒阴水者及孕妇忌服。体弱者慎用。

【文献选录】

1.《药性论》："下恶血癖块、腹内雷鸣，通月水，善治瘀血，能堕胎孕。"

2.《日华子本草》："泻毒药，泄天行黄病、温疟，破癥瘕。"

【治方举例】

1. 治水肿。枣一斗，锅内入水，上有四指，用大戟并根苗盖之一遍，盆合之，煮熟为度，去大戟不用，旋旋吃，无时。（《活法机要》）

2. 治通身肿满喘息，小便涩。大戟（去皮，细切，微炒）二两，干姜（炮）半两。上二味捣罗为散，每服三钱匕，用生姜汤调下，良久，糯米饮投之，以大小便利为度。（《圣济总录》）

3. 治水气肿胀。大戟一两，广木香半两。为末，五更酒服一钱半，取下碧水，后以粥补之。忌咸物。（《本草纲目》）

4. 治黄疸。大戟一两，茵陈二两。水浸空心服。（《本草汇言》）

5. 治温疟寒热腹胀。大戟五钱，柴胡、姜制半夏三钱，广皮一钱，生姜三片。水两大碗，煎七分服。（《方脉正宗》）

十九、大蒜

【别名】卵蒜（《夏小正》），胡蒜（《广志》），速古儿的菜（《回回药方》）。

【来源】为百合科葱属植物大蒜的鳞茎。全国各地均产。

【采收加工】春、夏采收，扎把，悬挂通风处，阴干备用。

【性能与应用】辛、平，温。归脾、胃、肺经。功用：行滞气，暖脾胃，消癥积，解毒。主治：饮食积滞，脘腹冷痛，水肿胀满，痈疽肿毒，白秃癣疮，蛇虫咬伤，感冒，菌痢，阿米巴痢疾，肠炎。

【用法与用量】内服：煎汤，4.5～9g，生食、煨食或捣泥为丸。外用：捣敷、做栓剂或切片灸。

【使用注意】阴虚火旺者，以及目、口齿、喉、舌诸患和时行病后均忌食。

【文献选录】

1.《本草经疏》："凡肺胃有热，肝肾有火，气虚血弱之人，切勿沾唇。"

2.《本经逢原》："脚气、风病及时行病后忌食。"

3.《随息居饮食谱》："阴虚内热，胎产，痧痘，时病，疮疟血证，目疾，口齿喉舌诸患，咸忌。"

【治方举例】

1. 治脚转筋。急将大蒜磨脚心，令遍、热。（《摄生众妙方》）

2. 治寒疟，手足鼓颤，心寒面青。独蒜一枚，黄丹半两。上药相和，同捣一千杵，丸如黑豆大。未发时以茶下二丸。（《普济方》）

3. 治鼻衄不止，服药不应。蒜一枚，去皮，研如泥，作钱大饼子，厚一豆许，左鼻血出，贴左足心，右鼻血出，贴右足心，两鼻俱出，俱贴之。（《简要济众方》）

二十、锁阳

【别名】琐阳（《丹溪心法》），锈铁棒（《新疆药材》），地毛球（《中药志》），黄骨狼（《宁夏中草药手册》），锁严子（《陕甘宁青中草药选》），羊锁不拉（《内蒙古中草药》），耶尔买他格（《维吾尔药志》）。

【来源】为锁阳科锁阳属植物锁阳的肉质茎。生长于干燥多沙地带，多寄生于白刺的根上。主产甘肃、新疆、内蒙古等地。宁夏、青海等地亦产。

【采收加工】春季采挖，除去花序，切段，晒干。

【炮制】挖出后除去花序，置沙滩中半埋半露，晒干即成。少数地区趁鲜时切片晒，除去泥土杂质，洗净润透，切片晒干。

【性能与应用】甘，温。归肾、肝、大肠经。功用：补肾壮阳，润肠通便。主治：肾虚阳痿，遗精早泄，下肢痿软，虚人便秘。

【用法与用量】内服：煎汤，5～15g；或入丸、散。

【使用注意】阴虚火旺，脾虚泄泻及实热便秘者禁服。长期食用，亦可致便秘。

【文献选录】

1.《本草衍义补遗》："补阴气，治虚而大便燥结用。"

2.《本草纲目》："润燥养筋。治痿弱。"

3.《内蒙古中草药》："治阳痿遗精，腰腿酸软，神经衰弱，老年便秘。"

【治方举例】

1. 治痿证。黄柏半斤（酒炒），龟板四两（酒炙），知母二两（酒炒），熟地黄、陈皮、白芍各二两，锁阳一两半，虎骨一两（炙），干姜半两。上为末，酒糊丸，或粥丸。（《丹溪心法》）

2. 治肾虚遗精，阳痿。锁阳、龙骨、苁蓉、桑螵蛸、茯苓各等分。共研末，炼蜜为丸，每服三钱，早晚各一次。（《宁夏中草药手册》）

3. 治阳痿，早泄。锁阳五钱，党参、山药各四钱，覆盆子三钱。水煎服。（《陕甘宁青中草药选》）

4. 治老年气弱阴虚，大便燥结。锁阳、桑椹子各五钱。水煎取浓汁加白蜂蜜一两，分两次服。（《宁夏中草药手册》）

5. 治泌尿系感染，尿血。锁阳、忍冬藤各五钱，茅根一两。水煎服。（《宁夏中草药手册》）

6. 治二度子宫下垂。锁阳五钱，木通三钱，车前子三钱，甘草三钱，五味子三钱，大枣三个，水煎服。(《中国沙漠地区药用植物》)

二十一、白附子

【别名】牛奶白附（《中药志》），野半夏（《江西民间草药》），野慈菇（《泉州本草》）。

【来源】为天南星科独角莲属植物独角莲的块茎。生于林下或山沟阴湿地。主产河南、甘肃、湖北等地。

【采收加工】秋季采挖，除去须根及外皮，用硫黄熏 1～2 次，晒干。或用白矾、生姜制成后切片。

【炮制】

1. 生白附子：除去杂质。

2. 制白附子：取净白附子，分开大小个，浸泡，每日换水 2～3 次，数日后如起黏沫，换水后加白矾（每白附子100kg，用白矾2kg），泡一日后再换水，至口尝微有麻舌感为度，取出。将生姜片、白矾粉置锅内加适量水，煮沸后，倒入白附子共煮至无干心，捞出，除去生姜片，晾至六至七成干，切厚片，干燥。

【性能与应用】辛、甘，温；有毒。归胃、肝经。功用：祛风痰，定惊搐，解毒散结，止痛。主治：中风痰壅，口眼㖞斜，语言涩謇，痰厥头痛，偏正头痛，喉痹咽痛，破伤风症。外治瘰疬痰核，毒蛇咬伤。

【用法与用量】一般炮制后用，煎服 3～5g，研末服 0.5～1g。外用生品适量捣烂，熬膏或研末以酒调敷患处。

【使用注意】本品辛温燥烈，阴虚、血虚动风或热动肝风者及孕妇，均不宜用。生品一般不内服。

【文献选录】《本草纲目》："白附子乃阳明经药，与附子相似，故得此名，实非附子也。"

二十二、仙茅

【别名】 独茅根、茅爪子、婆罗门参（《开宝本草》），独脚仙茅、蟠龙草（《生草药性备要》），风苔草、冷饭草（《质问本草》），小地棕根（《草木便方》），地棕根（《分类草药性》），仙茅参（《中药志》），独脚丝茅（《江西中药》），黄茅参、独脚黄茅（《广西中药志》），独足绿茅根（《四川中药志》），天棕、山棕、土白芍、平肝薯、盘棕、山兰花（《草药单方临床病例经验汇编》），阿输乾陀（《本草纲目》）。

【来源】 为仙茅科仙茅属植物仙茅的根茎。生于海拔 1600m 以下的林中、草地或荒坡上。主产于中国四川南部及云南、贵州、广西、浙江、江西、福建、台湾、湖南和广东，在东南亚各国及日本也有分布。

【采收加工】 2～4 月发芽前或 7～9 月苗枯萎时挖取根茎，洗净，除去须根和根头。晒干，或蒸后晒干。

【炮制】 酒仙茅：取净仙茅用黄酒拌匀，润透后，置锅内微炒至干，取出，晾干。

置干燥处，防霉，防蛀。

【性能与应用】 辛，温；有毒。归肺、肾经。功用：温肾阳，壮筋骨。主治：阳痿精寒，小便失禁，崩漏，心腹冷痛，痈疽，瘰疬，阳虚冷泻，筋骨痿痹。

【用法与用量】 内服：煎汤，4.5～9g；或入丸、散。外用：捣敷。

【使用注意】 本品药性燥热，且有毒性，能助火伤阴，故不宜过量或长期服用。如有阴虚火旺，或有热证者不宜用。本品服用过量可引起全身冷汗、四肢厥冷、麻木，舌体肿胀，烦躁，甚至昏迷等。

【文献选录】

1.《海药本草》："主风，补暖腰脚，清安五脏，强筋骨，消食。"

2.《日华子本草》："治一切风气，补五劳七伤，开胃下气。"

3.《开宝本草》："主心腹冷气不能食，腰脚风冷挛痹不能行，丈夫虚劳，老人失溺。"

4.《生草药性备要》："补肾，止痛，治白浊，理痰火，煲肉食。"

【治方举例】

1. 治冲任不调症状的高血压病。仙茅、仙灵脾、巴戟、知母、黄柏、当归，六味等分，煎成浓缩液。日服二次，每次五钱至一两。（《中医研究工作资料汇编》）

2. 治蛇咬。天棕同半边莲捣烂贴患处。（《草药单方临床病例经验汇编》）

二十三、苏木

【别名】苏枋（《南方草木状》），苏方（《肘后方》），苏方木（《新修本草》），红柴（《四川中药志》），落文树（《玉溪中草药》）。

【来源】为豆科芸实属植物苏木的心材。分布于云南金沙江河谷和红河河谷。福建、广东、广西、海南、四川、贵州、云南、台湾等地有栽培。

【采收加工】采收和贮藏：苏木种植后 8 年可采入药。把树干砍下，削去外围的白色边材，截成每段长 60cm，粗者对半剖开，阴干后，扎捆置阴凉干燥处贮藏。

【炮制】《雷公炮炙论》：凡使（苏木），去上粗皮并节了……细锉了，重捣，拌细条梅枝蒸，从巳至申，出，阴干用。

【性能与应用】甘，咸，平；无毒。归心、肝、胃经。功用：活血祛瘀，消肿定痛。主治：妇人血滞经闭，痛经，产后瘀阻心腹痛，产后血晕，痈肿，跌打损伤，破伤风。

【用法与用量】内服：煎汤，3~9g；或研末。外用：适量，研末撒敷。

【使用注意】血虚无瘀者不宜，孕妇忌服。

【文献选录】

1.《海药本草》："主虚劳血癖气壅滞；产后恶露不安，腹中搅痛；及经络不通，男女中风，口噤不语。"

2.《本草拾遗》："主霍乱呕逆及人常呕吐，用水煎服之。破血当以酒煮为良。"

3.《唐本草》:"主破血,产后血胀闷欲死者。"

4.《医学启源》:"《主治秘诀》云,发散表里风气。""破死血。"

5.《医林纂要》:"补心散瘀,除血分妄作之风热。"

6.《本草纲目》:"苏方木及三阴须血分药,少用则和血,多用则破血。"

7.《本草经疏》:"苏方木,凡积血与夫产后血胀闷欲死,无非心、肝二经为病,此药咸主入血,辛能走散,败浊瘀积之血行,则二经清宁,而诸证自愈。"

8.《本经逢原》:"苏木,阳中之阴,降多升少,肝经血分药也。性能破血,产后血胀闷欲死者,苦酒煮浓汁服之,本虚不可攻者,用二味参苏饮,补中寓泻之法,凛然可宗,但能开泄大便,临症宜审,若因恼怒气阻经闭者,宜加用之。"

9.《本草求真》:"苏木,功用有类红花,少用则能和血,多用则能破血。但红花性微温和,此则性微寒凉也。故凡病因表里风起,而致血滞不行,暨产后血晕,胀满以死,及血痛、血瘕、经闭、气壅痈肿,跌仆损伤等症,皆宜相症合他药调治。"

【治方举例】治男女中风,口噤不语。宜细研乳头香细末方寸匕,酒煎苏方去滓调服,立吐恶物瘥。(《海药本草》)

二十四、含水藤

【别名】大瓠藤(《本草拾遗》),买子藤(《广东通志》),驳骨藤(《陆川本草》),大节藤、麻骨风、鹤膝风、果米藤(《广西药用植物名录》),苦楝藤(《云南药用植物名录》),脱节藤、竹节藤(广州部队《常用中草药手册》),买麻藤(《中药大辞典》)。

【来源】为买麻藤科买麻藤属植物小叶买麻藤、买麻藤的茎叶。

【采收加工】全年均可采收,鲜用或晒干。

【性能与应用】苦,微温。功用:祛风除湿,活血散瘀,化痰止咳。主治:风湿痹痛,腰痛,鹤膝风,跌打损伤,溃疡病出血,慢性气管炎。

【用法与用量】内服：煎汤，6～9g，鲜品15～60g，或捣汁。外用：适量研末调敷，或鲜品捣敷。

【文献选录】

1.《海药本草》："生岭南及诸海山谷。状若葛，叶似枸杞。多在路旁，行人乏水处便吃此藤，故以为名。主烦渴，心躁，天行疫气瘴疠，丹石发动，亦宜服之。"

2.《陆川本草》："茎叶：续筋骨。治跌打损伤，骨折筋伤。"

3.《广西药用植物名录》："茎叶：接骨，消肿，止痛。治风湿骨痛。"

4. 广州部队《常用中草药手册》："藤茎祛风去湿，活血散瘀。治风湿性腰腿痛，筋骨酸软，跌打损伤，毒蛇咬伤。"

【治方举例】

1. 治风湿性关节痛。含水藤、三桠苦各15g，两面针9g，水煎服。（《福建药物志》）

2. 治腰痛。含水藤、葫芦茶各60g，水煎服。（《福建药物志》）

3. 治筋骨酸软。含水藤、五加皮各9g，千斤拔30g，水煎服。（《全国中草药汇编》）

4. 治骨折。鲜含水藤适量捣烂，酒炒，复位后热敷包扎，固定，每日换药1次。（《全国中草药新医疗法展览会资料选编》）

5. 治溃疡病出血。含水藤100g，水煎浓缩至40mL，每次20mL，每日2次。（《全国中草药汇编》）

6. 治毒蛇咬伤。用鲜含水藤60g，捣汁内服，或用含水藤15～30g，水煎服。（《广西本草选编》）

二十五、千金藤

【别名】金线钓乌龟（《植物名实图考》），公老鼠藤、野桃草、爆竹消（《湖南药物志》），金线吊青蛙、朝天药膏、合钹草、土番薯、野薯藤（《浙江民间常用草药》），金盆寒药、山乌龟（《四川常用中草药》）。

【来源】为防己科千金藤属植物千金藤的根或茎叶。

【采收加工】7~8月采收茎叶，晒干；9~10月挖根，洗净晒干。

【性能与应用】苦、辛，寒。功用：清热解毒，祛风止痛，利水消肿。主治：咽喉肿痛，痈肿疮疖，毒蛇咬伤，风湿痹痛，胃痛，脚气水肿。

【用法与用量】内服：煎汤，9~15g；研末，每次1~1.5g，每日2~3次。外用：适量，研末撒或鲜品捣敷。

【文献选录】

1.《海药本草》："味苦，平，无毒。主天行时气，能治野蛊诸毒，痈肿发背，并宜煎服，浸酒治风，轻身也。"

2.《本草拾遗》："主霍乱中恶，天行虚劳，瘴疟，痰嗽不利，肿疽，犬毒，癫，杂疹悉主之。"

3.《湖南药物志》："消肿止痛。"

4.《浙江民间常用草药》："祛风活络，清热解毒，收敛止血。治风湿性关节炎，偏瘫，多发性疖肿，痢疾，毒蛇咬伤，子宫脱垂，咯血。"

5.《四川常用中草药》："利尿，定痛，祛风。治心胃痛，腹中痞块，水肿，风肿，痈肿恶疮。"

6.江西《草药手册》："清下部湿热，治下部湿疮。"

7.《福建中草药》："清热泻火，利湿消肿。治咽喉肿痛，湿热淋浊。"

【治方举例】

1.治瘴疟。千金藤根五钱至一两。水煎服。（《湖南药物志》）

2.治痢疾。千金藤根五钱，水煎服。（《浙江民间常用草药》）

3.治风湿性关节炎，偏瘫。先用千金藤根五钱，水煎服，连服七天。然后用千金藤根一两，烧酒一斤，浸七天，每晚睡前服一小杯，连服十天。（《浙江民间常用草药》）

4.治痧气腹痛。千金藤根，刮去青皮，晒干，一半炒至黄色，另一半生用，研末，每服一钱，开水送服。（江西《草药手册》）

5.治腹痛。千金藤根五钱至一两，水煎服。（《湖南药物志》）

6. 治湿热淋浊。千金藤鲜根一两，水煎服。（《福建中草药》）

7. 治脚气肿胀。千金藤根五钱，三白草根五钱，五加皮五钱，水煎服。（江西《草药手册》）

8. 治咽喉肿痛。千金藤鲜根五钱至一两，水煎服。（《福建中草药》）

9. 治肿毒。千金藤叶捣烂敷患处。（《湖南药物志》）

10. 治痈肿疔毒。千金藤根研细末，每次一至二钱，开水送服。（江西《草药手册》）

11. 治毒蛇咬伤。千金藤干根三至五分，研粉，开水冲服，另取鲜根捣烂外敷。（《浙江民间常用草药》）

12. 治子宫脱垂。千金藤根适量煎汤熏蒸，每天一次。另取金樱子根二两，水煎服。（《浙江民间常用草药》）

二十六、降真香

【别名】紫藤香（《卫济宝书》），降真（《真腊风土记》），降香（《本草纲目》）。

【来源】为豆科黄檀属植物降香檀、印度黄檀的树干或根部心材。降香檀分布于海南，云南有栽培。印度黄檀原产于印度，我国福建、广东、广西、海南、台湾等地引种栽培。

【采收加工】全年均可采收。将树干削去外皮和白色木部，锯成段；或将根部挖出，削去外皮，锯成段。晒干。

【炮制】水浸后，蒸至适度，镑片或刨片，晒干。

【性能与应用】辛，温。功用：理气，止血，行瘀，定痛。主治：吐血，咯血，金疮出血，跌打损伤，痈疽疮肿，风湿腰腿痛，心胃气痛。

【用法与用量】内服：煎汤，2～5g；或入丸、散。外用：研末敷。

【文献选录】

1. 《海药本草》："小儿带之能辟邪恶之气也。"

2. 《本草经疏》："降真香，香中之清烈者也，故能辟一切恶气。入药以番舶来者，色较红，香气甜而不辣，用之入药殊胜，色深紫者不良。上部伤，瘀血停积胸膈骨，按之痛或并胁肋痛，此吐血候也，急以此药刮末，入药煎服之良。治内伤或怒气伤肝吐血，用此以代郁金神效。"

3.《本经逢原》："降真香色赤，入血分而下降，故内服能行血破滞，外涂可止血定痛。又虚损吐红，色瘀味不鲜者宜加用之，其功与花蕊石散不殊。"

【治方举例】

1. 治打仆伤折，内损肺肝。紫金皮、降真香、补骨脂、无名异（烧红，酒淬七次）、川续断、琥珀（另研）、牛膝（酒浸一宿）、桃仁（去皮尖）、当归（洗，焙）、蒲黄各一两，大黄（湿纸裹煨）、朴硝（另研）各一两半。上为细末。每服二钱，食前浓煎苏木当归酒调服。（《奇效良方》）

2. 治金刃或打扑伤损，血出不止。降真香末、五倍子末、铜末（是削下镜面上铜，于乳钵内研细）等分或随意加减用之。上拌匀敷。（《是斋百一选方》）

二十七、胡萝卜

【别名】黄萝卜（《本草求原》），胡芦菔、红芦菔（《随息居饮食谱》），丁香萝卜（《现代实用中药》），金笋（《广州植物志》），红萝卜（《岭南草药志》），伞形棱菜（《广西药用植物名录》），葛咱而（《回回药方》），节再尔、再尔代克、尕几尔（《明净词典》）。

【来源】为伞形科胡萝卜属植物胡萝卜的根。全国和全世界各地均有栽培。

【采收加工】冬季采挖根部，除去茎叶、须根，洗净。

【性能与应用】甘、辛，平。归脾、肝、肺经。功用：健脾消食，补肝明目，清热解毒，润肺平喘，止咳化痰。主治：干寒性或黑胆质性疾病，如小儿营养不良、麻疹、夜盲症、便秘、高血压、肠胃不适、饱闷气胀、肺燥哮喘、咳嗽顽痰等。

【用法与用量】内服：煎汤，30～120g；或生吃；或捣汁；或煮食。外用：煮熟捣敷；或切片烧热敷。

【使用注意】本品不易消化，矫正药为热性药物和肉类。

【文献选录】

1. 《日用本草》:"宽中下气,散胃中邪滞。"

2. 《本草纲目》:"下气补中,利胸膈肠胃,安五脏,令人健食,有益无损。"

【治方举例】

1. 补中益气。羊肉(一脚子,卸成十件)、草果五个、回回豆子(捣碎,去皮)半升。上件,同熬成汤,滤净,羊肉切乞马,心、肝、肚、肺各一具,生姜二两,糟姜四两,瓜齑一两,胡萝卜十个,山药一斤,乳饼一个,鸡子十个,作煎饼,各切,次用麻泥一斤,同炒,葱、盐、醋调和。(《饮膳正要》)

2. 治百日咳。红萝卜四两,红枣十二枚连核。以水三碗,煎成一碗,随意分服。连服十余次。(《岭南草药志》)

3. 治麻疹。红萝卜四两,芫荽三两,荸荠二两。加多量水熬成二碗,为一日服量。(《岭南草药志》)

4. 治水痘。红萝卜四两,风栗三两,芫荽三两,荸荠二两。煎服。(《岭南草药志》)

5. 宽中下气。胡萝卜大者一个,配米二合煮食。(《寿世青编》)

6. 治臌胀。胡萝卜经霜雪者,烧灰存性,老酒冲服,空心下之。(《验方新编》)

7. 治内痔。熊胆三分,芦荟、雷丸各二分,冰片半分,胡萝卜(煨半熟,葱亦可)。绵裹蘸药入幽门。(《济世神验良方》)

二十八、胡黄连

【别名】 割孤露泽(《开宝本草》),胡连(《本草正义》),假黄连(《全国中草药汇编》),哈提里再衣比、开提克(《拜地依药书》)。

【来源】 为玄参科胡黄连属植物胡黄连的根茎。我国不产,国外主产于尼泊尔、印度、新加坡、印度尼西亚等国家。同科属植物西藏胡黄连的根茎亦作为胡黄连同等入药,我国主产于西藏南部、云南西北部;国外主产于尼泊尔等国家。

【采收加工】于夏季植株上部枯萎时采挖，去掉泥土及地上部分，洗净，晒干，于干燥处保存。

【炮制】拣去杂质，用清水淘净，捞起润透，切片晒干。

【性能与应用】苦，寒。归肝、胃、大肠经。功用：清热燥湿，清热解毒，退虚热，消疳热。主治：湿热性或血液质性疾病，如热性消化不良、纳差便秘、全身水、膀胱炎、尿路感染、肠内生虫、肝病黄疸、头痛、牙痛及皮肤疾患等。

【用法与用量】内服：6～12g。外用：适量。可入煎剂、散剂、蜜膏、敷剂、漱口剂、软膏等制剂。

【使用注意】本品内服过量，可引起呕吐和抽筋。

【治方举例】

1. 治骨蒸劳。骨蒸劳，久而不痊，三服除根，其效如神。及五劳七伤、虚弱，并皆治之。胡黄连、柴胡、前胡、乌梅各三钱。每服三钱，童子小便一盏、猪胆一枚、猪脊髓一条、韭根白半钱，同煎至七分，去滓，温服，不拘时候。（《瑞竹堂经验方》）

2. 治红痢不止。盐梅一个，胡黄连一钱，灶下土一钱，共为末，茶调服。（《验方新编》）

3. 治水旱烟醉伤。胡黄连一钱，煎水兑茶服，即解。（《验方新编》）

4. 治牙龈溃烂及穿唇破颊并口疮。胡黄连五分，胆矾五厘，儿茶五厘，研末擦牙极效。（《验方新编》）

5. 治脾脏受疳，夜出盗汗，泄泻口干。白术汤：白术、白茯苓、泽泻各二钱，胡黄连、陈皮各一钱，神曲（炒黄）、山楂各五钱。共为末，每日清米汤调下一钱，极效。（《验方新编》）

6. 治骨蒸劳热。清骨散：男女皆可用。柴胡、前胡、胡黄连、乌梅各八分，猪骨髓一段，韭白十根，水煎成，入猪胆汁少许服。（《验方新编》）

7. 治疳疾。羊肝散：治疳疾，如心脏受疳者，小便不通，口干舌烂，牙臭。此乃心脏受积也。谷精草五钱、胡黄连二钱、甘草五分、地骨皮五钱、芦荟三分。俱为末，羊肝一具，竹刀剖开一缝，将药末五分入肝内，用线捆好，砂锅内煮熟肝为度，随时服七日，频服即效。（《文堂集验方》）

8. 治小儿惊啼不止。犀角丸方：犀角屑半两，羌活、胡黄连、龙齿各一分。上件药捣，罗为末，炼蜜和丸如绿豆大。每服煎金银汤研破三丸服之，日三、四服。量儿大小，以意加减。（《幼幼新书》）

9. 治积惊气。牛黄、夜明砂各一分，苦楝子（去皮）十个、川大黄一两、胡黄连半两。上为末，用蜜丸如桐子大。温水化一丸，取下为度。（《幼幼新书》）

10. 治肝火下疳溃烂，或作痛肿，或治小儿疳膨食积，口鼻生疮，牙龈蚀烂等疮，并虫蚀肛门痒痛。大芦荟丸（一名九味芦荟丸）：胡黄连、芦荟、黄连、木香、白芜荑、青皮、白雷丸、鹤虱草各二两，麝香一钱。上为末，蒸饼糊丸，桐子大。每服一钱，空心米汤下。（《外科枢要》）

11. 治血虚，虚劳发热，五心烦热，昼则了明，夜则发热。四物二连汤：当归、生地黄、白芍药各一钱，川芎、黄连、胡黄连各八分。水盏半，加姜煎。（《古今医统大全》）

12. 治男子妇人五心烦热，欲成痨瘵。清骨散：生地黄一钱、人参五分、防风五分、北柴胡一钱，薄荷叶、秦艽、赤茯苓、熟地黄各五分、胡黄连三分。水盏半，煎八分，温服。（《古今医统大全》）

13. 治虚劳骨蒸。用胡黄连、蛇床子、前胡各三钱，犍猪胆一个，脊髓一条，童便、水各一盏，煎八分，再煎二次，服四剂可愈。（《古今医统大全》）

二十九、木香

【别名】蜜香（《别录》），青木香（《本草经集注》），五香（《三洞珠囊》），五木香（《乐府诗集》），南木香（《世医得效方》），广木香（《普济方》），库斯提、库西乃（《药物之园》）。

【来源】为菊科云木香属植物木香的根。原产于印度。我国陕西、甘肃、湖北、湖南、广东、广西、四川、云南、西藏等地有引种栽培。

【采收加工】霜降前采挖根部，一般以种植 2~3 年的根为好，除去残茎及须根，洗净泥土。切成 6～12cm 长的短条，粗大空心者剖为 2～4 块，以风干为好，低温干燥，猛火易出油而影响质量，干燥后除去粗皮。

【炮制】

1. 木香片：将原生药放清水内洗净，捞出，闷润 12～24 小时使软，切片，晒干。

2. 煨木香：将木香片放在铁丝匾中，用一层草纸、一层木香间隔，平铺数层，置炉火旁或烘干室内，烘至木香中所含的挥发油渗透至纸上，取出放凉。有些地区将木香片 500g、麸皮 200g，放锅内拌炒至黄色不焦为度，筛去麸皮，放凉。

【性能与应用】辛、苦，温。归脾、胃、肝、肺经。功用：行气止痛，调中导滞。主治：胸胁胀满，脘腹胀痛，呕吐泄泻，里急后重。

【用法与用量】内服：3～4g。外用：适量。可入蜜膏、消食膏、糖浆、汤剂、散剂、油剂、敷剂、软膏、伤粉等制剂。

【使用注意】阴虚津液不足者慎服。

【文献选录】

1.《本草纲目》："木香，乃三焦气分之药，能升降诸气。诸气郁，皆属于肺，故上焦气滞用之者，乃金郁则泄之也；中气不运，皆属于脾，故中焦气滞宜之者，脾胃喜芳香也；大肠气滞则后重，膀胱气不化则癃淋，肝气郁则为痛，故下焦气滞者宜之，乃塞者通之也。"

2.《本草汇言》："广木香，《本草》言治气之总药，和胃气、通心气、降肺气、疏肝气、快脾气、暖肾气、消积气、温寒气、顺逆气、达表气、通里气，管统一身上下内外诸气，独推其功。然性味香燥而猛，如肺虚有热者，血枯脉躁者，阴虚火冲者，心胃痛属火者，元气虚脱者，诸病有伏热者，慎勿轻犯。"

【治方举例】

1. 治胸膈痞满。沉香降气丸：沉香（镑）、木香、荜澄茄、枳壳（去瓤）、缩砂仁、白豆蔻仁、青皮（去白）、陈皮（去白）、广木（炮）、枳实（麸炒）、黄连（去须）、半夏（姜制）、萝卜子（另研）各半两，白茯苓（去皮）一两，香附子（炒，去皮毛）二两，白术（煨）一两，乌药一两半。上为细末，生姜自然汁浸，蒸饼为丸，如梧桐子大。每服五七十丸，临卧煎橘皮汤送下。姜汤亦可。日进一服，忌生冷。（《瑞竹堂经验方》）

2. 治中脘胃痛。丁香烂饭丸：丁香、京三棱（炮）、木香、广茂（炮）各一钱，缩砂仁、益智仁、丁皮、甘松（去土）各三钱，甘草（炙）三钱，香附子（炒去毛）五钱。上为细末，蒸饼，水浸去皮为丸如梧桐子大。每服三五十丸，白汤送下，细嚼亦可，不拘时候。（《瑞竹堂经验方》）

3. 宽胸膈，进饮食，消食快气。木香枳壳丸：木香、槟榔、陈皮（去白）、黄连（去须）、广茂（煨）、当归（去芦）、枳壳（去瓤，麸炒）、青皮各半两，黄柏、香附子（麸炒，去毛）各一两，牵牛（头末）二两。上为细末，滴水为丸，如梧桐子大。每服五七十丸，食后姜汤送下。若有疮毒，急服百丸至二百丸，看人虚实加减服，但利五七行，立消肿毒。（《瑞竹堂经验方》）

4. 治风痰喘嗽。秘痰丸：人参、木香、天麻、白术（煨）、茯苓、青皮（去瓤）、陈皮（去白）各一两，槐角子、半夏各七钱半，猪牙皂角（去皮弦，酥炙）五钱。上为细末，生姜自然汁打糊为丸，如梧桐子大。每服五七十丸，食后临卧，温酒送下。姜汤亦可。（《瑞竹堂经验方》）

5. 治小肠疝气，膀胱偏坠久患。木香楝子散：川楝子（二十个为末，未碾前先同巴豆二十粒同楝子炒黄赤色，去巴豆不用）、萆薢半两，石菖蒲（炒）一两，青木香（炒）一两，荔枝核（炒）二十个。上为细末，每服二钱重，入麝香少许，空心，炒茴香盐酒调下。（《瑞竹堂经验方》）

6. 治腹中有虫，面色萎黄，一切积滞。木香三棱散：黑三棱（半生半炒，多用）、大腹子（多用槟榔）、雷丸、锡灰（醋炒）、三棱（煨）、蓬术（煨）、木香、大黄，以上各一两。上为细末，每服三钱，空心，用蜜水调下，或砂糖水亦可，须先将烧肉一片，口中嚼之，休咽下，吐出口中肉汁后服药。（《瑞竹堂经验方》）

7. 治虚损。琥珀丸：琥珀（明者）、沉香、木香、丁香（净）、小茴香（盐炒）、白茯苓（去皮）、陈皮（去白）、八角茴香、熟地黄、甘草（炒）各五钱，木通（去皮）、没药、枳壳（炒）各三钱，当归（炒）三两。上为细末，炼蜜为丸，如弹子大。每服一丸，空心，细嚼，酒送下，日进二服。（《瑞竹堂经验方》）

8. 治虚损，小便频数。七仙丹（又名枳壳丸）：木香半两，枳壳（麸炒，去瓤）一两，白茯苓（去皮）、川楝子（酥炒）、知母（去毛）、小茴香（盐炒）、甘草（去皮），以上各一两。上为细末，炼蜜为丸，如弹子大。每服一丸，空心，细嚼，温酒送下，干物压之。（《瑞竹堂经验方》）

9. 治赤白痢久不瘥。木香汤：黄连、木香、干姜各一分，乳香半两。上四味为细末，每服二钱，空心，用米饮汤调服，大有效验。（《瑞竹堂经验方》）

10. 治赤白痢。香连丸：木香（一两，一半生用，一半糯米炒，米黄为度，去米不用）、黄连（一两，一半生用，一半用茱萸炒黄色，不用茱萸）。上为细末，米粉或粟米饭为丸，如梧桐子大。每服三十丸，空心，米饮汤送下。（《瑞竹堂经验方》）

三十、甘松

【别名】笋卜黎、损卜黎、撒苔亦忻的（《回回药方》），松布力尼、松布力印地、松布力如米、孙布力节比里（《明净词典》），甘香松（《本草拾遗》），香松（《中药志》）。

【来源】为败酱科甘松属植物甘松的根茎和根。生长于海拔 3500～4500m 的高山草原地带。在我国分布于甘肃、青海、四川、云南西北部。

【采收加工】春、秋采收，以秋季质量较佳。采挖后除去残茎及细根，抖去泥沙，不可用水洗，以免损失香气。晒干或阴干。

【炮制】除净杂质，水速洗，捞出，切段，晾干。

【性能与应用】辛、甘，温。归脾、胃经。功用：补脑养心，安神除癫，健胃补肝，祛风燥湿，强筋健肌，利尿通经，活血祛斑。主治：寒性或黑胆质性和黏液质性疾病，如心神不安、癫痫、心悸失眠、胃纳不佳、腹部胀满、肝脏虚弱、消化不良、风湿疼痛、尿少水肿、月经不调、各种瘀斑等。

【用法与用量】内服：1～5岁服 0.5～1g，5～10岁服 1～2g，10～15岁服 3

~4g，成人 3 ~ 6g。外用：适量。可入糖浆、蜜膏、片剂、小丸、散剂、洗剂、粉剂、敷剂等制剂。

【文献选录】

1.《本草纲目》："甘松，芳香能开脾郁，少加入脾胃药中，甚醒脾气。"

2.《本草汇言》："甘松，醒脾畅胃之药也。《开宝方》主心腹卒痛，散满下气，皆取温香行散之意。其气芳香，入脾胃药中，大有扶脾顺气、开胃消食之功。入八珍散、三合粉中，治老人脾虚不食，久泻虚脱，温而不热，香而不燥，甘而不滞，至和至美，脾之阳分用药也，与山柰合用更善。"

【治方举例】

1. 治中脘胃痛。丁香烂饭丸：丁香、京三棱（炮）、木香、广茂（炮）各一钱，缩砂仁、益智仁、丁皮、甘松（去土）各三钱，甘草（炙）三钱，香附子（炒，去毛）五钱。上为细末，蒸饼，水浸去皮为丸如梧桐子大。每服三五十丸，白汤送下，细嚼亦可，不拘时候。（《瑞竹堂经验方》）

2. 治一切风疾，燥痒。澡洗药：干荷叶二斤，藁本、零陵香、茅香、藿香、威灵仙（去土）以上各一斤，甘松、香白芷各半斤。每用二两，生绢袋盛，用水二桶，熬数十沸，放稍热，于无风房内淋浴，避风，勿令风吹。（《瑞竹堂经验方》）

3. 治胃虚纳差。取适量甘松、艾叶和檀香，煎汤内服。（《维吾尔常用药材学》）

4. 治腰痛，肾炎，小腹疼痛，子宫颈炎。取适量甘松，煎成药浴，下身坐药。（《维吾尔常用药材学》）

三十一、牛膝

【别名】 百倍（《神农本草经》），牛茎（《广雅》），脚斯蹬（《救荒本草》），铁牛膝（《滇南本草》），杜牛膝（《本草备要》），怀牛膝（《本草便读》），怀夕、真夕（《汉药写真集成》），怀膝（《常用中药名辨》）。

【来源】 为苋科牛膝属植物牛膝的根。生于屋旁、林缘、山坡草丛中。分布于除东北以外的全国广大地区。有些地区大量栽培，河南产的怀牛膝为地道药材。

【采收加工】南方在 11 月下旬至 12 月中旬，北方在 10 月中旬至 11 月上旬收获。先割去地上茎叶，依次将根挖出，剪除芦头，去净泥土和杂质。按根的粗细不同，晒至六七成干后，集中室内加盖草席，堆闷 2～3 天，分级，扎把，晒干。

【炮制】

1. 牛膝：拣去杂质，洗净，润软，去芦，切段，晒干。

2. 酒牛膝：取牛膝段，用黄酒喷淋拌匀，闷润后，置锅内炒至微干，取出放凉即得。（每 50kg 牛膝段，用黄酒 5kg）

【性能与应用】苦、酸，平。功用：补肝肾，强筋骨，活血通经，引血下行，利尿通淋。主治：腰膝酸痛，下肢痿软，血滞经闭，痛经，产后血瘀腹痛，癥瘕，胞衣不下，热淋，血淋，跌打损伤，痈肿恶疮，咽喉肿痛。

【用法与用量】内服：煎汤，5～15g；或浸酒；或入丸、散。外用：适量，捣敷；捣汁滴鼻；或研末撒入牙缝。

【使用注意】凡中气下陷，脾虚泄泻，下元不固，梦遗失精，月经过多者及孕妇均忌服。

【文献选录】

1.《本草纲目》："治久疟寒热，五淋尿血，茎中痛，下痢，喉痹，口疮，齿痛，痈肿恶疮，伤折。"

2.《本草正》："主手足血热痿痹，血燥拘挛，通膀胱涩秘，大肠干结，补髓填精，益阴活血。"

【治方举例】

1. 治产难。槐枝（切）二升，榆白皮（切）、大麻仁各一升，瞿麦、通草各五两，牛膝四两。上六味，以水一斗二升，煮取三升半，分五服。（《备急千金要方》）

2. 治产儿胞衣不出。牛膝汤：牛膝、瞿麦各一两，当归、通草各一两半，

滑石（一作桂心）二两，葵子半升。上六味，以水九升，煮取三升，分三服。（《千金要方》）

3. 治风湿疼痛，黄肿。湿证通治方：天麻、全蝎（去毒），熟地黄、木瓜、乌头、当归各三钱，牛膝（酒洗）二钱。上为细末，每服三钱，空心，用温酒调服。（《奇效良方》）

4. 治阴虚牙痛。牛膝去心，盐水炒五钱，猪腰一对（要一猪所生者），煮粥食，立效。（《验方新编》）

5. 治乳多发胀。红花、归尾、赤芍、牛膝各一钱，煎服即愈。（《验方新编》）

6. 治腹中陡然坚如铁石，痛如刀割，昼夜呼号。牛膝三两，用好烧酒十两泡之，紧紧封好，熬至二两饮之，吐出恶物，神效。（《验方新编》）

三十二、生姜

【来源】　为姜科姜属植物姜的新鲜根茎。我国中部、东南部至西南部广为栽培。

【采收加工】　10～12月茎叶枯黄时采收。挖起根茎，去掉茎叶、须根。

【炮制】

1. 生姜：拣去杂质，洗净泥土，用时切片。

2. 煨姜：取净生姜，用纸六、七层包裹，水中浸透，置火灰中煨至纸色焦黄，去纸用。

【性能与应用】　辛，温。功用：散寒解表，降逆止呕，化痰止咳。主治：风寒感冒引起的恶寒发热，头痛鼻塞，呕吐，痰饮喘咳。还用于治疗胀满，泄泻等。

【用法与用量】　内服：煎汤，3～10g；或捣汁冲服。外用：适量，捣敷；或炒热熨；或绞汁调搽。

【使用注意】　阴虚内热及实热证者禁服。

【文献选录】　《本草纲目》："生用发散，熟用和中，解食野禽中毒成喉痹；浸汁点赤眼；捣汁和黄明胶熬，贴风湿痛。姜，辛而不荤，去邪辟恶，生啖，熟食，醋、酱、糟、盐、蜜煎调和，无不宜之，可蔬可茹，可果可药，其利溥矣。凡早行、山行宜含一块，不犯雾露清湿之气，及山岚不正之邪。按方广《心法附馀》云，凡中风、中暑、中气、中毒、中恶、干霍乱、一切卒暴之病，用姜汁与童便服，立可解散，盖姜能开痰下气，童便降火也。"

【治方举例】

1. 刷牙药：香附子（五两）。上用生姜三两，研和淬汁浸香附子三宿，炒黑存性为末，加青盐二钱，拌匀，每日刷牙。（《瑞竹堂经验方》）

2. 刷牙药：猪牙皂角及生姜，西国升麻熟地黄，木律旱莲槐角子，细辛荷蒂用相当，青盐等分同烧煅，研煞将来用最良，明目牢牙须鬓黑，谁知世上有仙方。（《瑞竹堂经验方》）

3. 长养发，发落最宜。生姜皮（焙干）一两、人参一两。上为细末，每用生姜一块，切断蘸药末于发落处擦之，二日一次用。（《瑞竹堂经验方》）

4. 治便痈等恶疮。栝蒌散：栝蒌（去皮）一个、生姜半两、甘草半两、金银花三钱、牛蒡子（微炒）三钱。将上药不犯铜铁器捶碎，用酒一大升，煎数沸，空心温服，微利为度。（《瑞竹堂经验方》）

5. 治疮肿。五圣散：大黄一两、生姜一两、栝蒌一个、皂角针二两、甘草一两、金银花一两。用好酒二升，同煎至八分，去淬服，不拘时候。（《瑞竹堂经验方》）

6. 治产后血痢。生姜不拘多少，切作小棋子片，以面拌和，捏成毯子，慢火炒令焦黄，研为细末，米饮汤调三钱，空心服。（《瑞竹堂经验方》）

7. 治病人胸中似喘不喘，似呕不呕，似哕不哕，心中愤愤然无奈者。半夏半升，生姜汁一升。上二味以水三升，煮半夏取二升，内生姜汁，煮取一升半，小冷。分四服，日三夜一服，止，停后服。（《金匮要略》）

8. 治伤寒汗出，解之后，胃中不和，心下痞硬，干噫食臭，胁下有水气，腹中雷鸣下利者。生姜（切）四两、甘草（炙）三两、人参三两、干姜一两、黄芩三两、半夏（洗）半升、黄连一两、大枣（擘）十二枚。上八味，以水一斗，煮取六升，去淬，再煎取三升。温服一升，日三服。（《伤寒论》）

9. 治产后泻血不止。取干艾叶半两炙熟，老生姜半两，浓煎汤，一服便止，妙。（《食疗本草》）

10. 治患胃虚并呕吐食及水者。用米汁二合，生姜汁一合，和服之。（《食疗本草》）

11. 治小儿慢惊搐搦，涎壅厥逆。生川乌、全蝎加生姜煎服效。（《本经逢原》）

12. 治便毒。射干同生姜煎服，利两三行即效。（《本经逢原》）

13. 治久疟。用生姜、何首乌一两，柴胡三钱，黑豆随年数加减，煎成露一宿，清晨热服。（《本经逢原》）

14. 治诸烦渴大小便涩及风热入肾。甘豆汤：用黑豆二合、甘草二钱、生姜七片，水煎服。（《食鉴本草》）

15. 治胸满闷结，饮食不下。姜橘汤：用生姜二两、陈皮一两，空心煎汤服，极开脾胃。（《食鉴本草》）

16. 治小肠气。舶上茴香一斤。上用生姜四两，研碎并滓汁拌和茴香，过一宿，晒焙干为细末，次用青盐二两，别碾入药，酒糊为丸，如梧桐子大。每服三五十丸，盐汤或温酒下，空心食前。（《洪氏集验方》）

17. 治中寒气痞，饮食不下。大橘皮丸：陈橘皮（去白）一斤、生姜（洗净，不去皮切，焙干）一斤、丁香、人参（去芦头）、甘草。上件为细末，炼蜜为丸，每一两作一十丸。每服一丸，煎生姜、橘皮汤化下。（《杨氏家藏方》）

18. 治厥而心下悸。茯苓甘草汤：茯苓、桂枝各二两，生姜三两，甘草一两。上四味，以水四升，煮取二升，去滓，温分三服。（《伤寒论》）

三十三、白薇

【别名】 薇、春草（《尔雅》），白幕、薇草、骨美（《别录》），白龙须（《植物名实图考》），白微（《本草纲目》），龙胆白薇（《药材资料汇编》），山烟根子、白马薇（《全国中草药汇编》），巴子根、金金甲根（《青岛中草药手册》），阿撒龙（《回回药方》）。

【来源】 为萝藦科白前属植物直立白薇或蔓生白薇的根。直立白薇生于山坡或树林边缘，分布于东北、中南、西南及河北、山西、陕西、山东、江苏、安徽、江西、福建、湖北等地。蔓生白薇生于山地灌木丛中，分布于吉林、辽宁、河北、山西、山东、江苏、安徽、浙江、河南、四川等地。

【采收加工】 栽种 2~3 年后，在早春、晚秋均可采收。以秋季采收为佳。采掘后，除去地上部分，洗净，晒干。

【炮制】 除去杂质，洗净，润透，切段，干燥。

【性能与应用】 苦、咸，寒。功用：清热益阴，利尿通淋，解毒疗疮。主治：温热，身热斑疹，潮热骨蒸，肺热咳嗽，产后虚烦，热淋，血淋，咽喉肿痛，疮痈肿毒，毒蛇咬伤。

【用法与用量】 内服：煎汤，3~15g；或入丸、散。外用：适量研末贴；或用鲜品捣烂敷。

【使用注意】 脾胃虚寒、食少便溏者不宜服用。

【治方举例】

1. 治妇人乳中虚，烦乱呕逆。生竹茹二分，石膏二分，桂枝一分，甘草七分，白薇一分。上五味末之，枣肉和丸弹子大。以饮服一丸，日二服。有热者倍白薇，烦喘者加柏实一分。(《金匮要略》)

2. 治妇人白带不止。白薇丸方：白薇（拣）一两，赤芍药、乌贼鱼骨（去甲）各半两。上三味，捣罗为末，炼醋一盏熬成膏，丸如梧桐子大。每服二十丸，食前热水下，日再。(《圣济总录》)

3. 治妇人漏下赤白。白术散方：白术（锉炒）、黄柏（去粗皮，炙）各一两半，白薇半两。上三味，捣罗为散，每服二钱匕，温酒或米饮调下。(《圣济总录》)

4. 治妊娠小便无度。白薇散方：白薇、白芍药各一两。上二味，捣罗为散，每服一钱匕，食前温酒调下，日三。(《圣济总录》)

5. 治产后咳嗽，痰壅烦闷。百部汤方：百部、款冬花、紫菀（去苗土）、贝母（去心）、知母（焙）、白薇、杏仁（去皮尖双仁，炒）。上七味等分，粗捣

筛，每服三钱匕，水一盏，煎七分，去滓温服，不拘时。(《圣济总录》)

6. 治乳石发热，干呕烦热。半夏汤方：半夏(汤洗，去滑，切焙)一两，白薇(炒)二两，干姜(炮)、甘草(炙，锉)各半两。上四味，粗捣筛，每服三钱匕，苦酒一盏，煎至五分，去滓温服。(《圣济总录》)

7. 治伤寒二日不解。发汗白薇散方：白薇半两，麻黄(去根节)一两半，贝母(煨令微黄)三分，杏仁(汤浸去皮尖双仁，麸炒微黄)三分。上件药，捣细罗为散，每服不计时候，以温酒服二钱，衣盖出汗愈。(《太平圣惠方》)

8. 治伤寒后虚损，夜梦失精，头目眩疼，四肢赢劣。龙骨散方：龙骨、白薇、牡蛎(烧为粉)、白芍药，以上各一两，甘草(微赤锉)半两，附子(炮裂，皮脐)三分。上件药捣粗罗为散，每服五钱，以水一大盏，入生姜半分，枣三枚，煎至五分，去滓，食前温服。(《太平圣惠方》)

9. 治小便不禁。白薇散方：白薇一两，白薇一两，白芍药一两。上件药，捣细罗为散，每于食前，以粥饮调下二钱。(《太平圣惠方》)

10. 治妇人诸虚不足，久不妊娠，骨热形赢，崩中带下。补宫丸：白薇、牡蛎、白芍药、鹿角霜、山药、白术、白茯苓、乌贼鱼骨、白芷各等分。上为细末，面糊和丸，如桐子大。每服五十丸，空心米饮送下。(《济阴纲目》)

三十四、水龙骨

【别名】草石蚕(《本草纲目拾遗》)，石蚕、跌打粗(《中国药用植物志》)，石豇豆、青石莲(《天目山药用植物志》)，骗鸡尾、青竹标、人头发、岩鸡尾、青豆梗(《贵州草药》)，青石蚕(《浙江民间常用草药》)，绿脚代骨丹(《江西草药》)，石龙、拐枣金钗(《陕西中草药》)，爬岩姜、青筋(《贵州中草药名录》)，伯思把你知、八西法亦知(《回回药方》)。

【来源】为水龙骨科水龙骨属植物水龙骨的根茎。附生于海拔150～2300m的疏林中湿石或岩壁上。分布于华东(除山东外)、中南、西南及陕西、甘肃、台湾等地。

【采收加工】全年均可采挖，洗净，鲜用或晒干。

【性能与应用】苦，凉。功用：清热利湿，活血通络。主治：小便淋浊，泄泻，风湿痹痛，跌打损伤。

【用法与用量】内服：煎汤，15～30g。外用：适量，煎水洗；或鲜品捣敷。

【治方举例】

1. 治劳伤。石龙、石泽兰各五钱，水煎服。（《陕西中草药》）

2. 治牙痛。鲜水龙骨三钱，金银花五钱，中华常春藤三钱，水煎服。（《浙江民间常用草药》）

3. 治病后骨节疼痛。新鲜岩鸡尾一把，熬水，兑烧酒少许洗身上（由上至下）数次。（《贵州民间药物》）

4. 治荨麻疹。鲜水龙骨根茎二至四两，红枣十个。水煎服。另取全草一斤煎水，趁热洗浴。（《浙江民间常用草药》）

5. 治手指疮毒。干石蚕一两，冲黄酒服，渣滓捣烂敷患处。（《浙江天目山药用植物志》）

6. 治风火眼，红肿疼痛。干石蚕二两，加冰糖，水煎，每日早晚饭前各服一次。（《浙江天目山药用植物志》）

三十五、肉桂

【别名】撒里哈、撒答只（《回回药方》），赛力合、达尔斯尼、达日其尼（《药物之园》），菌桂（《离骚》），牡桂（《神农本草经》），桂（《别录》），大桂、筒桂（《新修本草》），辣桂（《仁斋直指方》），玉桂（《本草求真》）。

【来源】为樟科樟属植物肉桂和大叶清化桂的干皮、枝皮。肉桂生于常绿阔叶林中，但多为栽培。在福建、台湾、广东、广西、云南等地的热带及亚热带地区均有栽培，其中尤以广西栽培为多，大多为人工纯林。大叶清化桂栽培于沙丘或斜坡山地，在广东、广西等地有大面积栽培。

【采收加工】当树龄10年以上，韧皮部已积成油层时可采剥，春秋季节均可剥皮，4～5月剥的称春桂，品质差，9月剥的称秋桂，品质佳。环剥皮按商品规格的长度稍长（41cm），将桂皮剥下，再按规格宽度略宽（8～12cm）截成条状。条状剥皮即在树上按商品规格的长宽稍大的尺寸画好线，逐条地从树上剥下来，用地坑焖油法或箩筐外罩薄焖制法进行加工。树皮晒干后称桂皮，加工产品有桂通、板桂、企边桂和油桂。

【炮制】

1. 拣净杂质，刮去粗皮，用时打碎。

2. 刮去粗皮，用温开水浸润片刻，切片，晾干。

3. 捣碎，磨粉，成品称肉桂粉。

【性能与应用】辛、甘，热。归肾、脾、心、肝经。功用：补火助阳，散寒止痛，温经通脉。主治：肾阳不足、命门火衰之畏寒脚冷，腰膝酸软，阳痿遗精，小便不利或频数，短气喘促，浮肿尿少诸证；脾肾虚寒，脘腹冷痛，食减便溏；宫冷不孕，痛经经闭，产后瘀滞腹痛；阴疽流注，或虚寒痈疡脓成不溃或溃后不敛。

【用法与用量】内服：煎汤，成人 3~6g，不宜久煎。研末：0.5~1.5g；或入丸剂。外用：适量，研末调敷，浸酒涂擦。

【使用注意】阴虚火旺，里有实热，血热妄行出血及孕妇均禁服。畏赤石脂。

【治方举例】

1. 治濡泻水利久不止。桂（去粗皮）、附子（炮裂，去皮、脐）、干姜（炮）、赤石脂各一两。上四味，捣罗为末，炼蜜丸，如梧桐子大。每服二十丸，空心食前米饮下，日三服。（《圣济总录》）

2. 治虚寒阴火之喉痛、喉痹。肉桂、干姜、甘草各五分。各研极细末，滚水冲淖，将碗顿于滚水内，再淖，慢以咽下。但先以鹅毛蘸桐油，入喉卷痰，痰出服药更效。（《外科全生集》）

三十六、羊蹄

【别名】东方宿、连虫陆、鬼目（《神农本草经》），败毒菜根（《永类钤方》），羊蹄大黄（《庚辛玉册》），土大黄（《滇南本草》），牛舌根（《镇江府志》)，牛蹄、牛舌大黄（《植物名实图考》)，野萝卜、野菠菱、癣药（《福建药物志》)，里撒奴骚尔（《回回药方》)，羊蹄根（《中药大辞典》)。

【来源】 为蓼科酸模属植物羊蹄的根。生于山野、路旁、湿地。分布于我国东北、华北、华东、中南等地。

【采收加工】 栽种 2 年后，秋季当地上叶变黄时，挖出根部，洗净鲜用或切片晒干。

【性能与应用】 苦，寒。功用：清热通便，凉血止血，杀虫止痒。主治：大便秘结，吐血衄血，肠风便血，痔血，崩漏，疥癣，白秃，痈疮肿毒，跌打损伤。

【用法与用量】 内服：煎汤，9～15g；捣汁；或熬膏。外用：适量，捣敷；磨汁涂；或煎水洗。

【治方举例】

1. 治热郁吐血。羊蹄草根和麦门冬煎汤饮，或熬膏，炼蜜收，白汤调服数匙。（《本草汇言》)

2. 治肠风下血。败毒菜根（洗切）、连皮老姜各半盏。同炒赤，以无灰酒淬之，碗盖少顷，去滓，任意饮。（《永类钤方》)

3. 治女人阴蚀疼痛。羊蹄煎汤揉洗。（《本草汇言》)

4. 治疬疡风。羊蹄草根，于生铁上酽醋磨，旋旋刮取，涂于患处；未瘥，更入硫黄少许，同磨涂之。（《太平圣惠方》)

5. 治细癣。羊蹄根于磨石上以苦酒磨之，以敷疮上；当先刮疮，以火炙干后敷四、五遍。（《千金方》)

6. 治产后风秘。羊蹄根锉研，绞取汁三、二匙，水半盏，煎一二沸，温温空肚服。（《本草衍义》)

7. 治头风白屑。羊蹄草根曝干，捣罗为末，以羊胆汁调，揩涂头上。（《太平圣惠方》)

8. 治大便卒涩结不通。羊蹄根（锉）一两。以水一大盏，煎取六分，去滓，温温顿服之。（《太平圣惠方》)

9. 治喉痹卒不语。羊蹄独根者，勿见风日，以三年醋研和如泥，生布拭喉令赤，敷之。(《千金方》)

10. 治白秃。羊蹄草根（独根者，勿见风日），以三年醋研和如泥，生布拭疮令去，以敷之。(《补缺肘后方》)

11. 搽癞疮，古方单剂，加花椒搽。今增补用。羊蹄根一两，石黄二钱，雄黄二钱，枯矾二钱，臭菊花二钱，花椒一钱，共为末。(《滇南本草》)

12. 治肠风痔泻血。用羊蹄根叶蒸烂一碗。食之立瘥。(《普济方》)

13. 治久疥湿疮，浸淫日广，痒不可堪，搔之黄水出，瘥后复发。羊蹄散：用羊蹄根去土，细切热熬，以醋和，熟捣。净洗疮敷之一时，间以冷水洗之，日一度。(《千金方》)

14. 治紫癜风。羊蹄根涂方：羊蹄根（捣绞自然汁）半合、生姜（研绞自然汁）半合、石硫黄（研如粉）四钱。上三味，将二汁与硫黄末，同研令粘，涂患处，一日不得洗，不过两上瘥。(《圣济总录》)

15. 治干癣。一抹散方：天南星、草乌头各一枚生用。上二味，捣为细散，用羊蹄根捣绞自然汁调涂，不过三两上瘥。(《圣济总录》)

三十七、延胡索

【别名】延胡(《雷公炮炙论》)，玄胡索(《济生方》)，元胡索(《药品化义》)，撒的刺、失答刺知、彻试刺(《回回药方》)。

【来源】为罂粟科紫堇属植物延胡索的块茎。生于山地林下，或为栽培。分布于河北、山东江苏、浙江等地。药材主产浙江。

【采收加工】5～6月间当茎叶枯萎时采挖。挖取后，搓掉外面浮皮，洗净，分别大小，放入开水中烫煮，随时翻动，至内部无白心呈黄色时，捞出晒干，置于干燥通风处，防潮及虫蛀。

【炮制】

1. 延胡索：拣去杂质，用水浸泡，洗净，晒晾至内外湿度均匀，切片或打碎。

2. 醋延胡索：取净延胡索，用醋拌匀，浸润，至醋吸尽，置锅内用文火炒至微干，取出，放凉；或取净延胡索，加醋置锅内共煮，至醋吸净，烘干，取出，放凉。（每 50kg 延胡索，用醋 10kg）

3. 酒延胡索：取净延胡索片或碎块，加黄酒拌匀，闷透，置锅内用文火加热，炒干，取出放凉。（每 100kg 延胡索，用黄酒 20kg）

【性能与应用】辛、苦，温；无毒。功用：活血散瘀，理气止痛。主治：心腹腰膝诸痛，月经不调，癥瘕，崩中，产后血晕，恶露不尽，跌打损伤。

【用法与用量】内服：煎汤，6～9g；或入丸、散。

【文献选录】

1. 《海药本草》："味苦、甘，无毒。主肾气，破产后恶露及儿枕，与三棱、鳖甲、大黄为散，能散气，通经络。蛀成末者，使之惟良，偏主产后病也。"

2. 《日华子本草》："除风，治气，暖腰膝，破癥癖，扑损瘀血，落胎，及暴腰痛。"

3. 《开宝本草》："主破血，产后诸病，因血所为者。妇人月经不调，腹中结块，崩中淋露，产后血晕，暴血冲上，因损下血。"

【治方举例】

1. 治室女血气相搏，腹中刺痛，痛引心端，经行涩少，或经事不调，以致疼痛。玄胡索（醋煮去皮）、当归（去芦，酒浸锉略炒）各一两，橘红二两。上为细末，酒煮米糊为丸，如梧桐子大。每服七十丸，加至一百丸，空心艾汤下，米饮亦得。（《济生方》）

2. 治小便尿血。延胡索一两，朴硝七钱半。为末，每服四钱，水煎服。（《类证活人书》）

3. 治坠落车马，筋骨疼痛不止。延胡索一两。捣细罗为散，不计时候，以豆淋酒调下二钱。（《太平圣惠方》）

4. 治偏正头痛不可忍者。玄胡索七枚、青黛二钱、牙皂（去皮子）二个。为末，水和丸如杏仁大。每以水化一丸，灌入病人鼻内，当有涎出。（《永类钤方》）

5. 治产后恶露下不尽，腹内痛。延胡索末，以温酒调下一钱。（《太平圣

惠方》)

6. 治下痢腹痛。延胡索三钱，米饮服之，痛即减，调理而安。(《本草纲目》)

7. 治热瘕心痛，或发或止，久不愈，身热足寒者。玄胡索（去皮）、金铃子肉等分。为末，每温酒或白汤下二钱。(《太平圣惠方》)

8. 治疝气危急。玄胡索（盐炒）、全蝎（去毒，生用）等分。为末，每服半钱，空心盐酒下。(《仁斋直指方》)

9. 治小儿盘肠气痛。延胡索、茴香等分。炒研，空心米饮，量儿大小与服。(《卫生易简方》)

三十八、牡丹皮

【别名】牡丹根皮（《本草纲目》），丹皮（《本草正》）。

【来源】为芍药科芍药属植物牡丹的根皮。生于向阳及土壤肥沃的地方，常栽培于庭园。

【采收加工】选择栽培 3～5 年的牡丹，于秋季或春初采挖，洗净泥土，除去须根及茎苗，剖取根皮，晒干。或刮去外皮后，再剖取根皮晒干。前者称为"原丹皮"，后者称为"刮丹皮"。

【炮制】

1. 牡丹皮：拣去杂质，除去木心，洗净，润透，切片，晾干。

2. 炒丹皮：将丹皮片入热锅内，不断翻炒至略有黄色焦斑时，取出，凉透。

3. 丹皮炭：取牡丹皮片入锅内，以武火炒至焦黑色，存性为度，喷淋清水，取出，凉透。

【性能与应用】辛、苦，微寒。功用：清热解毒，活血散瘀。主治：温热病热入血分，发斑，吐衄，热病后期热伏阴分发热，阴虚骨蒸潮热，血滞经闭，痛经；痈肿疮毒，跌仆伤痛，风湿热痹。

【用法与用量】内服：煎汤，6～9g；或入丸、散。

【使用注意】血虚有寒，孕妇及月经过多者慎服。

【治方举例】治偏正头疼。神效散：川芎二钱，牡丹皮（去骨）二钱半，滑石（研）二钱，御米壳（蜜炒黄色）三钱。每服五钱，生姜一两，水一盏半，煎至七分，去滓，临卧温服。（《瑞竹堂经验方》）

三十九、前胡

【别名】哈沙、可必渴只（《回回药方》）。

【来源】为伞形科前胡属植物白花前胡和紫花前胡的根。白花前胡生于海拔250～2000m的山坡林缘、路旁或阴面的山坡草丛中，分布于甘肃、江苏、安徽、浙江、江西、福建、河南、湖北、湖南、广西、四川、贵州等地。紫花前胡生于山坡林缘、溪沟边或杂木林灌丛中。分布于辽宁、河北、陕西、江苏、安徽、浙江、江西、台湾、河南、湖北、湖南、广东、广西、四川等地。

【采收加工】栽后2～3年，秋、冬季挖取根部，除去地上茎及泥土，晒干或炕干。

【炮制】

1. 前胡：拣净杂质，去芦，洗净泥土，稍浸泡，捞出，润透，切片晒干。

2. 蜜前胡：取前胡片，用炼熟的蜂蜜和适量开水拌匀，稍闷，置锅内用文火炒至不粘手为度，取出放凉。（每50kg前胡片，用炼熟蜂蜜10kg）

【性能与应用】苦、辛，微寒。功用：疏散风热，降气化痰。主治：外感风热，肺热痰郁，咳喘痰多，痰黄黏稠，呕逆食少，胸膈满闷等。

【用法与用量】内服：煎汤，5～10g；或入丸、散。

【治方举例】

1. 治骨蒸劳，久而不痊，三服除根，其效如神。及五劳七伤、虚弱，并皆治之。柴胡梅连散：胡黄连、柴胡、前胡、乌梅，以上各三钱。每服三钱，童子小便一盏、猪胆一枚、猪脊髓一条、韭根白半钱，同煎至七分，去滓，温服，不拘时候。（《瑞竹堂经验方》）

2. 治疮疹，痰实壮热，胸中烦闷，大便壮实，卧则喘急。前胡枳壳汤：前胡一两，枳壳、赤茯苓、大黄、甘草（炙）各半两。上为粗散，每服三钱，水

一大盏，煎至六分，去滓，温服，不拘时候，量大小加减。如身温、脉微并泻者不可服。（《瑞竹堂经验方》）

3. 治咳嗽涕唾黏稠，心胸不利，时有烦热。前胡（去芦头）一两，麦门冬（去心）一两半，贝母（煨微黄）一两，桑根白皮（锉）一两，杏仁（汤浸，去皮尖，麸炒微黄）半两，甘草（炙微赤，锉）一分。上药捣筛为散。每服四钱，以水一中盏，入生姜半分，煎至六分，去滓，不计时候，温服。（《太平圣惠方》）

4. 治肺热咳嗽，痰壅，气喘不安。前胡（去芦头）一两半，贝母（去心）、白前各一两，麦门冬（去心，焙）一两半，枳壳（去瓤、麸炒）一两，芍药、麻黄（去根节）各一两半，大黄（蒸）一两。上八味，细切，如麻豆。每服三钱匕，以水一盏，煎取七分，去滓，食后温服，日二。（《圣济总录》）

5. 治风痰头晕目眩。半夏曲、木香、枳壳（炒）、紫苏、赤茯苓、南星（炮）、甘草（炙）各五钱，人参三钱，前胡五钱，橘红五钱。上锉散。每服五钱，生姜五片，水煎服。（《丹溪心法》）

6. 治妊娠伤寒，头疼壮热，肢节烦疼。前胡、石膏各三分，大青四分，黄芩五分，知母、栀子仁各四分。每服四钱，水一盏半，甜竹茹一块，葱白二寸，煎至八分，去滓，温服，无时。（《卫生宝鉴》）

四十、知母

【别名】蚔母、连母、野蓼、地参、水参、水浚、货母、蝭母（《神农本草经》），芪母（《说文》），女雷、女理、鹿列、韭逢、儿踵草、东根、苦心、儿草、水须（《名医别录》），昌支（《新修本草》）。

【来源】为百合科知母属植物知母的根茎。分布于华北、东北及江苏、山东、陕西、甘肃、宁夏等地。在安徽、江西、河南、新疆等地有引种栽培。

【采收加工】春、秋两季采挖，除去枯叶和须根，抖掉泥土，晒干或烘干为"毛知母"。趁鲜剥去外皮，晒干为"知母肉"。

【炮制】

1. 知母：拣净杂质，用水冲洗，捞出，润软，切片晒干。

2. 盐知母：取知母片置锅中用文火微炒，喷淋盐水，炒干取出，放凉。（每 50kg 知母片，用盐 1.4kg，加适量开水化开澄清）

【性能与应用】苦，寒。功用：清热泻火，滋阴润燥，止渴除烦。主治：温热病，高热烦渴，气喘燥咳，便秘，骨蒸潮热，虚烦不眠，消渴淋浊。

【用法与用量】内服：煎汤，6～12g；或入丸、散。清热泻火，滋阴润燥宜生用；入肾降火滋阴宜盐水炒。

【文献选录】

1.《神农本草经》："主消渴热中，除邪气肢体浮肿，下水，补不足，益气。"

2.《名医别录》："疗伤寒久疟烦热，胁下邪气，膈中恶及风汗内疸。"

【治方举例】

1. 治腰膝痛。补益丸：小茴香（盐炒）一两，木香一两，川楝子（春秋二两、夏一两、冬三两，取肉酒浸），知母（春秋二两，夏一两，冬三两，酒浸），枳壳（去穰，麸炒）一两，白茯苓、甘草（炙）、地龙（炒）、鹿茸（酒炙）、穿山甲（酥炙）各一两，狗茎（酥炙）五枚。上为细末，炼蜜为丸，如弹子大。每服一丸，空心，细嚼，温酒送下，干物压之，午食前再进一服。（《瑞竹堂经验方》）

2. 治虚损，小便频数。七仙丹：又名枳壳丸。木香半两，枳壳（麸炒，去瓤）一两，白茯苓（去皮）、川楝子（酥炒）、知母（去毛）、小茴香（盐炒）、甘草（去皮），以上各一两。上为细末，炼蜜为丸，如弹子大。每服一丸，空心，细嚼，温酒送下，干物压之。（《瑞竹堂经验方》）

3. 治疮疹，涕唾黏稠，身热鼻干，大便如常，小便黄赤。人参清膈散：人参、柴胡、当归、芍药、知母、桑白皮、白术、黄芪、紫菀、地骨皮、茯苓、甘草、桔梗各一两，黄芩半两，石膏、滑石各一两半。上为粗末，每服三钱，水一大盏，生姜三片，同煎至六分，去滓，温服，不拘时候，量大小加减服。（《瑞竹堂经验方》）

4. 治消渴：生山药一两，生黄芪五钱，知母六钱，生鸡内金（捣细）二钱，

葛根钱半，五味子三钱，天花粉三钱。水煎服。(《医学衷中参西录》)

5. 治小便不通，渐成中满，腹坚如石，腿裂出水，夜不得眠，不通饮食。通关丸：黄柏（酒炒）二两，知母（酒炒）一两，桂一钱，蜜丸。(《兰室秘藏》)

6. 治小便不通。导气除燥汤：赤茯苓一钱半，黄柏一钱一分，滑石、知母、泽泻各一钱。上锉作一帖，入灯心一钱，空心水煎服。(《东垣十书》)

7. 治太阳中暍。汗出恶寒，身热而渴。白虎加人参汤：知母六两，石膏一斤（碎），甘草二两，粳米六合，人参三两。上五味，以水一斗，煮米熟汤成，去滓，温服一升，日三服。(《金匮要略》)

8. 治百合病发汗后。百合知母汤：百合七枚（擘），知母三两（切）。上先以水洗百合，渍一宿，当白沫出，去其水，更以泉水二升，煎取一升，去滓；别以泉水二升煎知母，取一升，去滓；后合和，煎取一升五合，分温再服。(《金匮要略》)

9. 治虚劳客热，肌肉消瘦，四肢倦怠，五心烦热，口燥咽干，颊赤心松，日盗汗，胸胁不利，减食多渴，咳唾黏稠，时有脓血。人参黄散：天门冬（去心）三十两，半夏（汤洗七次，姜汁制）、知母、桑白皮（锉，炒）、赤芍药、生干地黄。上为粗末。每服二大钱，以水一盏，煎至七分，去滓，温服，食后。(《太平惠民和剂局方》)

10. 治妊娠伤寒，头痛壮热，肢节烦疼。石膏八两，大青、黄芩各三两，葱白（切）一升，前胡、知母、栀子仁各四两。上七味，以水七升煮取二升半，去滓，分五服，相去如人行七八里久再服。(《备急千金要方》)

11. 治妊娠头痛壮热，心烦呕吐，不下食方。知母四两，粳米五合，生芦根一升，青竹茹三两。上四味，以水五升煮取二升半，缓缓饮之，尽更作，瘥止。(《备急千金要方》)

12. 治阳毒伤寒，壮热，百节疼痛。栀子仁汤：栀子仁（炒）、赤芍药、大青、知母各一两，升麻、黄芩、石膏、杏仁（去皮尖）各二两，柴胡一两半，甘草（炙）半两。上锉散。每服四大钱，水一盏，姜三片，豉二十粒，同煎七分，去滓，不以时服。(《三因极一病证方论》)

13. 治坏伤寒。以伤寒瘥后，经久精神不守，言语错谬；或潮热颊赤，寒热如疟，昏沉不愈，皆由汗下不止，毒在心包间所致也。知母麻黄汤：知母半两，麻黄（去节）、甘草（炙）、芍药、黄芩、桂心各半两。上为锉散。每服五钱，水一盏半，煎七分，去滓温服，日三四服。（《三因极一病证方论》）

14. 治疟病发渴。生地黄、麦门冬、天花粉、牛膝、知母、葛根、炒柏、生甘草，水煎。（《丹溪心法》）

15. 治食积火郁嗽劫药。清金丸：贝母、知母（为末）各半两，巴豆（去油膜）半钱。上为末，姜泥丸，辰砂为衣。食后服，每五丸，白汤下。（《丹溪心法》）

第四节　树脂汁液类

一、乳香

【别名】乳头香（《海药本草》），塌香（《梦溪笔谈》），西香（《本草衍义》），天泽香、摩勒香、多伽罗香、浴香（《本草纲目》）。

【来源】为橄榄科常绿乔木乳香树的凝固树脂。分布于红海沿岸及利比亚、苏丹、土耳其等地。

【采收加工】春、夏均可采收，以春季为盛产期。采收时，干树干的皮部由下向上顺序切伤，并开一狭沟，使树脂从伤口渗出，流入沟中，数天后凝成干硬的固体，即可采取。落于地面者常黏附沙土杂质，品质较次。本品性黏，宜密闭，防尘；遇热则软化变色，故宜储藏于阴凉处。

【炮制】

1. 乳香：拣去沙子、杂质。

2. 制乳香：取拣净的乳香，置锅内用文火炒至表面稍见熔化点，略呈黄色，取出放凉或炒至表面熔化时，喷洒米醋，继续炒至外层明亮光透，取出放凉

（每50kg乳香，用米醋30000ml）；置箬上，以灰火烘焙熔化，候冷，研细用；乳香入丸药，以少酒研如泥，以水飞过，晒干用；或言以灯芯同研则易细，或言以糯米数粒同研，或言以人指甲二三片同研，或言以乳钵坐热水中浴之，皆易细。

【性能与应用】辛、苦，温。归心、肝、脾经。功用：调气活血，定痛，追毒。主治：气血凝滞，心腹疼痛，痈疽肿毒，跌打损伤，痛经，产后瘀血刺痛。

【用法与用量】内服：煎汤，3～10g；或入丸、散。外用：适量，研末调敷。

【使用注意】孕妇忌服。

【文献选录】

1.《本草纲目》："乳香香窜，入心经，活血定痛，故为痈疽疮疡、心腹痛要药。"

2.《本草经疏》："风水毒肿，邪干心脾，恶气内侵，亦由二经虚而邪易犯。瘾疹痒毒，总因心脾为风湿热邪所干致之。脾主肌肉，而痛痒疮疡皆属心火，此药正入二经，辛香能散一切留结，则诸证自瘳矣。"

3.《日华子本草》："煎膏止痛长肉；陈藏器云，治妇人血气，疗诸疮，令内消。则今人用以治内伤诸痛，及肿毒内服外敷之药，有自来矣。"

【治方举例】

1. 治急心痛。胡椒四十九粒，乳香一钱，为末，男用姜汤下，女用当归汤下。（《摄生众妙方》）

2. 治产后瘀滞不清，攻刺心腹作痛。乳香、没药（俱瓦上焙出油）各三钱，五灵脂、延胡索、牡丹皮、桂枝各五钱（俱炒黄），黑豆一两（炒成烟炭）。共为末，每服三钱，生姜泡汤调下。（《李念先手集》）

3. 治跌仆折伤筋骨。乳香、真没药各一钱五分，当归尾、红花、桃仁各三钱。水煎服。（《本草汇言》）

4. 治发背脑疽和一切恶疮内溃及诸恶毒冲心呕痛。乳香一两（通明者，用水外浸，以乳钵研细），真绿豆粉（研）一两。上二味合研极细，每服一钱匕，

新水调下，水不可多，要药在胸膈上也。(《圣济总录》)

5. 治疮疡疼痛不可忍。乳香、没药各二钱，寒水石（煅）、滑石各四钱，冰片一分。为细末，搽患处。(《外科发挥》)

6. 治梦寐遗精。乳香一块，拇指大，卧时嚼，含至三更，咽下。三五服。(《医林集要》)

二、胡桐泪

【别名】胡桐律（《汉书》），石律（《日华子本草》），石泪（《岭表录异》），胡桐碱（《本草纲目》），博刺亦阿而马尼（《回回药方》）。

【来源】为杨柳科植物胡杨的树脂流入土中，多年后形成的产物。分布于内蒙古、甘肃、青海、新疆等地。

【采收加工】一般以秋季采集为好，除去杂质，置干燥处保管。

【炮制】洗净，干燥。

【性能与应用】苦、咸，寒。归肺、胃经。功用：清热解毒；化痰软坚。主治：咽喉肿痛，齿痛，牙疳，中耳炎，瘰疬，胃痛。

【用法与用量】内服：煎汤，6～10g；或入丸、散。外用：适量，煎水含漱；或研末撒。

【使用注意】脾胃虚寒者不宜食用。

【文献选录】

1. 《本草纲目》："石泪，入地受卤气，故其性寒能除热，其味咸能入骨软坚。"

2. 《本草经疏》："胡桐泪，《经》曰：热淫于内，治以咸寒；又曰：在高者因而越之。苦以涌吐，寒以胜热，故主大毒热，心腹烦满，取吐而效也。《日华子》以之治风虫牙齿痛，李珣谓其能治骨槽风、齿匿，元素言瘰疬非此不能除，皆资其苦能杀虫，咸能入骨软坚，大寒能除极热之用耳。"

【治方举例】

1. 治咽喉急胀，肿结不通。胡桐泪三钱，硼砂二钱，生矾一钱，胆星一钱

五分。共为末。用一二茶匙姜汤调咽。（《本草汇言》）

2. 治湿热牙疼，喜吹风。胡桐泪入麝香掺之。（《本草纲目》）

3. 治齿缝忽然出血不止。胡桐泪半两，研罗为末，用贴齿缝，如血出不定，再贴。（《太平圣惠方》）

4. 治牙齿根宣露挺出，脓血，口气。枸杞根一升（切），胡桐泪一两。上药和匀，分为五度用，每度以水二大盏，煎至一盏，去滓，热含冷吐。（《瑞竹堂经验方》）

5. 治牙齿宣露有脓血出，及小儿虫蚀疳积牙断。荜茇、胡桐泪各半两。上二味，捣罗为散，于患处掺之。（《圣济总录》）

6. 治走马牙疳。胡桐碱、黄丹等分，为末掺之。（《医林集要》）

三、樟脑

【别名】韶脑（《神效方》），潮脑（《品汇精要》），脑子（《本经逢原》），油脑、树脑（《药材资料汇编》）。

【来源】为樟科樟属植物樟的根、干、枝、叶经蒸馏精制而成的颗粒状物。分布于广东、广西、云南、贵州、江苏、浙江、安徽、福建、台湾、江西、湖北、湖南、四川等地。

【采收加工】一般在 9 ~ 12 月砍伐老树，取其树根、树干、树枝，锯劈成碎片（树叶亦可用），置蒸馏器中进行蒸馏，樟木中含有的樟脑及挥发油随水蒸气馏出，冷却后，即得粗制樟脑。粗制樟脑再经升华精制，即得精制樟脑粉。将此樟脑粉入模型中压榨，则成透明的樟脑块。宜密闭瓷器中，放干燥处。本品以生长 50 年以上的老树产量最丰；幼嫩枝叶，含脑少，产量低。

【性能与应用】辛，热；有小毒。功用：通关窍，利滞气，辟秽浊，杀虫止痒，消肿止痛。主治：热病神昏，中恶猝倒，痧胀吐泻腹痛，寒湿脚气，疥疮顽癣，秃疮，冻疮，臁疮，水火烫伤，跌打伤痛，牙痛，风火赤眼。

【用法与用量】内服：入丸、散，0.06 ~ 0.15g，不入煎剂。外用：适量，研末，或溶于酒中，或入软膏敷搽。

【使用注意】气虚者内服不宜过量，孕妇禁服，皮肤过敏者慎用。

【文献选录】

1. 《普济方》："作膏治诸恶疮及打扑损伤，风湿脚气等疾。"

2. 《品汇精要》："主杀虫，除疥癣，疗汤火疮，敌秽气。"

3. 《本草纲目》："通关窍，利滞气，治邪气，霍乱，心腹痛，寒湿脚气，疥癣，风瘙，龋齿，杀虫，着鞋中去脚气。"

【治方举例】

1. 治痧秽腹痛。樟脑一分，净没药二分，明乳香三分。研匀，茶调服三厘。（《本草正义》）

2. 治脚气肿痛。樟脑二两，乌头三两。为末，醋糊丸，弹子大。每置一丸于足心踏之，下以微火烘之，衣被围覆，汗出如涎为效。（《医林集要》）

3. 治疥疮有脓者。樟脑八钱，硫黄一钱五分，川椒一钱（炒），枯矾一钱。共研末，真芝麻油调匀，不可太稀，摊在新粗夏布上，包好，线扎紧，先将疥疮针刺去脓，随以药包炭火烘热，对患处按之，日按数次，候其不能复起脓，用药包乘热擦之。（《不知医必要》）

4. 治小儿秃疮。樟脑一钱，花椒二钱，芝麻二两。为末，洗后搽之。（《简便单方》）

5. 治大人小孩满口糜烂。樟脑三钱，花椒二钱。共研末，置铜锅内，用碗盖好，并用盐泥将碗周围敷好，置火上数分钟，药升至碗上，刮取，吹入口中。（《贵州中医验方》）

四、白砂糖

【别名】石蜜（《唐本草》），白糖（《子母秘灵》），糖霜（《日用本草》），白霜糖（《本草备要》）。

【来源】为禾本科甘蔗属植物甘蔗的茎中液汁，经精制而成的乳白色结晶体。甘蔗为我国南方各地常见的栽培植物。

【采收加工】赤砂糖是甘蔗汁经初加工而制作的初级蔗糖；白砂糖是精炼过

的食糖，是最常用的甜味剂。

【炮制】

1. 甘蔗净制：去除根、叶及茎尖，洗净，刮掉外表蜡粉、表皮及节芽等。

2. 压榨，固化提存。

【性能与应用】甘，平。归脾、肺经。功用：和中缓急，生津润燥。主治：中虚腹痛，口干燥渴，肺燥咳嗽。

【用法与用量】除糖尿病、对白砂糖不适的人之外，均可食用。

【文献选录】

1.《本草纲目》："蔗，脾之果也，其浆甘寒，能泻火热。煎炼成糖，则甘温而助湿热，所谓积温成热也。蔗浆消渴解酒，自古称之，而孟诜乃谓共酒食发痰者，岂不知其有解酒除热之功耶。《日华子》又谓砂糖能解酒毒，则不知既经煎炼，便能助酒为热，与生浆之性异矣。"

2.《本草经疏》："甘蔗，为稼穑之化，其味先入脾，故能助脾气，脾主中州，故主和中。甘寒除热润燥，故主下气利大肠也。今人用以治噎膈、反胃呕吐，大便燥结，皆取其除热、生津、润燥之功耳。"

五、天竺黄

【别名】竹黄（《蜀本草》），竹膏（《开宝本草》），竹糖（《增订伪药条辨》）。

【来源】为禾本科莿属植物青皮竹、薄竹属植物薄竹等竹节间贮积的伤流液，经干涸凝结而成的块状物。主产于云南、广东、广西等地。

【性能与应用】甘，寒。归心、肝、胆经。功用：清热化痰，清心定惊。主治：小儿惊风，癫痫，中风痰迷，热病神昏，痰热咳喘。

【用法与用量】内服：煎汤，3～9g；研末，每次0.6～1g。外用：研末敷。

【使用注意】脾胃虚寒者慎用。

【文献选录】

1.《本草纲目》："竹黄，气味功用与竹沥同，而无寒滑之害。"

2.《本草经疏》："天竺黄，气微寒而性亦稍缓，故为小儿家要药。入手少阴经，小儿惊风天吊诸风热者，亦犹大人热极生风之候也。此药能除热养心，豁痰利窍，心家热清而惊自平，君主安而五脏咸得滋养，故诸证悉除也。明目，疗金疮者，总取甘寒凉血清热之功耳。"

【治方举例】

1. 治小儿疳积。雄黄（研，水飞）、天竺黄各二钱，牵牛末一钱。上同再研，面糊为丸，粟米大。每服二至五丸，食后，薄荷汤下。大者加丸数。（《小儿药证直诀》）

2. 治鼻衄不止。天竺黄、芎各一分，防己半两。上三味，捣研为散。每服一钱匕，新汲水调下。肺损吐血，用药二钱匕，生面一钱匕，水调下。并食后服。（《圣济总录》）

3. 治口疮。天竺黄、月石各等分，冰片少许。为末掺之。（《景岳全书》）

六、丁香油

【别名】 阿咱的合剌黑提油（《回回药方》）。

【来源】 为桃金娘科丁子香属植物丁香的干燥花蕾经蒸馏所得的挥发油，古代多为母丁香所榨出之油。原产于马来群岛及非洲。现在我国广东、广西、海南、云南等地有栽培。

【性能与应用】 甘、辛，大热。功用：暖胃，降逆，温肾，止痛。主治：胃寒胀痛，呃逆，吐泻，疝痛，痹痛，牙痛，口臭。

【用法与用量】 内服：以少许滴入汤剂中或和酒饮。外用：涂擦患处。

【使用注意】 实火、阴虚火旺者禁服。

【文献选录】

1. 《本草纲目拾遗》引《祝穆试效方》："丁香油，治瘰疬，化核膏用之，取其香烈直透经络，辛以散结滞耳。"

2. 《本草纲目拾遗》："丁香油，透关窍，祛寒，力速于丁香。"

3. 《海药本草》："主风疳，骨槽劳臭，治气，乌髭发，杀虫，疗五痔，辟恶去邪，治奶头花，止五色毒痢，正气，止心腹痛。树皮亦能治齿痛。"

【治方举例】

1. 治胃寒痛。滴少许丁香油入煎药，或和好酒服，或以丁香油涂脐上痛处。（《本草纲目拾遗》）

2. 治胃寒呃逆呕吐。用丁香油擦透中脘。（《本草纲目拾遗》）

3. 治口臭。丁香油揩牙。（《本草纲目拾遗》）

4. 解蟹毒。丁香油一滴，同姜汤服。（《本草纲目拾遗》）

七、藤黄

【别名】可西剌、可思里（《回回药方》），玉黄、月黄（《药材学》）。

【来源】为藤黄科藤黄属植物藤黄的树脂。原产于柬埔寨及马来西亚，印度、泰国、越南亦产。现在我国广东、广西有引种栽培。

【采收加工】开花之前，在离地3m处将茎干的皮部作螺旋状的割伤，伤口内插一竹筒，盛收流出的树脂，加热蒸干，用刀刮下，即可。

【性能与应用】酸、涩，有毒。功用：攻毒，消肿，祛腐敛疮，止血，杀虫。主治：痈疽肿毒，溃疡，湿疮，肿瘤，顽癣，跌打肿痛，创伤出血及烫伤。

【用法与用量】外用：研末调敷、磨汁涂或熬膏涂。内服：0.03～0.06g，入丸剂。

【使用注意】本品毒性较大，内服少量即能致泻。体质虚弱者禁服。如误服过量，则可引起头昏、呕吐、腹痛、泄泻，甚或致死，故多作外用，很少内服。

【文献选录】《海药本草》："酸、涩，有毒。主虫牙蛀齿，点之便落。"

八、龙脑香

【别名】脑子（《海上名方》），冰片、片脑、冰片脑、梅花脑（《本草纲目》），天然冰片、老梅片、梅片（《中药材手册》），龙脑（《瑞竹堂经验方》）。

【来源】为龙脑香科龙脑香属植物龙脑香树的树脂中析出的天然结晶性化合物。生于热带雨林地区。分布于南洋群岛。

【采收加工】从龙脑香树干的裂缝处，采取干燥的树脂，进行加工。或砍下树干及树枝，切成碎片，经水蒸气蒸馏升华，冷却后即成结晶。

【性能与应用】辛、苦，凉。入心、肺经。功用：开窍醒神，散热止痛，明目去翳。主治：中风口噤，热病神昏，惊痫痰迷，气闭耳聋，目赤翳膜，喉痹，口疮。外用治疮疡痈疖，痔疮，下疳，烧烫伤。

【用法与用量】内服：入丸、散，0.15～0.3g，不入煎剂。外用：研末撒，或吹、搽，或点，或调敷。

【使用注意】孕妇及虚证者慎服。

【文献选录】《海药本草》："主内外障眼，三虫，治五痔，明目，镇心，秘精。"

【治方举例】专治一切瘰疬恶疮。龙脑三分，麝香五分，轻粉一钱，粉霜一钱，雄黄一钱，白丁香二钱，硇砂半钱，金脚信二钱，巴豆十个。上药为细末，大麦面为丸，如小麦粒大。观疮大小加减用之。（《瑞竹堂经验方》）

九、血竭

【别名】檐木阿黑云（《回回药方》），骐驎竭（《雷公炮炙论》），海蜡（《药谱》），麒麟血（《圣惠方》），木竭（《滇南本草》）。

【来源】为棕榈科黄藤属植物麒麟竭果实和藤茎中的树脂。分布于印度尼西亚、马来西亚、伊朗等地。我国广东、台湾有栽培。

【采收加工】果熟时采收果实，置蒸笼内蒸煮，使树脂渗出；或取果实捣烂，置布袋内，榨取树脂，然后煎熬成糖浆状，冷却凝固成块状。亦有将茎砍破或钻若干小孔，使树脂自然渗出，凝固而成。

【性能与应用】甘，温，无毒。功用：散瘀定痛，止血，生肌敛疮。主治：跌打损伤，内伤瘀痛，痛经，产后瘀阻腹痛，外伤出血不止，瘰疬，臁疮，痔疮。

【用法与用量】内服：研末，1～1.5g，或入丸剂。外用：研末调敷或入膏药内敷贴。

【使用注意】凡无瘀血者慎服。

【文献选录】《海药本草》："治湿痒疮疥，宜入膏用。主打伤折损，一切疼痛，补虚及血气搅刺，内伤血聚。"

【治方举例】

1. 治男子妇人五劳七伤。大黄六两，黄连四两，血竭三两，犀角末二两，仙人盖一个，上为细末，用好醋一斗，砂锅内同药用文武火熬无醋，焙干，再为极细末，酒糊为丸。（《瑞竹堂经验方》）

2. 治疗疮走胤不止。金脚信五分，蟾酥五分，血竭五分，朱砂五分，轻粉、龙脑、麝香三味各一分，没药半钱。上为细末，生草乌头汁为丸如麦子大。用时将疮顶刺破，将药一粒放疮口内。（《瑞竹堂经验方》）

十、芦荟

【别名】卢会（《药性论》），讷会、象胆（《本草拾遗》），奴会（《开宝本草》），劳伟（《生草药性备要》）。

【来源】芦荟为百合科芦荟属植物库拉索芦荟、斑纹芦荟、好望角芦荟的叶汁经浓缩的干燥品。库拉索芦荟原产非洲北部地区，目前南美洲及西印度群岛广泛栽培，我国亦有栽培。斑纹芦荟在我国福建、广东、广西、四川、云南、台湾等地有栽培。好望角芦荟分布于非洲南部地区。

【采收加工】种植 2~3 年后即可收获，于 8~9 月将中下部生长良好的叶片分批采收。将采收的鲜叶片切口向下直放于盛器中，取其流出的液汁干燥即成。也可将叶片洗净，横切成片，加入与叶片等量的水，煎煮 2~3 小时，过滤，将过滤液浓缩成黏稠状，倒入模型内烘干或曝晒干，即得芦荟膏。

【性能与应用】苦，寒。归肝、大肠经。功用：泻下，清肝，杀虫。主治：热结便秘，肝火头痛，目赤惊风，虫积腹痛，疥癣，痔瘘。

【用法与用量】内服：入丸、散，或研末入胶囊，0.6~1.5g；不入汤剂。外用：研末敷。

【使用注意】脾胃虚寒者及孕妇禁服。

十一、苏合香

【别名】 米阿、迷阿、米牙（《回回药方》），帝膏（《药谱》），苏合油（《太平寰宇记》），苏合香油（《局方》），帝油流（《现代实用中药》）。

【来源】 为金缕梅科苏合香属植物苏合香树所分泌的树脂。原产小亚细亚南部，如土耳其、叙利亚北部地区，现我国广西等南方地区有少量引种栽培。

【采收加工】 初夏将树皮割裂，深达木部，使分泌香脂，浸润皮部。至秋季剥下树皮，榨取香脂；残渣加水煮后再榨，除去杂质和水分，即为苏合香的初制品。如再将此种初制品溶解于乙醇中，过滤，蒸去乙醇，则成精制苏合香。宜置阴凉处，以防止走失香气。

【性能与应用】 辛、微甘、苦，温。归心、脾经。功用：开窍辟秽，开郁豁痰，行气止痛。主治：中风，痰厥，气厥之寒闭证，温疟，惊痫，湿浊吐利，心腹卒痛以及冻疮、疥癣。

【用法与用量】 内服：0.3～1g，入丸、散；或泡汤；不入煎剂。外用：溶于乙醇或制成软膏、搽剂涂敷。

【使用注意】 脱证禁服；阴虚有热、血燥津伤、气虚者及孕妇慎服。

十二、阿魏

【别名】 安古丹、安古当、安吉丹、安吉当（《回回药方》）。

【来源】 为伞形科阿魏属植物阿魏、新疆阿魏、阜康阿魏等分泌的树脂。阿魏生于沙地、荒漠，分布于中亚地区及伊朗和阿富汗。新疆阿魏分布于新疆伊犁等地。阜康阿魏分布于新疆阜康、西泉等地。

【采收加工】 开花前采收。挖松泥土，露出根部，将茎自根头处切断，即有乳液自断面流出，上面用树叶覆盖，约经10天渗出液凝固如脂，即可刮下。再将茎上端切去一小段。如此反复采收，每隔10天一次，直至枯竭为止。也可在春天和初夏，将根部挖出，洗去泥沙，切碎，压取汁液，置适宜的容器中，放通风干燥处，蒸去多余水分即得。

【性能与应用】辛、苦，温。归肝、脾、胃经。功用：化痰消积，杀虫，截疟。主治：癥瘕痞块，食积，虫积，小儿疳积，疟疾，痢疾。

【用法与用量】内服：入丸、散，1～1.5g。外用：熬膏或研末入膏药内敷贴。

【使用注意】脾胃虚弱者及孕妇禁服。

十三、阿芙蓉

【别名】阿夫荣、安崩、阿肥荣（《回回药方》），鸦片（《中药大辞典》）。

【来源】罂粟科罂粟属植物罂粟果实中的乳汁经干燥而得。喜生于肥沃土壤。我国仅限于指定的地方做药用栽培，并严加管理。

【采收加工】一般于罂粟蒴果近成熟，果皮由绿转黄或稍显黄色时采收。采时用利刀或特制的锯齿切伤器，于晴天傍晚，浅割果皮（直割或斜割），将散布于果皮部组织中的乳汁管切断，即有白色乳汁自割缝渗出成滴状，暴露于空气中后则由白色转为微红色和棕色，并逐渐凝固成黏稠状物，翌晨用涂油的竹篾或竹刀刮取，每枚果实可采取3～4次。刮得的汁液，以罂粟叶包裹，置暗处阴干。

【性能与应用】苦，温，有毒。归肺、肾、大肠经。功用：止痛，涩肠，镇咳。主治：心腹痛，久泻，久痢，咳嗽无痰。

【用法与用量】内服：入丸、散，0.15～0.3g。

【使用注意】本品有成瘾性，禁长期服用。婴儿、孕妇及哺乳期、肺源性心脏病、支气管哮喘患者禁服。

【文献选录】《本草纲目》："酸，涩，温，微毒。主治泻痢脱肛不止，能涩丈夫精气。"

十四、没药

【别名】木里、母瓦、木儿（《回回药方》）。

【来源】为橄榄科没药属植物没药树及同属植物树干皮部渗出的油胶树脂。

生于海拔 500～1500m 的山坡地。分布于热带非洲和亚洲西部。

【采收加工】11 月至翌年 2 月采收。树脂可由树皮裂缝自然渗出；或将树皮割破，使油胶树脂从伤口渗出。初呈淡黄白色黏稠液，遇空气逐渐凝固成红棕色硬块。采得后除净杂质，置干燥通风处保存。

【性能与应用】苦，平。归心、肝、脾经。功用：祛瘀，消肿，定痛。主治：胸腹痛，痛经，经闭，癥瘕，跌打肿痛，痈肿疮疡，目赤肿痛。

【用法与用量】内服：煎汤，3～10g；或入丸、散。外用：研末调敷。

【使用注意】胃弱者慎服，孕妇及虚证无瘀者禁服。部分患者服用后可引起药疹或皮肤过敏。

【文献选录】《海药本草》："主折伤马坠，推陈置新，能生好血，凡服皆须研烂，以热酒调服。堕胎，心腹俱痛及野鸡漏痔，产后血气痛，并宜丸、散中服。"

【治方举例】

1. 治筋骨损伤。米粉四两（炒黄），入没药、乳香末各半两。酒调成膏。摊贴之。（《御药院方》）

2. 治急心气腹痛。玄胡索、海带各五钱，没药四钱，良姜三钱。上为细末，每服三钱，温酒调服，不拘时候。（《瑞竹堂经验方》）

十五、青黛

【别名】撒而麻吉（《回回药方》）。

【来源】为爵床科马蓝属植物马蓝、蓼科蓼属植物蓼蓝、豆科木蓝属植物木蓝的叶或茎叶经加工制得的干燥粉末或团块。马兰生于山地、林缘潮湿的地方，野生或栽培，分布于江苏、浙江、福建、湖北、广东、广西、四川、贵州、云南等地。蓼蓝多为栽培或半野生状态，分布于河北、辽宁、山东、陕西等地。现东北至广东均有野生，少有种植。木蓝野生于山坡草丛中，南方各地时有栽培。分布于华东及湖北、湖南、广东、广西、四川、贵州、云南、台湾等地。

【采收加工】7～10月采收茎叶，置缸中，加清水浸2～3天，至叶腐烂、茎脱皮时，将茎枝捞出，加入石灰（每100kg加石灰8～10kg），充分搅拌，至浸液由深绿色转为紫红色时，捞出液面泡沫，于烈日下晒干，即得。

【性能与应用】咸，寒。归肝、肺、胃经。功用：清热，凉血，解毒。主治：温毒斑疹，吐血，衄血，咯血，小儿惊痫，肝火犯肺咳嗽，咽喉肿痛，丹毒，痄腮，疮肿，蛇虫咬伤。

【用法与用量】内服：研末，1.5～6g；或入丸剂。外用：干撒或调敷。

【使用注意】虚寒及阴虚内热者禁服。

【治方举例】

1. 治眼倒睫。刺枣树上黄直棘，香白芷，青黛（研）。上各等分，为细末。左眼倒睫，口噙水，左鼻内搐之；右眼倒睫，右鼻搐之。（《瑞竹堂经验方》）

2. 治发背疽一切恶疮。白及、白蔹、白薇、白芷、白鲜皮、朴硝、青黛、黄柏、大黄、天花粉、芙蓉叶、老龙皮各等分。上为细末，用生姜自然汁调敷，如干时再用姜汁调润。（《瑞竹堂经验方》）

十六、刺蜜

【别名】他兰古滨（《回回药方》），草蜜、给勃罗（《本草拾遗》），刺糖、骆驼刺糖（《新疆药材》）。

【来源】为豆科骆驼刺属植物骆驼刺叶中分泌液凝结而成的糖粒。喜生于沙质土壤、戈壁、荒漠平原。分布于新疆、内蒙古、甘肃、青海等地。国外俄罗斯、蒙古等地亦有分布。

【采收加工】6～7月有糖粒时，在植株下铺布，敲打植株，糖颗粒即落下，收集糖粒除去杂质。

【性能与应用】甘、酸，平。功用：涩肠，止痛。主治：痢疾，腹泻，脘腹胀痛，头痛，牙痛。

【用法与用量】内服：煎汤，10～15g。

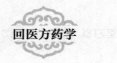

【治方举例】

1. 治痢疾，腹泻，腹痛。刺糖、土木香各等分，共研细末。每服 9 ~ 15g，开水冲服。(《新疆中草药》)

2. 治胃脘胀痛。刺糖、阿里红、五灵脂（炒）各等分，共研细末。每服 15g，温开水冲服，早晚服。(《新疆中草药》)

十七、安息香

【别名】 拙贝罗香（《本草纲目》）。

【来源】 为安息香科安息香属植物安息香的树脂。分布于印度尼西亚的苏门答腊及爪哇。我国分布于江西、福建、湖南、广东、海南、广西、贵州、云南等地。

【采收加工】 夏、秋两季，选择生长 5 ~ 10 年的树木，在距离地面 40cm 处，用利刃在树干四周割三角形伤口多处，经一周后，伤口开始流出黄色液汁，将此液状物除去后，渐流白色香树脂，待其稍干后采收。此后隔一定时期在伤口以上 4cm 处，再割新伤口，如法采集，最先流出的香树脂品质最佳，其后采得者较次。

【性能与应用】 辛、苦，平；无毒。归心、肝、脾经。功用：开窍醒神，豁痰辟秽，行气活血，止痛。主治：卒中暴厥，心腹疼痛，产后血晕，小儿惊痫，风痹，腰痛。

【用法与用量】 内服：研末，0.3 ~ 1.5g；或入丸、散。外用：烧烟熏。

【使用注意】 阴虚火旺者慎服。

【文献选录】

1. 《唐本草》："主心腹恶气。"

2. 《海药本草》："主男子遗精，暖肾，辟恶气。"

3. 《日华子本草》："治血邪，霍乱，风痛，妇人血噤并产后血运。"

4. 《本草纲目》："治中恶，劳瘵。"

5. 《东医宝鉴》："辟瘟疫。"

十八、沉香

【别名】 蜜香（《南方草木状》），沉水香（《桂海虞衡志》），琪（《宦游笔记》），伽南香（《本草纲目拾遗》）。

【来源】 为瑞香科觉香属植物沉香、白木香含树脂的木材。沉香野生或栽培于热带地区。白木香分布于广东、广西、海南、台湾等地。

【采收加工】 全年均可采收，种植 10 年以上，树高 10m、胸径 15cm 以上者取香质量较好。结香的方法有：在树干上，凿一至多个宽 2cm、长 5～10cm、深 5～10cm 的长方形或圆形洞，用泥土封闭，让其结香；在树干的同一侧，从上到下每隔 40～50cm 开一宽为 1cm、长和深度均为树干径 1/2 的洞，用特别的菌种塞满小洞后，用塑料薄膜包扎封口。当上下伤口都结香而相连接时，整株砍下采香。将采下的香，用刀剔除无脂及腐烂部分，阴干。

【炮制】 刷净，劈成小块，用时捣碎或研成细粉。

【性能与应用】 辛、苦，温。归胃、脾、肾经。功用：行气止痛，温中降逆，纳气平喘。主治：脘腹冷痛，气逆喘息，胃寒呕吐呃逆，腰膝虚冷，大肠虚秘，小便气淋。

【用法与用量】 内服：煎汤，2～5g，后下；研末，0.5～1g；或磨汁服。

【使用注意】 阴亏火旺，气虚下陷者慎服。

【文献选录】

1. 《海药本草》："味苦，温，无毒。主心腹痛，霍乱，中恶邪鬼疰，清人神，并宜酒煮服之。"

2. 《雷公炮制药性解》："沉香属阳而性沉，多功于下部，命肾之所由入也。然香剂多燥，未免伤血，必下焦虚寒者宜之。若水脏衰微，相火盛炎者，误用则水益枯而火益烈，祸无极矣。今多以为平和之剂，无损于人，辄用以化气，其不祸人者几希。"

3. 《药品化义》："沉香，纯阳而升，体重而沉，味辛走散，气雄横行，故有通天彻地之功，治胸背四肢诸痛及皮肤作痒。且香能温养脏腑，保和卫气。

若寒湿滞于下部，以此佐舒经药，善驱逐邪气；若跌仆损伤，以此佐和血药，能散瘀定痛；若怪异诸病，以此佐攻痰药，能降气安神。总之，疏通经络，血随气行，痰随气转，凡属痛痒，无不悉愈。"

4.《本草新编》："沉香，温肾而又通心，用黄连、肉桂以交心肾者，不若用沉香更为省事，一药而两用之也。但用之以交心肾，须用之一钱为妙，不必水磨，切片为末，调入于心肾补药中同服可也。"

【治方举例】

1. 祛湿逐饮，生津止渴，顺气。紫苏叶（一两，锉）、沉香（三钱，锉）、乌梅（一两，取肉）、砂糖（六两）。上件四味，用水五六碗，熬至三碗，滤去滓，入桂浆一升，合和作浆饮之。（《饮膳正要》）

2. 宽中顺气，清利头目。新橙皮（一两，焙，去白）、沉香（五钱）、白檀（五钱）、缩砂（五钱）、白豆蔻仁（五钱）、荜澄茄（三钱）、南硼砂（三钱，另研）、龙脑（二钱，另研）、麝香（二钱，另研）。上件为细末，甘草膏和剂印饼。每用一饼，徐徐嚼化。（《饮膳正要》）

3. 治腰腿疼，半身不遂，手足不能屈伸，口眼㖞斜。白术（四两，煨）、沉香（五钱，镑）、天麻（一两）、天台乌药（三两）、青皮（五钱，去瓤）、白芷、甘草（各五钱）、人参（去芦，五钱），上为咀，每服三钱，水一盏半，生姜三片，紫苏五叶，木瓜三片，枣子一枚，煎至七分，去滓，空心温服。（《瑞竹堂经验方》）

4. 治五劳百损，诸虚精怯，元气不固。沉香（二钱），麝香（一钱），南木香、乳香（各三钱），八角茴香（四钱），小茴香（四钱，炒），鹿茸（酥炙）、莲肉（炒，各半两），晚蚕砂、苁蓉、菟丝子、牛膝、川楝子（用酒浸，各半两），地龙（去土净，半两），陈皮（半两，去白），仙灵脾（三钱，酥炙）。上一十六味，根据分两制和为细末，酒糊入麝香为丸，如梧桐子大。每朝不见红日，面东，用温酒送下三十九。忌食猪羊肉、豆粉之物。（《瑞竹堂经验方》）

5. 治虚损。琥珀（明者）、沉香、木香、丁香（净）、小茴香（盐炒）、白茯苓（去皮）、陈皮（去白）、八角茴香、熟地黄、甘草（炒，各五钱），木通

（去皮）、没药、枳壳（炒，各三钱），当归（三两，炒）。上为细末，炼蜜为丸，如弹子大。每服一丸，空心，细嚼，酒送下，日进二服。（《瑞竹堂经验方》）

6. 治脾胃虚弱。肉豆蔻（一两，用盐酒浸，破故纸同炒干燥，不用破故纸）、山药（一两，酒浸，与五味子同炒干燥，不用五味子）、厚朴（二两，去粗皮，青盐一两同炒，青盐不见烟为度，不用盐）、大半夏（一两，每个切作两块，猪苓亦作片，水浸，炒燥，不用猪苓）。上为细末，酒糊为丸，如梧桐子大，辰砂一分，沉香一分，作二次上为衣，阴干。每服五七十丸，空心盐酒或米饮汤，或盐汤送下。（《瑞竹堂经验方》）

7. 治妇人一切血气刺痛不可忍者，及男子冷气痛。沉香、木香、当归、白茯苓、白芍药（以上各一钱）。每服一钱，水三盏，于银石器内，不用铜铁器，文武火煎数沸，入全陈皮一个，又煎数十沸，入好醋一盏，又煎数十沸，入乳香、没药如皂角大一块，同煎至一盏，去渣，通口服，不拘时候。（《瑞竹堂经验方》）

第五节 其他类

一、海金沙

【别名】罕必里（《回回药方》），左转藤灰（《四川中药志》）。

【来源】为海金沙科植物海金沙的干燥成熟孢子。分布于华东、中南、西南地区及陕西、甘肃等地。

【采收加工】秋季孢子未脱落时采割藤叶，晒干，搓揉或打下孢子，除去藤叶。

【性能与应用】甘，寒。归膀胱、小肠经。功用：清利湿热，通淋止痛。主治：热淋，砂淋，血淋，膏淋，尿道涩痛。

【用法与用量】内服：煎汤，1.5～8钱；或研末服。

【使用注意】小便不利及诸淋由于肾水真阴不足者勿服。

【文献选录】

1.《本草经疏》："海金沙，甘寒淡渗之药，故主通利小肠，得牙硝、栀子，皆咸寒苦寒之极，又得蓬砂之咸，所以能治伤寒热狂大热，当利小便，此釜底抽薪之义也。淡能利窍，故治热淋、血淋、膏淋等病。"

2.《本草述》："海金沙，方书但知其治血淋、膏淋、石淋等症，讵知其种种所患，皆本于湿土之气不能运化，而又有火以合之，乃结聚于水道有如是耳，岂可徒取责于行水之脏腑乎？试观东垣治脾湿方，更如续随子丸之亦治通身肿满、喘闷不快者，则可以思其功之所主，固不徒在行水之脏腑矣。"

【治方举例】

1. 治热淋急痛。海金沙为末，生甘草汤冲服。(《泉州本草》)

2. 治膏淋。海金沙、滑石各一两（为末），甘草二钱半（为末）。上研匀。每服二钱，食前，煎麦门冬汤调服，灯心汤亦可。(《世医得效方》)

3. 治尿酸结石症。海金沙、滑石共研为末。以车前子、麦冬、木通煎水调药末，并加蜜少许，温服。(《广西中药志》)

4. 治小便出血。海金沙为末，以新汲水调下。一方用砂糖水调下。(《普济方》)

5. 治肝炎。海金沙五钱，阴行草一两，车前六钱。水煎服，每日一剂。(《江西草药》)

6. 治脾湿太过通身肿满，喘不得卧，腹胀如鼓。牵牛一两（半生半炒），甘遂、海金沙各半两。上为细末。每服二钱，煎水一盏，食前调下，得利止后服。(《医学发明》)

7. 治脾湿胀满。海金沙一两，白术二钱，甘草五分，黑丑一钱五分，水煎服。(《泉州本草》)

二、银耳

【别名】白木耳（《酉阳杂俎》)，百耳、桑鹅、五鼎芝（《清异录》)，白耳子（《贵州民间方药集》）。

【来源】为银耳科银耳属银耳的子实体。分布于西南及陕西、江苏、安徽、浙江、江西、福建、台湾、湖北、湖南、广东、海南、广西等地。

【采收加工】4月至9月间采收，5月与8月为盛产期。银耳在使用前需要泡发。当耳片开齐停止生长时，应及时采收，清水漂洗3次后，及时晒干或烘干。

【炮制】取原药材，拣净杂质，即得。

【性能与应用】甘、淡，平；无毒。归肺、胃、肾经。功用：滋补生津，润肺养胃。主治：虚劳咳嗽，痰中带血，津少口渴，病后体虚，气短乏力。

【用法与用量】内服：煎汤，3～10g；或炖冰糖、肉类服。

【使用注意】风寒咳嗽者及湿热酿痰致咳者禁用。外感风寒、出血症、糖尿病患者慎用。

【文献选录】《本草诗解药性注》："白耳有麦冬之润而无其寒，有玉竹之甘而无其腻，诚润肺滋阴之要品，为人参、鹿茸、燕窝所不及。"

【治方举例】

1. 治肺燥，虚热咳喘。银耳10g，淫羊藿5g，人参5g。煎煮后去药渣，加冰糖、蜂蜜调和，晨服。（《回族药学》）

2. 治骨质疏松（缺钙）或鸡爪风。银耳200g，鹿茸去毛、焙干、研末。日服2次，每次20g，黄酒调下。（《回族药学》）

三、石莼

【别名】石菁（《本草拾遗》），石被（《连江县志》），纸菜（《广东新语》），海莴苣（《中国植物图鉴》），海白菜（《中药志》）。

【来源】为石莼科石莼属植物石莼、孔石莼、裂片石莼的藻体。石莼生长在海湾内，中、低潮带岩石上或石沼中，分布于浙江至广东、海南沿岸。孔石莼生长在中、低潮线附近的岩石上或石沼中，我国沿海均有分布，辽宁、山东较多。裂片石莼生长在风浪较小的中潮带岩石上或低潮带石沼中，分布于福建南部、广东沿海及台湾等地。

【采收加工】冬春采收，鲜食或漂洗晒干。

【性能与应用】甘、微咸，凉。归肾经。功用：软坚散结，清热润燥，利小便。主治：瘿瘤，瘰疬，暑热烦渴，咽喉干痛，水肿，小便不利。

【用法与用量】煎汤，或煮食。

【使用注意】孕妇、脾胃虚寒、有湿滞者忌用。

【文献选录】

1.《本草拾遗》："下水，利小便。"

2.《海药本草》："主风秘不通，五膈气，并小便不利，脐下结气，宜煮汁饮之。"

【治方举例】治颈淋巴结肿。石莼、铁钉菜、大青叶各15g，水煎服，1日2次。（《海药本草》）

四、蘑菇

【别名】蘑菰（《饮膳正要》），麻菰（《日用本草》），鸡足蘑菇、蘑菇草（《广谱菌》），肉蕈（《本草纲目》）。

【来源】为伞菌科伞菌属（黑伞属）真菌双孢蘑菇及四孢蘑菇的子实体。我国各地广为栽培。

【采收加工】多在秋、冬、春季栽培，成长后采集，除净杂质，晒干或烘干。以子实体菌膜尚未破裂时采收质量最佳。

【炮制】取原药材，拣净杂质，晒干，即得。

【性能与应用】甘，平。归肠、胃、肺经。功用：健脾开胃，平肝提神。主治：饮食不消，纳呆，乳汁不足，高血压症，神倦欲眠。

【用法与用量】内服：煎汤，6～9g；鲜品150～180g。

【使用注意】气滞者慎服。

【文献选录】

1.《本草纲目》："益肠胃，化痰理气。"

2.《日用本草》："益气杀虫。"

3.《医学入门》："悦神，开胃，止泻止吐。"

4.《本草求真》："消热痰。"

5.《浙江药用植物志》："健脾，治白细胞减少症。"

五、松萝

【别名】女萝（《诗经》），松上寄生（《本草纲目》），天棚草、雪风藤、山挂面、龙须草（《四川中药志》），天蓬草（《陕西草药》），树挂（《黑龙江中药》），飞天蜈蚣、松毛（《甘肃中草药手册》），胡须草（《浙江药用植物志》）。

【来源】为松萝科松萝属植物长松萝、环裂松萝的地衣体。分布于内蒙古、浙江、福建、陕西、甘肃、台湾等地。

【采收加工】全年可采收，鲜用或晒干后备用。

【炮制】洗净，切段，晒干。

【性能与应用】苦，平。功用：清热明目，通经活络，利尿，强心，止咳平喘。主治：结膜炎，角膜炎，耳鸣，风湿疼痛，肾炎。

【用法与用量】内服：煎汤，6～9g。外用：煎汤洗；或研末敷。

【文献选录】

1.《名医别录》："松萝，疗痰热温疟，可为吐汤，利水道。"

2.《药性本草》："治寒热，吐胸中所客痰涎，去头疮、项上瘤瘿，令人得眠。"

3.《本草纲目》："松萝，能平肝邪，去寒热，同瓜蒂诸药则能吐痰，非松萝能吐人也。"

【治方举例】治疗肺结核。用松萝中提取的松萝酸钠片或粉剂内服，成人每次30mg，每日3次。用药3个月后，需停服1周，再继续服用。（《回族药学》）

第五章
动物类

一、没食子

【别名】马祖、木实子（《回回药方》），艾排斯、麻租、马曲白里（《拜地依药书》）。

【来源】为没食子蜂科瘿蜂属昆虫没食子蜂的幼虫寄生于壳斗科栎属植物没食子树幼枝上所产生的虫瘿。

【采收加工】没食子蜂蛹在虫瘿内而成虫未飞出前，晴天采摘，此时没食子色深而重，品质较好。当阴天下雨潮气较大时，鞣酸易被氧化变成不溶的氧化产物，没食子变轻，色泽变淡，品质较次；如成虫飞出则品质亦差。

【性能与应用】温，平。功用：收敛涩肠，益血乌发，凉血止血。主治：泻痢不止，疮疡腐烂不愈，头发早白，鼻血，牙龈糜烂，口疮。

【用法与用量】内服：1～3g。外用：适量。

【文献选录】《海药本草》："味温平，无毒。主肠虚冷痢，益血生精，乌髭发，和气安神，治阴毒痿，烧灰用。"

【治方举例】

1. 治阴汗。取没食子烧灰，先微温水浴，即以帛微囊，后敷灰囊上，甚良。（《海药本草》）

2. 乌髭发。诃子两个，去核，没食子、百药煎三两，金丝矾一两半，针砂三两，将荞面入针砂打糊。先夜，将针砂糊抹在头上，用荷叶包到天明，用温浆水洗净。次夜，却将前药末四味调入针砂糊内，用生姜一块捣碎，再加些轻粉，一处调匀，抹在头上，用荷叶包到天明，用温浆水加数点清油在内洗净，其发黑且光。（《重订瑞竹堂经验方》）

二、五倍子

【别名】哈则子（《回回药方》），百虫仓、文蛤（《开宝本草》），木附子

（《现代实用中药》）。

【来源】 为漆树科盐肤木属植物盐肤木、青麸杨和红麸杨等树上寄生倍蚜科昆虫角倍蚜或倍蛋蚜后形成的虫瘿。分布于山西、浙江、安徽、福建、江西、湖北、湖南、河南、广东、广西、四川、贵州、云南、陕西、甘肃等地。

【采收加工】 角倍蚜的虫瘿称为"角倍"，于9～10月采摘；倍蛋蚜的虫瘿称为"肚倍"，在5～6月采摘。如过期则虫瘿开裂。采得后，用沸水煮3～5分钟，杀死内部仔虫，晒干或阴干。

【性能与应用】 酸、涩，寒。功用：敛肺，止汗，涩肠，固精，止血，解毒。主治：肺虚久咳，自汗盗汗，久痢久泻，脱肛，遗精，白浊，各种出血，痈肿疮疖。

【用法与用量】 内服煎汤，3～10g；研末，1.5～6g。外用：适量，研末撒或调敷。

【使用注意】 外感风寒或肺有实热之咳嗽，以及积滞未尽之泻痢禁服。

三、蜂蜜

【别名】 石蜜、石饴（《神农本草经》），食蜜（《伤寒论》），蜜（《金匮要略》），白蜜（《药性论》），崖蜜（《本草经集注》），木蜜（《本草崇原》），白沙蜜（《本草衍义》），蜜糖（《本草蒙筌》），沙蜜、蜂糖、岩蜜（《本草纲目》），阿撒里（《回回药方》）。

【来源】 为蜜蜂科昆虫中华蜜蜂或意大利蜜蜂所酿的蜜糖。以上两种蜜蜂分布很广，全国大部分地区均有养殖。

【采收加工】 春、夏、秋三季均可采收。一般有以下几个步骤。

1. 脱蜂：蜜脾在蜂箱中，附着大量蜜蜂，所以在采收分离蜜时，应先在蜜脾提出之前去除脾上的蜜蜂，这个过程叫作脱蜂。

2. 割蜜盖：巢内的贮蜜酿制成熟后，蜜蜂就会用蜂蜡将蜜房封闭，所以脱蜂后，还需将蜜盖割开。

3. 摇蜜：切除蜜盖之后将蜜脾放入摇蜜机中，将蜜脾中的蜂蜜全部摇出。

4. 取蜜后的处理：把摇出的蜂蜜过滤，除去蜂尸、蜂蜡等杂物后，用清洁的涂有无毒树脂的蜂蜜专用桶或塑料桶进行储存。在蜂蜜采收和储存过程中应避免与金属器具过多接触，以防蜂蜜被重金属污染。

【性能与应用】 甘，平。归肺、脾、大肠经。功用：调补脾胃，缓急止痛，润肺止咳，润肠通便，润肤生肌，解毒。主治：阴伤肺燥，干咳少痰；脾胃虚弱，脘腹拘急作痛；肠燥便秘，或习惯性便秘；痈肿疗毒，臁疮，烫伤。

【用法与用量】 内服：冲调，15～30g；或入丸剂、膏剂。外用：涂敷。止咳、止痛多用炼蜜；解毒、通便多用生蜜。

【使用注意】 痰湿内蕴、中满痞胀及大便不实者禁服。

【文献选录】

1. 《神农本草经》："主心腹邪气，诸惊痫，安五脏诸不足，益气补中，止痛解毒，和百药。"

2. 《本草纲目》："蜂蜜，其入药之功有五：清热也，补中也，解毒也，润燥也，止痛也。生则性凉，故能清热；熟则性温，故能补中；甘而和平，故能解毒；柔而濡泽，故能润燥；缓可以去急，故能止心腹、肌肉、疮疡之痛；和可以致中，故能调和百药，而与甘草同功。张仲景治阳明结燥，大便不通，蜜煎导法，诚千古神方也。"

3. 《药品化义》；"蜂蜜采百花之精，味甘主补，滋养五脏，体滑主利，润泽三焦。如怯弱咳嗽不止，精血枯槁，肺焦叶举，致成肺燥之症，寒热均非，诸药鲜效，用老蜜日服两许，约月余未有不应者，是燥者润之之义也。生用通利大肠，老年便结，更宜服之。"

4. 《回回药方》："蜜本性热，却动黄水，能化痰，于老人去湿气。人有热者，添热，夏日亦加。蜜醋煎软脏腑，开声音，止热，中暑最妙。"

【治方举例】

1. 治胃胀，腹痛，大便秘结。阿里公 6g，刺糖 9g，水菖蒲 1.5g。水煎后，加蜂蜜适量服。(《中国民族药志》)

2. 治烧伤、冻伤、年久不愈的慢性皮肤溃疡和外伤、过敏性皮炎及湿疹、

角膜溃疡及睑缘炎等可外涂，每日 2～3 次。(《回药本草》)

四、蜂蜡

【别名】 蜜蜡(《神农本草经》)，蜡(《肘后方》)，蜜跖(《本草经集注》)，黄蜡(《金匮要略》)，白蜡(《名医别录》)，黄占(《种福堂公选良方》)。

【来源】 为蜜蜂科昆虫中华蜜蜂或意大利蜂分泌的蜡。

【采收加工】 春、秋季，将取去蜂蜜后的蜂巢，入水锅中加热熔化，除去上层泡沫杂质，趁热过滤，放冷，蜂蜡即凝结成块，浮于水面，取出，即为黄蜡。黄蜡再经熬炼、脱色等加工过程，即成蜂蜡。

【炮制】 取原药材，加水适量，加热熔化后，滤去杂质，冷却后取上层凝结物晾干。贮干燥容器内，密闭，置阴凉干燥处，防热。

【性能与应用】 甘、淡，平。归脾、胃、大肠经。功用：止血止痢，缓急止痛，生肌敛疮，解毒定痛。主治：久痢赤白，心腹疼痛，胎动漏下，痈疽，肿毒，烂疮，跌损，烫伤，皮肤皲裂。

【用法与用量】 内服：溶化和服，5～10g；或入丸剂。外用：熔化调涂。

【使用注意】 湿热痢初起者禁服。

【文献选录】

1.《神农本草经》："主下痢脓血，补中，续绝伤，金疮，益气。"

2.《本草纲目》："蜜之气味俱厚，故养脾。蜡之气味俱薄，故养胃。厚者味甘而性缓质柔，故润脏腑。薄者味淡而性啬质坚，故止泄痢。张仲景治痢有调气饮，《千金方》治痢有胶蜡汤，其效甚捷，盖有见于此欤。"

3.《本草求真》："凡荡除下焦之药，以此(蜡)裹丸，亦免伤上焦之意。"

五、腽肭脐

【别名】 海狗肾(《药性论》)，黑则米阳(《回回药方》)。

【来源】 为海狮科动物海狗、海豹科动物斑海豹的雄性外生殖器。海狗生活在寒带或温带海洋中，常随适宜的水温而洄游，食物以鱼类和乌贼类为主，分布于北太平洋，常栖于千岛群岛一带，偶见于我国的黄海及东海海域。斑海豹生活在寒带或温带的海洋中，睡眠、交配和产仔时上陆地，喜晒日光，多集于岩礁和冰雪上，主要分布在西北太平洋海域及其沿岸和岛屿，在我国主要分布于渤海和黄海，偶见于南海。

【采收加工】海狗四季均可捕捉，海豹于春季沿海冰块开裂时捕捉雄兽，割取外生殖器（阴茎及睾丸），置阴凉处风干。

【炮制】

1. 海狗肾：取原药材，刷洗干净，用文火烤软或置笼内蒸软，切厚片，干燥。

2. 烫海狗肾：翻动呈滑利状态后，投入净海狗肾片，翻炒至表面呈深黄色，形体鼓起松泡时，取出，筛去滑石粉，放凉。

贮干燥容器内，密闭，置阴凉干燥处，防蛀，防走油。

【性能与应用】咸，热。归肝、肾经。功用：暖肾壮阳，益精补髓。主治：虚损劳伤，阳痿精衰，腰膝痿弱。

【用法与用量】内服：煎汤，3～10g；或入丸散，亦可浸酒。

【使用注意】阴虚火旺及骨蒸劳嗽者等忌服。

【文献选录】

1.《本草纲目》："《和剂局方》治诸虚损，有腽肭脐丸，今之滋补丸药中多用之。精不足者，补之以味也。大抵与苁蓉、锁阳之功相近。亦可同糯米、法曲酿酒服。"

2.《药性论》："主男子宿癥、气块、积冷，劳气羸瘦，肾精衰损，瘦悴。"

3.《日华子本草》："补中，益肾气，暖腰膝；助阳气，破癥结，疗惊狂痫疾，及心腹疼，破宿血。"

4.《海药本草》："主五劳七伤，阴痿少力，肾气衰弱，虚损，背膊劳闷，面黑精冷。"

六、壁虎

【别名】守宫、蝘蜓（《尔雅》），虫卢（《方言》），蝎虎、壁宫（《唐本草》），辟宫子（《太平圣惠方》），地塘虫（《摘玄方》），天龙（《饮片新参》），爬壁虎（《四川中药志》），撒迷阿不剌思、亦咱牙（《回回药方》）。

【来源】为壁虎科动物无蹼壁虎、多疣壁虎、蹼趾壁虎等的全体。无蹼壁虎栖于壁间、檐下等隐蔽处，夜间活动，捕食昆虫，分布于河北、山西、陕西、山东、江苏、浙江、河南等地。多疣壁虎栖于树洞、石下或房屋的缝隙中，夜出觅食，分布于山西、陕西、甘肃、山东、江苏、安徽、浙江、江西、福建、湖北、湖南、四川、贵州等地。蹼趾壁虎生活在丘陵地区岩石缝隙或石块下，夜间活动，以昆虫为食，分布于浙江、江西、福建、广东、广西、四川、贵州等地。

【采收加工】夏、秋两季捕捉，可于夜间用灯光诱捕。捕得后将完整壁虎除去内脏，擦净，用竹片贯穿头腹，将尾用绳固定于竹片上，使其全体扁平顺直，晒干或烘干。采集加工时，应注意勿使尾部脱落。

【炮制】壁虎的炮制一般分为生用和制用两种。生品是直接将壁虎尸体洗净，晒干或烘干，生用入药。制用方法较多，比如：将壁虎用大米炒，至米深黄色时筛去米，取出壁虎晾凉后研末入药；将壁虎去除内脏后，用竹片撑开使全体扁平顺直，低温干燥或文火烘干；将壁虎用滑石粉炒至发泡酥脆及有臭气逸出，取出放凉；将壁虎用滑石粉炒泡后喷适量白酒取出晾干。

贮干燥容器内，密闭，置干燥处，防蛀、防潮。

【性能与应用】咸，寒；有小毒。归肝经。功用：祛风定惊，解毒散结。主治：中风瘫痪，历节风痛，风痰惊痫，瘰疬，恶疮，拔箭刺，疠风，风癣，噎膈。

【用法与用量】内服：煎汤，2～5g；研末，每次1～2g；亦可浸酒或入丸、散。

【使用注意】阴虚血少，津伤便秘者慎服。

【文献选录】

1.《本草纲目》："守宫，旧附见于石龙下，云不入药用，近时方术多用之。杨任斋言：'惊痫皆心血不足，其血与心血相类，故治惊疯，取其血以补心。'

其说近似而实不然。盖守宫食蝎蛋，蝎蛋乃治风要药，故守宫所治风痉惊痫诸病，亦犹蜈、蝎之性能透经络也。且入血分，故又治血病疮疡。守宫祛风，石龙利水，功用自别，不可不知。"

2.《四川中药志》："驱风，破血积包块，治肿瘤。"

【治方举例】

1. 治瘫痪，手足走痛不止（非痛勿用）。御米壳（蜜炒）一钱，陈皮五钱，壁虎（炙黄）、乳香、没药、甘草各二钱五分。上为末，每服三钱，煎服。（《医学正传》）

2. 治历节风，疼痛不可忍。蝤蟮（湿纸裹煨熟，研）三枚，壁虎（研）三枚，地龙（去泥，研）五条，乳香一分（研），草乌头三枚（生，去皮），木香半两，麝香（研）一钱，虎脑（研）半钱。上八味，将草乌头、木香捣罗为末，合研匀，为丸，如干入少酒煮面糊，如梧桐子大。每服三十丸，临卧乳香酒下。（《圣济总录》）

3. 治破伤风，如角弓反张，筋脉拘急，口噤。辟宫子七枚（微炙），天南星一两（炮裂），腻粉一两，白附子一两（炮裂）。上药捣罗为末，炼蜜和丸如绿豆大。每服不计时候，以温酒研下七丸，以汗出为效，未汗再服。（《太平圣惠方》）

4. 治心虚惊痫。褐色壁虎一枚，连血研烂，入朱砂、麝香少许，薄荷汤调服，继服二陈汤。（《仁斋直指方》）

5. 治瘰疬初起。壁虎一枚，焙研。每日服半分，酒服。（《青囊杂纂》）

6. 治痈疮大痛。壁虎焙干研末，油调敷之。（《医方摘要》）

7. 治反胃膈气。地塘虫七个（砂锅炒焦），木香、人参、朱砂各一钱半，乳香一钱。为末，蜜丸梧子大。每服七丸，木香汤下，早晚各一服。（《摘玄方》）

七、麝香

【别名】遗香、脐香、心结香、当门子（《雷公炮炙论》），生香、麝脐香（《本草纲目》），四味臭（《东医宝鉴》），臭子、腊子（《中药志》），元寸香（《药材学》），香脐子（《中药材手册》），答必里迷思乞、迷西其、木失其、木

243

实其（《回回药方》）。

【来源】本品为鹿科动物林麝、马麝或原麝成熟雄体香囊中的干燥分泌物。林麝分布于山西、陕西、宁夏、甘肃、青海、新疆、西藏、四川、贵州、湖北等地海拔 2400～3800m 的高山。马麝分布于我国青藏高原及甘肃、四川、云南等地海拔 2600～4000m 的高寒山区。原麝分布于我国黑龙江、吉林、河北等地海拔约 1500m 的地区。

【采收加工】公麝从 1 龄开始泌香，3～13 龄为泌香盛期，此后逐年减弱，20 龄以后仍有少量泌香。一头成年雄麝每年可产香 10～15g。

【炮制】取毛壳麝香，除去囊壳，取出麝香仁，除去杂质，用时研碎。

【性能与应用】辛，温。归心、脾、肝经。功用：开窍醒神，活血通经，消肿止痛，催产下胎。主治：热病神昏，中风痰厥，气郁暴厥，中恶昏迷，血瘀经闭，癥瘕积聚，心腹急痛，跌打损伤，痹痛麻木，痈疽恶疮，喉痹，口疮，牙疳，脓耳。

【用法与用量】内服：入丸、散，0.03～0.1g。外用：适量，研末，吹喉、搐鼻、点眼、调涂或入膏药中敷贴。不宜入煎剂。

【使用注意】虚脱证者禁用；本品无论内服或外用均能堕胎，故孕妇禁用。

【文献选录】

1.《济生方》："中风不省者，以麝香、清油灌之，先通其关，则后免语謇瘫痪之证，而他药亦有效也。"

2.《医学入门》："麝香，通关透窍，上达肌肤，内入骨髓，与龙脑相同，而香窜又过之。伤寒阴毒，内伤积聚，及妇人子宫冷、带疾，亦用以为使，俾关节通而冷气散，阳气自回也。"

3.《本草纲目》："严氏言'风病必先用麝香'，而丹溪谓'风病、血病必不可用'，皆非通论。盖麝香走窜，能通诸窍之不利，开经络之壅遏，若诸风、诸气、诸血、诸痛、惊痫、癥瘕诸病，经络壅闭，孔窍不利者，安得不用为引导以开之、通之耶？非不可用也，但不可过耳。《济生方》治食瓜果成积作胀者用之，治饮酒成消渴者用之，云果得麝则坏，酒得麝则败，此得用麝之理者也。"

4.《本草经疏》："味辛，温，无毒。主辟恶气，杀鬼精物，温疟、蛊毒，痫痉，去三虫，疗诸凶邪鬼气，中恶心腹暴痛，胀急痞满，风毒，妇人难产，堕胎，去面目中肤翳。久服除邪，不梦寤魇寐，通神仙。"

5.《本草述》："麝香之用，其要在能通诸窍一语。盖凡病于为壅、为结、为闭者，当责其本以疗之。然不开其壅、散其结、通其闭，则何处着手？如风中藏昏冒，投以至宝丹、活命金丹。其用之为使者，实用之为开关夺路，其功更在龙脑、牛黄之先也。即此推之，则知所谓诸证，用之开经络、透肌骨者，俱当本诸此意。即虚而病于壅结闭者，亦必借之为先导，但贵中节而投，适可而止耳。"

八、麝鼠香

【别名】木阿里（《回回药方》）。

【来源】为仓鼠科麝鼠属动物成龄雄性麝鼠香腺囊内的乳白色分泌物。喜栖于水生植物丰富的沼泽地带、湖滩、池塘、河流沿岸，挖洞筑巢。黄昏及天亮前后活动频繁。善游泳，能潜水。主要以水草的根茎为食。原产于北美，我国东北地区以及内蒙古、新疆等地有引种散放。

【采收加工】取香前先自制活体取香的保定器，用电焊网制成笼形结构，纵长为25cm，前端直径为6.5cm，后端直径为8cm，中间直径为7.5cm。使麝鼠头朝前，自行爬入保定器内保定。取香时左手持保定器上沿，用拇指和食指按住麝鼠的背部，右手拇指和食指触摸和按摩香腺囊，在由香腺的上端逐渐向腺体下缘适当地加力挤压使其排香，用10mL或50mL的玻璃瓶接取香液，直至香腺变软变小无香液流出为止。然后以同样方法取另侧香腺。取香时按摩和捏挤的手劲要先轻后重，但切忌过重，否则会造成麝鼠疼痛，并伤及香腺囊，抑制其继续泌香排香，也影响再次活体取香。取香后将麝鼠放回原窝饲养。不同取香期麝鼠的取香量有所不同，3～10月份均可进行人工活体取香。按15天取香1次，每年可取香15次以上。

【性能与应用】辛，温。功用：消炎止痛，活血散瘀，芳香开窍。主治：痈疮肿毒，中风昏迷，跌打损伤。

【用法用量】内服：入丸、散，0.1～0.15g。外用：吹喉，搐鼻，调涂或置膏药内敷贴。

九、蛇胆

【来源】为眼镜蛇科眼镜蛇属动物眼镜蛇、金环蛇属动物金环蛇、鼠蛇属动物灰鼠蛇等多种蛇的胆囊。眼镜蛇栖息于平原、丘陵或山区，垂直分布可达海拔1000m左右。分布于云南、贵州、安徽、浙江、江西、湖南、福建、台湾、香港、广东、海南岛及广西等地。金环蛇栖息于丘陵、山地，常见于水域附近，多在夜间活动，分布于江西、福建、广东、海南、广西和云南等地。灰鼠蛇栖息于海拔1000m以下的山区、丘陵和平原地带，常活动于河谷，农田、路边和河边的草坡、灌木林下。分布于安徽、澳门、福建、广东、广西、贵州、海南、湖南、江西、台湾、香港、云南、浙江等地。

【采收加工】一般于春、秋二季，将蛇捕得后，用左脚踩住蛇尾，手执蛇头使其腹面朝上；然后，用大拇指由上而下轻轻触摸，若摸到一个稍微坚实，且有滚动感的圆形物，那就是胆囊。应用锋利的剪刀剪开一处小口，探手将蛇胆抠出。摘取时，应连同分离出的胆管一起取下，并将胆管自然打结或用线系住，以防胆汁外逸。下面介绍两种简易的取胆操作方法，即可获得饱满的蛇胆。

1. 激蛇胀胆术：取胆前，先将蛇激怒，因发怒的蛇胆囊急剧膨胀，胆汁充沛。所以，要想取得大而饱满的蛇胆就要临时促其发怒。

2. 饿蛇养胆术：将准备取胆的蛇另关一处，只供饮水不给食物，让其饿1～2周后剖腹取胆。这样，由于胆汁不分泌消化食物了，故胆囊要比饱腹时大许多且胆汁饱满。

蛇胆取出后不宜放置过久，必须马上加工处理，否则易变质失去药效。

【炮制】

1. 蛇胆干：用细线扎住蛇胆的胆管晾干即可。

2. 蛇胆酒：鲜蛇胆在泡制胆酒之前，应先用清水洗净血污，并用少量的白酒浸 5 分钟左右。捞出控干后放置在备用酒的瓶中，以 56℃ 以上的粮食白酒为宜。一瓶 500mL 的白酒中，可放入 2 ~ 5 枚蛇胆。三蛇胆酒，应放品种各异的 3 枚蛇胆（两种毒蛇胆，一种无毒蛇胆）；五蛇胆酒是五枚不同种类的蛇胆（三种毒蛇胆，两种无毒蛇胆）。浸泡 3 个月后即可饮服。

3. 蛇胆汁酒：取鲜蛇胆 1 ~ 2 枚洗净剪开，放入 500mL 的粮食白酒中。这种泡法一般是现泡现喝。也可将鲜胆汁挤入盛酒的杯中直接饮用。

4. 胆汁真空干燥粉：将鲜胆汁放入真空干燥器中进行干燥，得到绿黄色的结晶粉末，将粉末装瓶或装袋备用。

【性能与应用】苦、微甘，寒；有小毒。归肝、胆、心、肺经。功用：清热解毒，化痰镇痉，搜风祛湿、明目益肝。主治：小儿肺炎，百日咳，支气管炎，咳嗽痰喘，痰热惊厥，风热惊痫，目赤目翳，痔疮肿痛，痤疮。

【用法与用量】内服：开水或酒冲服，0.5 ~ 1 个；或入丸、散；或制成酒剂。外用：取汁外涂；或研末调搽。

【治方举例】

1. 治痰迷心窍。蛇胆配陈皮、胆星、黄连、川贝、琥珀。共研末为丸服。（《四川中药志》）

2. 治木舌塞胀。蛇胆一枚，焙干为末，敷舌上，有涎吐出。（《圣济总录》）

十、鱼鳔

【别名】鰾鮸（《齐民要术》），鳔、鱼白、鳔（《本草拾遗》），鱼胶（《三因方》），白鳔（《普济方》），鱼脬、胶（《本草纲目》），鱼肚（《医林纂要》），鱼鳔胶（《仁斋直指方》）。

【来源】为石首科黄鱼属动物大黄鱼、小黄鱼，黄姑鱼属动物黄姑鱼，或鲟科鲟鱼属动物中华鲟、鳇鱼等的鱼鳔。①大黄鱼栖息于 60m 以内近海的中下层。产卵场均在河口附近或岛屿、内湾近岩浅水区。我国分布于黄海、东海和南海。②小黄鱼为温水性底层鱼类。喜栖息于软泥或泥沙质海底。秋末冬初鱼群南下作适温洄游。我国分布于黄海、渤海和东海。③黄姑鱼为近海中下层鱼类。以底栖动物和幼鱼为食。我国沿海均有分布。④中华鲟分布于我国黄海、东海、南海及长江、黄河、钱塘江等流域。⑤鳇鱼为江河中下层鱼类。多栖息于两江汇合、支流入口及急流的漩涡处，分布于东北地区，黑龙江尤为常见。

【采收加工】常年均可捕捞。捕后，剖腹，取出鱼鳔，剖开，除去血管及黏膜，洗净，压扁，晒干；或洗净鲜用。溶化后，冷凝成的冻胶，称为"鳔胶"。

【炮制】

首先将购进的鱼鳔除去杂质及灰屑，洗净晾干后微火烘软，切成小方块或丝片备用。

1. 滑石粉炒法：取洁净的滑石粉置锅内加热至灵活状态时，投入鱼鳔，不断翻动，至发泡完全鼓起且颜色呈微黄白色时取出，筛去滑石粉，放凉即可。（每10kg鱼鳔用滑石粉1.5～2.5kg）

2. 海蛤粉炒法：将海蛤粉置锅内加热炒；将选净切块或丝的鱼鳔倒入，不断翻动，用文火炒至起泡鼓起且颜色呈微黄白色时迅速取出，筛去海蛤粉放干即可。（每10kg鱼鳔用海蛤粉2.5～3.5kg）

3. 香油炸法：取植物油适量放入锅内加热至沸腾，投入适量鱼鳔，用文火炸至鼓起且颜色呈微黄白色时迅速捞起，放凉即可。（每10kg鱼鳔用香油2～2.5kg）

用以上3种方法炮制鱼鳔均能达到用药要求。但必须注意在炮制前处理需符合要求，要求切制的鱼鳔块片或丝片完全干燥。如干燥不彻底，用前两种方法炮制，鱼鳔不能完全发泡鼓起，将形成夹生片，药物有效成分不能完全煎出，浪费大，同时也影响治疗效果。经实验取夹生鱼鳔用水煎煮约1小时后，鱼鳔不能完全溶入水中。根据夹生的程度有30%～50%的鱼鳔不能溶入水中，从而大大地浪费了药物，达不到用药要求。而完全鼓起发泡的鱼鳔则只有3%～5%不能溶入水中。

贮干燥容器内，密闭，置阴凉干燥处，防潮、防蛀。

【性能与应用】甘，平；无毒。入肾经。功用：补肾益精，滋养筋脉，止血，散瘀，消肿。主治：肾虚滑精，产后风痉，破伤风，吐血，血崩，创伤出血，痔疮。

【用法与用量】 内服：煎汤，10～30g；研末，3～6g。外用：适量，溶化或烧灰涂敷。

【使用注意】 胃呆痰多者禁服。

【文献选录】

1.《本草新编》："鱼鳔胶稠，入肾补精，恐性腻滞，加入人参，以气行于其中，则精更益生，而无胶结之弊也。"

2.《海药本草》："主月蚀疮，阴疮，痔疮，并烧灰用。"

3.《饮膳正要》："与酒化服之，消破伤风。"

4.《本草纲目》："鳔，止折伤血出不止；鳔胶，烧存性，治妇人难产，产后风搐，破伤风痉，止呕血，散瘀血，消肿毒。"

【治方举例】

1. 治产后抽搦强直。鳔胶一两。以螺粉炒焦，去粉，为末。分三服，煎蝉蜕汤下。(《经效产宝》)

2. 治便毒肿痛，已大而软者。鱼鳔胶热汤或醋煎软，乘热研烂贴之。(《仁斋直指方》)

3. 治破伤风，口噤，强直。鱼胶烧七分，留性，研细，入麝香少许。每服二钱，酒调下，不饮酒者，米汤下。(《三因方》)

4. 治产后血晕。鳔胶烧存性，酒和童子小便调服三五钱。(《岁时广记》)

5. 治经血逆行。鱼胶（切，炒），新绵（烧灰）。每服二钱，米饮调下。(《多能鄙事》)

6. 治肾虚封藏不固，梦遗滑泄。黄鱼鳔胶一斤（切碎，蛤粉炒成珠，再用乳酥拌炒），沙苑蒺藜八两（马乳浸一宿，隔汤蒸一炷香，焙干或晒干），五味子二两。研为细末，炼白蜜中加入陈酒再沸，候蜜将冷为丸，如绿豆大。每服八九十丸，空腹时温酒或盐汤送下。(《证治准绳》)

7. 治赤白崩中。鱼胶三尺，焙黄研末，同鸡子煎饼，好酒食之。(《本草纲目》)

8. 治痫症。鳔胶（微焙，杭粉炒黄色）、皂矾（炒黄色）各一两，朱砂三钱。共为末。每服三钱，热酒下二服。（《嵩厓尊生》）

9. 治食道癌，胃癌。鱼鳔，用香油炸酥，压碎。每服5g，每日服三次。（《中草动物药》）

十一、紫矿

【别名】赤胶（《吴录》），紫铆（《唐本草》），紫梗（《本草纲目》），紫草茸（《本经逢原》），紫胶（《昆虫分类学》），虫胶（《中药志》），禄其（《回回药方》）。

【来源】为胶蚧科动物紫胶虫在树枝上所分泌的干燥胶质。分布于台湾、广东、四川、云南等地。

【采收加工】用刀将紫胶剥下，除去杂质，平摊放在阴凉通风地方，厚度不超过15cm。要经常翻动，使之干燥不结块。

【炮制】取原材料，拣去杂质，除去残留木枝，筛去灰屑，用时捣成小块。置阴凉通风处保存。

【性能与应用】甘、咸，平。归肺、肝经。功用：清热，凉血，解毒。主治：麻疹，斑疹不透，月经过多，崩漏，疮疡，湿疹。

【用法与用量】内服：煎汤，3~10g；研末，1.5~3g。外用：适量，研末撒或熬膏涂敷。

【使用注意】孕妇忌服。

【文献选录】

1.《本经逢原》："紫矿即紫草茸。古方治五脏邪气，金疮崩漏，破积血，生肌止痛。今人专治痘疮，有活血起胀之功，无咸寒作泻之患，其功倍于紫草，故以紫草茸呼之，实非紫草同类也。"

2.《痘学真传》："紫草茸，发痘。每遇血热毒壅，失血烦闷，顶陷不起，疮疔肿胀，于清解药中，研加四、五分，无不效，惜乎方书不载，不敢擅增本草。近见《神应心书》独标'紫草茸色淡红，出乌思藏，着大树枝上，如白蜡，其价如千金，不特发痘，用酒调服一二钱，能治诸肿毒恶疮'。又云：'顺手撮一钱酒下，力能催生。'"

3.《唐本草》："主五脏邪气，带下，心痛，破积血，金创生肉。"

4.《海药本草》："治湿痒疮疥，宜入膏用。"

【治方举例】

1. 治产后血运，狂言失志。紫矿一两。为末，酒服二钱匕。（《徐氏家传方》）

2. 治血崩。紫矿不以多少。为细末，每服二钱，沸汤调下，食前。（《杨氏家藏方》）

3. 治齿缝出血。紫矿、乳香、麝香、白矾等分。为末，掺之，水漱。（《卫生易简方》）

十二、蛤蚧

【别名】 蛤蟹（《日华子本草》），大壁虎（《中药志》），仙蟾（《本草纲目》），蚧蛇、德多、握儿、石牙（《广西中药志》）。

【来源】 为壁虎科壁虎属动物蛤蚧除去内脏的全体。

【采收加工】 一般在 5~9 月间捕捉。主要方法有以下几种。①光照：晚间乘蛤蚧外出觅食时，用较强的灯光照射，蛤蚧见强光则立即不动，便可捕获。②引触：用小竹竿一端扎上头发，伸向石缝或树洞中引触，蛤蚧遇发咬住不放，即迅速拉出，捕入笼中。③针刺：在竹竿上扎铁针，乘蛤蚧夜出时刺之。

蛤蚧捕得后，用锤击毙，剖腹取出内脏，用干布抹干，再以竹片将其四肢、头、腹撑开，并用白纸将尾固定于竹片上，以防脱落，然后用微火焙干。

【性能与应用】 咸，平。功用：益肾补肺，定喘止嗽。主治：气喘咳嗽，虚劳咳嗽，咯血，肾虚阳痿，遗精，小便频数，消渴。

【用法与用量】 内服：煎汤，3~6g；研末，1~1.5g；或入丸、散剂。

【使用注意】 外感风寒喘嗽及阴虚火旺者禁服。

【文献选录】

1.《本草纲目》："昔人言补可去弱，人参、羊肉之属。蛤蚧补肺气，定喘止渴，功同人参，益阴血，助精扶赢，功同羊肉。近以治劳损瘘弱，许叔微治消渴，皆用之，俱取其滋补也。刘纯云：'气液衰、阴血竭者宜用之。'何大英云：'定喘止嗽，莫佳于此。'"

2.《本草经疏》："其主久肺瘘……咳嗽，淋沥者，皆肺肾为病。劳极则肺肾虚而生热，故外邪易侵，内证兼发也。蛤蚧属阴，能补水之上源，则肺肾皆得所养，而劳热咳嗽自除……肺朝百脉，通调水道，下输膀胱，肺气清，故淋沥水道自通也。"

3.《海药本草》："疗折伤，主肺瘘上气，咯血咳嗽。"

【治方举例】

1. 治虚劳咳嗽及肺壅上气。蛤蚧一对（头尾全者，涂酥炙令黄），贝母一两（煨微黄），紫菀一两（去苗、土），杏仁一两（汤浸，去皮、尖、双仁，麸炒微黄），鳖甲二两（涂醋炙令黄，去裙襕），皂荚仁一两（炒令焦黄），桑根白皮一两（锉）。上药捣罗为末，炼蜜和捣三二百杵，丸如梧桐子大。每服以枣汤下二十丸，日三四服。忌苋菜。（《太平圣惠方》）

2. 治肺瘘咳嗽。蛤蚧一对（用醋少许涂，炙令赤色），白羊肺一两（分为三份），麦门冬半两（去心，焙），款冬花一分，胡黄连一分。上药除羊肺外，捣细罗为散。先将羊肺一分，于沙盆内细研如膏，以无灰酒一中盏，暖令鱼眼沸，下羊肺，后入药末三钱，搅令匀，令患者卧，去枕，用衣箪腰，仰面徐徐而咽，勿太急。（《太平圣惠方》）

3. 治肺嗽，面浮，四肢浮。蛤蚧一对（雌雄头尾全者，净洗，用法酒和蜜涂炙熟），人参一株（紫团参）。上二味，捣罗为末，熔蜡四两，滤去滓，和药末，作六饼子。每服，空心，用糯米作薄粥一盏，投药一饼，趁热，细细呷之。（《圣济总录》）

十三、斑蝥

【别名】盤蝥（《说文》），斑蚝、龙蚝、斑菌、晏青（《吴普本草》），龙苗（《药性论》），斑猫（《太平圣惠方》），羊米虫（《陆川本草》），老虎斑毛、花

斑毛、花壳虫、小豆虫、放屁虫（《中药志》），花罗虫（《广东中药》），章瓦（《吉林中草药》）。

【来源】　为芫菁科斑芫菁属动物南方大斑蝥的干燥全虫。我国大部分地区均有分布。

【采收加工】　在5～10月均可捕捉，以6～8月最盛。多在清晨露水未干，斑蝥翅湿不易飞起时捕捉。捕捉时应戴手套和口罩，以免刺激皮肤和黏膜，引起炎症。日出后可用纱兜捕捉。将捕到的斑蝥用沸水烫死，取出晒干或烘干。

【性能与应用】　辛，热；有大毒。功用：攻毒蚀疮，逐瘀散结。主治：痈疽，瘰疬，顽癣，经闭，癥瘕，癌肿。

【用法与用量】　内服：多入丸散，0.03～0.09g。外用：适量，研末敷贴；或酒、醋浸涂；或作发泡用。内服需以糯米同炒，或配青黛、丹参以缓其毒。

【使用注意】　凡体质虚弱者，心、肾功能不全者，消化道溃疡者，以及孕妇均禁服。

【文献选录】

1.《本草纲目》："斑蝥，专主走下窍，直至精溺之处，蚀下败物，痛不可当。葛氏云：'凡用斑蝥，取其利小便，引药行气，以毒攻毒是矣。'杨登甫云：'瘰疬之毒，莫不有根，大抵以斑蝥、地胆为主，制度如法，能使其根从小便中出，或如粉片，或如血块，或如烂肉，皆其验也。'但毒之行，小便必涩痛不可当，以木通、滑石、灯心辈导之。"

2.《本草经疏》："斑蝥，近人肌肉则溃烂，毒可知矣。性能伤肌肉，蚀死肌，故主鼠瘘疽疮疥癣。辛寒能走散下泄，故主破石癃血积及堕胎也。甄权主瘰疬，通利水道，以其能追逐肠胃垢腻，复能破结走下窍也。斑蝥，性有大毒，能溃烂人肌肉，惟瘰疬、癫犬咬或可如法暂施，此物若煅之存性，犹能啮人肠胃，发泡溃烂致死，即前二证亦不若用米同炒，取气而勿用质为稳，余证必不可饵。"

3.《药性论》："治瘰疬，通利水道。"

4.《日华子本草》："疗淋疾，敷恶疮瘘烂。"

【治方举例】

1. 治痈疽，拔脓，痈疽不破，或破而肿硬无脓。斑蝥为末，以蒜捣膏，和水一豆许贴之，少顷脓出，即去药。(《仁斋直指方》)

2. 治耳卒聋。斑猫二枚（去翅、足，炒黄），巴豆一枚（去心、皮，生用）。同研令匀，绵裹塞耳中。(《太平圣惠方》)

3. 治疯狗咬伤。斑蝥三七枚，去头、翅、足，先以七枚，用糯米一勺，略炒过，去斑蝥；别以七枚，如前炒，色变复去之；别以七枚如前，至青烟为度，去蝥，只以米为粉。用冷水入清油少许，空心调服，须臾再进一服，以小便利下毒物为度；如不利，再进。利后肚疼，急用冷水调青靛服之，以解其毒，否则有伤。黄连水亦可解之。但不宜服一切热物也。(《医方大成论》)

4. 治经候闭塞及干血气。斑蝥十个（糯米炒），桃仁四十九个（炒），大黄五钱。共为细末，酒糊为丸，如桐子大。空心酒下五丸，甚者十丸。如血枯经闭者，用四物汤送下。(《济阴纲目》)

十四、龙涎香

【别名】 龙涎（《本草纲目》），龙泄（《本草纲目拾遗》），龙腹香（《药材学》），鲸涎香（《全国中草药汇编》）。

【来源】 为抹香鲸科抹香鲸属动物抹香鲸肠内分泌物的干燥品。

【采收加工】 捕获杀死后，即收集其肠中分泌物（龙涎香），经干燥后即成蜡状的硬块。其肠内分泌物也能排出体外，飘浮于海面，故有时也可从海面上捞取。

【性能与应用】 甘、酸、涩，温。功用：开窍化痰，活血利气。主治：神昏气闷，心腹诸痛，咳喘气逆。

【用法与用量】 内服：研末，0.3~1g。

【使用注意】 孕妇忌用。

【文献选录】

1. 范咸《台湾府志》："止心痛，助精气。"

2.《本草纲目拾遗》："活血，益精髓，助阳道，通利血脉。又廖永言：'利水通淋，散症结，消气结，逐劳虫。'"

3.《药材学》："治咳喘气逆，神昏气闷，心腹诸痛。"

十五、鸡子黄

【别名】鸡卵黄（《本草纲目》）。

【来源】为雉科雉属动物家鸡的蛋黄。

【采收加工】鲜蛋去壳，去净蛋白，留蛋黄备用。

【性能与应用】甘，平。归心、肾、脾经。功用：滋阴润燥，养血熄风。主治：心烦不得眠，热病痉厥，虚劳吐血，呕逆，下痢，胎漏下血，烫伤，热疮，湿疹，小儿消化不良。

【用法与用量】内服：煮食，1～3枚；或生服。外用：适量，涂敷。

【使用注意】冠心病、高血压、动脉血管粥样硬化者慎用。

【文献选录】

1.《本草纲目》："鸡子黄，气味俱厚，故能补形，昔人谓其与阿胶同功，正此意也。其治呕逆诸疮，则取其除热引虫而已。"

2.《长沙药解》："鸡子黄，补脾精而益胃液，止泄利而断呕吐。《伤寒》黄连阿胶汤，用之治少阴病，心中烦，不得卧者，以其补脾而润燥也。《金匮》百合鸡子汤，用之治百合病吐之后者，以其涤胃而降逆也。排脓散，用之以其补中脘而生血肉也。温润淳浓，滋脾胃之精液，泽中脘之枯槁，降浊阴而止呕吐，升清阳而断泄利，补中之良药也。"

3.《药性论》："和常山末为丸，竹叶煎汤下，治久疟不瘥。治漆疮，涂之。醋煮，治产后虚及痢，主小儿发热。煎服，主痢，除烦热。炼之，主呕逆。"

4.《日华子本草》："炒取油，和粉敷头疮。"

【治方举例】

1.治少阴病，得之二三日以上，心中烦，不得眠。黄连四两，黄芩二两，芍药二两，鸡子黄二枚，阿胶三两。上五味，以水六升，先煮三物，取二升，去滓，

纳胶烊尽，小冷，纳鸡子黄，搅令相得，温服七合，日三服。（《伤寒论》）

2. 治温邪久踞下焦，既厥且哕，脉细而劲。鸡子黄一枚（生用），真阿胶二钱，生龟板六钱，童便一杯，淡菜三钱。水五杯，先煮龟板、淡菜，约二杯，去滓入阿胶，上火烊化，纳鸡子黄，搅令相得，再冲童便，顿服之。（《温病条辨》）

3. 治小儿惊痫。鸡子黄和乳汁，量儿大小服之。（《普济方》）

4. 治卒腹痛下赤白痢，数日不绝。鸡卵一枚，取出黄，去白，纳胡粉令满，壳烧成屑，以酒服一钱匕。（《肘后方》）

5. 治孩子热疮。鸡子五枚（去白取黄），乱发如鸡子许大。二味相和于铁铫子中，炭火熬，初甚干，少顷即发焦，遂有液出，旋取置一瓷碗中，以液尽为度，取涂热疮上，即以苦参末粉之。（《传信方》）

十六、鸡子白

【别名】鸡卵白（《别录》），鸡子清（《食疗本草》）。

【来源】为雉科雉属动物家鸡的蛋清。

【采收加工】敲碎蛋壳的一端，使蛋清流出，收集生用，或将蛋煮熟，取蛋白用。

【性能与应用】甘，凉。功用：润肺利咽，清热解毒。主治：伏热咽痛，失音，目赤，烦满咳逆，下痢，黄疸，疮痈肿毒，烧烫伤。

【用法与用量】内服：2～4枚。外用：适量，可入敷剂、软膏等制剂。

【文献选录】

1.《本草思辨录》："《本经》卵白，止小儿下泄一语，最宜体会。小儿热泄，只以气清微寒之卵白治之即效，若丈夫则宜于苦寒矣。若治泄不知有热壅经隧，水谷不能化赤而直趋大肠一证，概从事于淡渗温燥，读此能无惘然。"

2.《名医别录》："疗目热赤痛，除心下伏热，止烦满咳逆，小儿下泄，妇人难产，胞衣不出。醋渍之一宿，疗黄疸，破大烦热。"

3.《本草拾遗》："解热烦。"

4.《本草纲目》:"和赤小豆末涂一切热毒、丹肿、腮痛。"

【治方举例】

1. 治少阴病,咽中伤生疮,不能言语,声不出者。半夏(洗,破如枣核)十四枚,鸡子一枚(开孔去黄)。纳半夏着苦酒中,以鸡子壳安火上,令三沸,去滓。少少含咽之,不瘥,更作三剂。(《伤寒论》)

2. 治目暴赤热毒。蕤仁一分(捣成膏),吴黄连一分,鸡子白一枚。上三味,以绵裹二味内鸡子白中,渍一宿,涂眼四、五度,厚则洗之。(《必效方》)

3. 治产后血晕,身痉直,戴眼、口角与目外眦向上牵急,不知人。鸡子一枚,去壳分清,以荆芥末二钱调服。(《本草衍义》)

4. 治产后血闭不下。鸡子一枚,打开取白,酽醋如白之半,搅调吞之。(《本草拾遗》)

十七、羊骨

【来源】　为牛科山羊属动物山羊或绵羊的骨骼。

【采收加工】　宰羊时取骨骼鲜用,或冷藏、烘干。

【性能与应用】　甘,热。功用:补肾,强筋骨,止血。主治:虚劳羸瘦,腰膝无力,筋骨挛痛,耳聋,齿摇,膏淋,白浊,久泻久痢,月经过多,鼻衄,便血。

【用法与用量】　内服:煎汤或煅存性入丸、散。外用:煅存性研末撒。

【使用注意】　素体火盛者慎食。

【文献选录】

1.《名医别录》:"主虚劳,寒中,羸瘦。"

2.《唐本草》:"头骨:疗风眩,瘦疾。"

3.《日用本草》:"胫骨:治牙齿疏活、疼痛。"

4.《饮膳正要》:"尾骨:益肾明目,补下焦虚冷。"

5.《本草纲目》:"脊骨:补肾虚,通督脉,治腰痛下痢。""胫骨:主脾弱,肾虚不能摄精,白浊。除湿热,健腰脚,固牙齿,去皮干蹭,治误吞铜钱。"

【治方举例】

1. 治虚劳腰膝无力。羊骨一副（全者，捶碎），陈皮二钱（去白），良姜二钱，草果二个，生姜一两，盐少许。水三斗，慢火熬成汁，滤出澄清，如常作粥，或作羹汤亦可。（《饮膳正要》）

2. 治肾脏虚冷，腰脊转动不得。羊脊骨一具，嫩者，捶碎，烂煮，和蒜、韭空腹食之，兼饮酒少许妙。（《食医心镜》）

3. 治虚损羸瘦乏力，益精气。羊连尾脊骨一握，肉苁蓉一两（酒浸一宿），菟丝子一分（酒浸三日，曝干，别捣末），葱白三茎（去须，切），粳米三合。上锉碎脊骨，水九大盏，煎取三盏，去滓，将骨汁入米并苁蓉等煮粥，欲熟，入葱、五味调和，候熟，即入菟丝子末及酒二合，搅转，空腹食之。（《太平圣惠方》）

4. 治思虑伤脾，脾不摄精，遂致白浊。厚朴（去皮，姜汁制，为细末）二两，羊胫（煅，研粉）一两。上二味，白水面糊为丸，如梧桐子大。每服百丸，空心用米饮汤送下。（《济生方》）

5. 治膏淋，脐下妨闷，不得快利。羊骨烧灰，捣，细罗为散，每于食前，以榆白皮汤，调下二钱。（《太平圣惠方》）

6. 治小儿洞泄下痢不瘥，乳食全少。羊胫骨（烧灰）、鹿角（烧灰）各一两。上研为末，炼蜜和丸如梧桐子大。每服以热水化下三丸，日三、四服，量儿大小加减。（《普济方》）

十八、羊肉

【来源】 为牛科山羊属动物山羊或绵羊的肉。

【采收加工】 宰羊时取肉，鲜用。

【性能与应用】 甘，温。功用：温中健脾，补肾壮阳，益气养血。主治：脾胃虚寒，食少反胃，泻痢，虚劳羸瘦，腰膝酸软，阳痿，寒疝，产后虚羸少气，缺乳。

【用法与用量】 内服：煮食或煎汤。

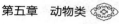

【使用注意】外感时邪或有宿热者禁服。孕妇不宜多食。

【文献选录】

1.《千金要方·食治卷》："主暖中止痛，利产妇。""头肉：主风眩瘦疾，小儿惊痫，丈夫五劳七伤。"

2.《日华子本草》："开胃肥健。""头肉：治骨蒸，脑热，头眩，明目。"

3.《日用本草》："治腰膝羸弱，壮筋骨，厚肠胃。"

4. 李杲："羊肉，甘热，能补血之虚，有形之物也，能补有形肌肉之气。凡味与羊肉同者，皆可以补之。故曰补可去弱，人参、羊肉之属是也。人参补气，羊肉补形也。"

【治方举例】

1. 益肾气，强阳道。白羊肉半斤。去脂膜，切作生，以蒜齑食之，三日一度。(《食医心镜》)

2. 治产后腹中疞痛及腹中寒疝，虚劳不足。当归三两，生姜五两，羊肉一斤。上三味，以水八升，煮取三升，日三服。(《金匮要略》)

3. 治胃反，朝食夜吐，夜食朝吐。羊肉，去脂膜，作脯，以好蒜、韭空腹任意多少食之。(《必效方》)

4. 治虚寒疟疾。羊肉，作臛饼，饱食之，更饮酒，暖卧取汗。(《姚僧坦集验方》)

5. 治胃寒下痢。羊肉一片，莨菪子末一两。和，以绵裹纳下部。(《外台秘要》)

6. 治崩中去血，积时不止。肥羊肉三斤，干姜、当归各三两，生地黄二升。上四味咀，以水二斗，煮羊肉，取一斗三升，下地黄汁及诸药，煮取三升，分四服，尤宜羸瘦人服之。(《千金方》)

十九、水蛭

【别名】蛭蟥、至掌、蚑（《尔雅》），马鳖（《本草衍义》），红蛭（《济生方》），蚂蟥蜞（《医林纂要》），马蜞（陶弘景），马蛭（《唐本草》），蜞、马蟥（《本草图经》），黄蜞（《本草求原》），水麻贴（《河北药材》），沙塔干、肉钻子（《中药材手册》）。

【来源】 为水蛭科动物日本医蛭、茶色蛭、宽体金线蛭等的全体。再生力很强，如将其切断饲养，能由断部再生成新体。全国各地均有分布。

【采收加工】 夏、秋捕捉。捕得后洗净，先用石灰或酒闷死，然后晒干或焙干。日本医蛭通常用线穿于体的中段，挂起晒干；茶色蛭除用线穿起外，还将体的一端拉长，故成狭窄的条状。由于加工后外形不同，药材中以日本医蛭的干燥品称为"水蛭"，以宽体金线蛭的干燥品称为"宽水蛭"，以茶色蛭的干燥品称为"长条水蛭"。

【性能与应用】 咸、苦，平；有小毒。功用：破血，逐瘀，通经。主治：蓄血，癥瘕，积聚，妇女经闭，干血成痨，跌仆损伤。

【用法与用量】 内服：研末，0.5～1g，冲服；煎汤，1.5～3g。

【使用注意】 体弱血虚者、孕妇及无瘀血者禁用。

【文献选录】

1.《神农本草经》："味咸，平。主逐恶血瘀血月闭，破血瘕积聚，无子，利水道。"

2.《名医别录》："味苦，微寒，有毒。主堕胎。"

3.《本草拾遗》："人患赤白游疹及痈肿毒肿，取十余枚令咂病处。"

4.《本草衍义》："治伤折有功。"

【治方举例】

1. 治妇人经水不利下，亦治男子膀胱满急有瘀血者。水蛭三十个（熬），虻虫三十个（去翅、足，熬），桃仁二十个（去皮、尖），大黄三两（酒浸）。上四味为末，以水五升，煮取三升，去滓，温服一升。（《金匮要略》）

2. 治妇人腹内有瘀血，月水不利，或断或来，心腹满急。桃仁三两（汤浸，去皮、尖、双仁，麸炒微黄），虻虫四十枚（炒微黄，去翅、足），水蛭四十枚（炒微黄），川大黄三两（锉碎微炒）。上药捣罗为末，炼蜜和捣百余杵，丸如梧桐子大。每服，空心以热酒下十五丸。（《太平圣惠方》）

3. 治月经不行，或产后恶露，脐腹作痛。熟地黄四两，虻虫（去头、翅炒）、水蛭（糯米同炒黄，去糯米）、桃仁（去皮、尖）各五十枚。上为末，蜜丸，如梧桐子大。每服五、七丸，空心温酒下。(《妇人良方》)

4. 治金疮，打损及从高坠下、木石所压，内损瘀血，心腹疼痛，大小便不通，气绝欲死。红蛭（用石灰慢火炒令焦黄色）半两，大黄二两，黑牵牛二两。上各为细末，每服三钱，用热酒调下。如人行四五里，再用热酒调牵牛末二钱催之，须脏腑转下恶血，成块或成片，恶血尽即愈。(《济生方》)

二十、牛胆

【来源】为牛科野牛属动物黄牛或水牛的胆囊或胆汁。

【采收加工】从宰牛场收集，取得后挂起阴干或自胆管处剪开，将胆汁倾入容器内，密封冷藏，或加热使之干燥。

【性能与应用】苦，寒。功用：清肝明目，利胆通肠，解毒消肿。主治：风热目疾，心腹热渴，黄疸，咳嗽痰多，小儿惊风，便秘，痈肿，痔疮。

【用法与用量】内服：研末，0.3~0.9g；或入丸剂。外用：适量，取汁调涂或点眼。

【使用注意】目病非风热者不宜用。

【文献选录】

1.《名医别录》："除心腹热、渴、利，口焦燥，益目睛。""乌牛胆，主明目，疗疳湿，以酿槐子，服之弥神。"

2.《药性论》："青牛胆主消渴，利大、小肠。"

3.《日用本草》："治小儿惊风痰热。"

4.《本草经疏》："牛胆，其味苦，其气大寒，无毒。"

5.《现代实用中药》："为健胃整肠、苦补苦泻剂。治消化不良，慢性胃炎，大便之慢性秘结，肝胆性黄疸，胃部膨满。"

【治方举例】

1. 镇肝明目。腊月枯牛胆中盛黑豆一百粒，后一百日开取，食后、夜间吞二七枚。(《药性论》)

2. 明目清心，乌须发，补养下元，生髓，祛风湿，壮精神。何首乌、白茯苓、槐角子各二两，生地黄、当归各一两。上共为末，装入黑牛胆内，连汁挂在背阴处，至九日取出，研为末，温酒调服二钱或三钱，百日见效。（《摄生众妙方》）

3. 治谷疸，食毕即头眩，心怫郁不安而发黄，因大饥后大食，胃气冲熏所致。苦参三两，龙胆一两，牛胆一枚（干者）。为末，炼蜜和丸，如梧桐子大。每服以生麦门冬汁下十丸，日三四服。（《太平圣惠方》）

4. 治金疮。牛胆，纳石灰于内，悬通风处百日，敷。（《本草备要》）

二十一、牛髓

【来源】 为牛科野牛属动物黄牛或水牛属动物水牛的骨髓。

【采收加工】 宰牛加工食品时，收集有髓腔的骨骼，敲取骨髓，鲜用。

【性能与应用】 甘，温。功用：润肺，补肾、填髓。主治：虚痨羸瘦，精血亏损，泄利，消渴，跌仆损伤，手足皲裂。

【用法与用量】 内服：煎汤或熬膏。外用：涂擦。

【文献选录】

1. 《神农本草经》："补中，填骨髓。"

2. 《名医别录》："主安五脏，平三焦。温骨髓，补中，续绝，益气，止泄利，消渴，以酒服之。"

3. 《韩氏医通》："骨髓煎油，擦四肢之损。"

4. 《本草纲目》："润肺补肾，泽肌，悦面，理折伤，擦损痛。"

【治方举例】

1. 补精润肺，壮阳助胃。炼牛髓四两，胡桃肉四两，杏仁泥四两，山药末半斤，炼蜜一斤。同捣成膏，以瓶盛，汤煮一日。每服一匙，空心服之。（《瑞竹堂经验方》）

2. 治瘦病。黑牛髓和地黄汁，白蜜等分。作煎服。（《食疗本草》）

3. 治劳损风湿。牛髓、羊脂各二升，白蜜、姜汁、酥各三升。煎三上三下，

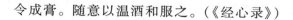

令成膏。随意以温酒和服之。(《经心录》)

二十二、牛黄

【别名】犀黄(《外科全生集》),丑宝(《本草纲目》)。

【来源】为牛科野牛属动物黄牛或水牛的胆囊、胆管或肝管中的结石。

【采收加工】全年均可收集。杀牛时取出肝脏,注意检查胆囊、肝管及胆管等有无结石,如发现立即取出,去净附着的薄膜,用灯心草包上,外用毛边纸包好,置于阴凉处阴干,切忌风吹、日晒、火烘,以防变质。天然牛黄因来自个别病牛体,产量甚微,供不应求,为解决牛黄药源不足,目前采用人工培植牛黄取得了很好效果。现将人工培植牛黄的方法介绍如下:凡计划施行手术的牛,要做术前检查,牛种不限,公、母均可。术前应禁食8~12小时,但饮水不限。术前要准备好手术器械,核体(即埋入胆囊内的异物)一般采用塑料制成。手术的进行可按常规外科方法处理。培核一年左右便可取黄。取黄方法与培植手术相同。可以再次埋入核体,做第二次培植。核体从牛胆囊中取出后,先用吸水纸轻擦表面,除去胆汁黏液等,然后用硫黄熏蒸,最后烘干(温度控制在50~60℃)或在通风处阴干。上述加工方法所得牛黄为碎片状,研粉后即可制药。

【性能与应用】苦,凉。归心、肝经。功用:豁痰开窍,清心凉肝,清热解毒。主治:热病神昏,惊痫抽搐,小儿急惊,咽喉肿烂,口舌生疮,中风窍闭,痈疽疔毒。

【用法与用量】内服:0.15~0.35g,多入丸、散用。外用:适量,研末敷患处。

【使用注意】脾虚便溏者及孕妇慎服。

【文献选录】

1.《药性论》:"小儿夜啼,主卒中恶。"

2. 孙思邈:"益肝胆,定精神,除热,止惊痫,辟恶气。"

3.《日华子本草》:"疗中风失音,口噤,妇人血噤,惊悸,天行时疾,健忘虚乏。"

4.《日用本草》："治惊病搐搦烦热之疾，清心化热，利痰凉惊。"

5.《会药医镜》："疗小儿急惊，热痰壅塞，麻疹余毒，丹毒，牙疳，喉肿，一切实证垂危者。"

【治方举例】

1. 治温病邪入心包，神昏谵语，兼治卒厥，五痫，中恶，大人小儿痉厥之因于热者。牛黄一两，郁金一两，犀角一两，黄连一两，朱砂一两，梅片二钱五分，麝香二钱五分，珍珠五钱，山栀一两，雄黄一两，黄芩一两。上为极细末，炼老蜜为丸，每丸一钱，金箔为衣，蜡护。脉虚者，人参汤下；脉实者，银花、薄荷汤下。每服一丸，大人病重体实者，日再服，甚至日三服；小儿服半丸，不知，再服半丸。（《温病条辨》）

2. 治小儿惊热，发歇不定。牛黄一分（细研），川大黄半两，蝉壳一分（微炒）子芩半两，龙齿半两（细研）。上药，捣罗为末，炼蜜和丸，如麻子大。不计时候，煎金、银、薄荷汤下三丸，量儿大小，加减服之。（《太平圣惠方》）

3. 治初生胎热或身体黄者。真牛黄一豆大。入蜜调膏，乳汁化开，时时滴儿口中，形色不实者，勿多服。（《小儿药证直诀》）

4. 治小儿胎风热，撮口发噤。牛黄（研）一分，淡竹沥半合。每服牛黄一字匕，用淡竹沥调下，一、二岁儿服之；三、四岁儿每服半钱，日三服。量儿大小，以意加减。（《圣济总录》）

5. 治乳岩（乳癌），横痃，瘰疬，痰核，流注，肺痈，小肠痈。犀黄三分，麝香一钱半，乳香、没药（各去油）各一两。各研极细末，黄米饭一两，捣烂为丸，忌火烘，晒干。陈酒送下三钱，患生上部临卧服，下部空心服。（《外科全生集》）

6. 治伤寒咽喉痛，心中烦躁，舌上生疮。牛黄（研）、朴硝（研）、甘草（炙，锉）各一两，升麻、山栀子（去皮）、芍药各半两。捣研为细散，再同研令匀。每服一钱匕，食后煎姜、蜜汤，放冷调下。（《圣济总录》）

二十三、牛肝

【来源】 为牛科野牛属动物黄牛或水牛属动物水牛的肝脏。

【采收加工】 宰牛时剖腹取肝脏，洗净，鲜用或烘干。

【性能与应用】 甘，平。功用：补肝，养血，明目。主治：虚劳羸瘦，血虚萎黄，青盲雀目，惊痫。

【用法与用量】 内服：煮食或入丸、散。

【文献选录】

1. 《本草拾遗》："肝和腹内百叶（即重瓣胃），作生，姜、醋食之，主热气，水气，丹毒，解酒劳。"

2. 《日用本草》："明目，平肝气。"

3. 《本草蒙筌》："助肝血，明目。"

4. 《本草经疏》："补肝，治雀盲。"

【治方举例】

1. 治青盲积年不瘥。黄牛肝一具（细切，曝干），土瓜根三两，羚羊角屑一两，蕤仁一两（汤浸，去赤皮），细辛一两，车前子二两。上药捣细罗为散，空心以温酒调下二钱。（《太平圣惠方》）

2. 治小儿惊痫。青牛肝一具，细取薄切，以水洗漉出沥干，以五味酱醋食之。（《普济方》）

3. 治妇人阴痒，有虫。取牛肝，截五寸，绳头纳阴中，半日虫入肝，出之。（《外台秘要》引《古今录验方》）

二十四、石决明

【别名】 鳆鱼甲（《本草经集注》），九孔螺（《日华子本草》），千里光（《本草纲目》），真海决、海决明、关海决、鲍鱼壳、九孔石决明（《药材学》），鲍鱼皮（《山东中药手册》），金蛤蜊皮（《山东中草药》）。

【来源】 石决明为鲍科动物杂色鲍、皱纹盘鲍、耳鲍等的贝壳。

【采收加工】5~9月为捕获季节。捕获时要迅速，趁其不备时捕捉或用铲将其自岩石上迅速铲下，剥除肉作副食品，洗净贝壳，除去壳外附着的杂质，晒干。

【炮制】

1. 生石决明：洗刷干净，晒干，碾碎即成。

2. 煅石决明：先在炉口上放一铁篦子，将刷净的石决明密排于上，上覆铁锅微留 1 小缝，火煅约 2 小时至灰白色，取出放凉，碾碎即成。

【性能与应用】咸，寒。归肝经。功用：平肝潜阳，清肝明目。主治：头痛眩晕，目赤翳障，视物昏花，青盲雀目。

【用法与用量】内服：煎汤，10~30g，打碎先煎；或入丸、散。外用：适量，研末水飞点眼。

【使用注意】脾胃虚寒者慎服，消化不良、胃酸缺乏者禁服。

【文献选录】

1.《唐本草》："石决明是鳆鱼甲也，附石，状如蛤，惟一片无对，七孔者良。今俗用者紫贝，全别，非此类也。"

2.《蜀本草》："石决明，今出莱州即墨县南海内，三月、四月采之。"

3.《开宝本草》："石决明生广州海畔，壳大者如手，小者如三两指；其肉南人皆啖之。亦取其壳，以水渍洗眼。七孔、九孔者良，十孔以上者不佳。"

4.《海药本草》："先以面裹熟煨，然后磨去其外黑处并粗皮，烂研之，细罗，于乳钵中再研如面。"

5.《普济方》："火煅存性。"

6.《雷公炮炙论》："先去上粗皮，用盐并东流水于大瓷器中煮一伏时了，漉出，拭干，捣为末，研如粉。凡修事五两，以盐半分取则。"

【治方举例】

1. 治老年高血压头痛。石决明 30g，钩藤 24g，僵蚕 9g，菊花 9g，夏枯草 15g。水煎服。(《青岛中草药手册》)

2. 治风毒气攻入头，眼目昏及头目不利。石决明、羌活（去芦头）、草决明、菊花各一两，甘草（炙，锉）半两。上五味，捣罗为散。每服二钱匕，水一盏，煎至六分，和滓，食后临卧温服。（《圣济总录》）

3. 治眩晕。石决明24g，菊花12g，枸杞子12g，桑叶12g。水煎服。（《青岛中草药手册》）

4. 治目暴肿疼痛。石决明半两，车前子、黄连（去须）各二两。上三味，捣罗为末，炼蜜丸如梧桐子大。每服十五丸，米饮下，食后，日二服。（《圣济总录》）

5. 治一切眼见黑花，经年不愈，羞明。石决明、黄连（去须）、密蒙花各一两。上三味，捣罗为散。每服二钱匕，食后，临卧，熟水调下。（《圣济总录》）

6. 治肝虚血弱，日久昏暗。石决明、五味子、菟丝子（酒浸一宿，别捣为末）各一两，知母（焙）、细辛（去苗）、熟地黄（焙）各一两半。上为细末，炼蜜为丸，如梧桐子大。每服三十丸，空心，用米饮送下。（《奇效良方》）

7. 治锁喉风。石决明火烧醋炙三次，研细末，用米醋调，鹅羽蘸擦喉内，吐痰效。（《本草汇言》）

第六章

矿物类

一、玛瑙

【别名】马脑（陆机《灵龟赋》），文石（《本草纲目》）。

【来源】为氧化物类石英族矿物石英的亚种玛瑙。系各种颜色的二氧化硅胶体溶液所形成，充填于岩石的裂隙或洞穴内。产于辽宁、江苏、浙江、安徽、河南、湖北、四川、云南、陕西、甘肃、新疆、台湾等地。

【采收加工】采挖后除去杂石、泥沙，或收集制作工艺品后的废料，磨碎。

【炮制】除去杂质，洗净，切制研或水飞极细粉干燥。

1. 煅制：取净玛瑙，置适宜容器内，放入无烟炉火中煅红，取出，放凉。

2. 豆腐制：取板豆腐铺锅底，上放玛瑙块，再覆盖豆腐，加适量的水，煮约 2 小时至豆腐起蜂窝状时取出，研末。

【性能与应用】辛，寒；无毒。功用：清热解毒，除障明目，凉血止血，溶石排石。主治：目生障翳，目睑赤烂，心慌心悸，血热出血，各种结石，迎风流泪，疮疡溃烂，冻伤。

【用法与用量】内服：0.5～1.5g。外用：适量，研为细粉，或水飞用。

【使用注意】本品为矿物类药，脾胃虚弱者慎服。

【文献选录】

1. 《本草拾遗》："主辟恶，熨目赤烂。"

2. 《本草纲目》："主目生障翳，为末，日点。"

3. 《本草经疏》："玛瑙同珊瑚辈为末，点目去翳障尤妙。"

4. 《药物之园》："玛瑙，是一种众所周知的矿石；大小不一，不规则块状，有多种颜色，如红色、黄色、白色、灰色、浅红色、橙红色至深红色、蓝灰色至黑褐色；有的透明，有的不透明暗色。"

【治方举例】

1. 治牙齿松动，牙龈糜烂。取适量煅玛瑙、珊瑚，研成细末，涂于牙龈。

（《药物之园》）

2. 治血热出血。取适量煅玛瑙、阿拉伯胶树、珊瑚，研成细粉，与适量咖啡冲服。（《药物之园》）

3. 治迎风流泪，视物模糊。取适量煅玛瑙、大青叶汁、锑，研成细粉，涂于眼部。（《药物之园》）

二、铁屑

【别名】生铁落（《素问》），铁花、铁蛾（《本草纲目》），铁落（《中药大辞典》）。

【来源】为生铁煅至红赤，外层氧化时被锤落的铁屑。主产于河北、辽宁、江苏、安徽、福建、山东、河南、湖北、广东、广西、四川，云南亦有产出。

【采收加工】取煅铁时打下的铁落，去其煤土杂质，洗净，晒干，或煅后醋淬用。

【性能与应用】辛，凉。归肝、心经。功用：平肝镇惊，消痈解毒，固精生血。主治：癫狂，热病谵妄，心悸，易惊善怒，疮疡肿毒，睡眠不宁，滑精早泄，贫血，月经不调。

【用法与用量】内服：煎汤，10～30g；或入丸、散。外用：适量，研末调敷。

【使用注意】肝虚或中气虚寒者忌服。

【文献选录】

1.《神农本草经》："主风热，恶疮，疡，疽疮，痂疥，气在皮肤中。"

2.《日华子本草》："治惊邪癫痫，小儿客忤，消食及冷气，并煎汁服之。"

3.《本草纲目》："平肝去怯，治善怒发狂。"

4.《名医别录》："除胸膈中热气，食不下，止烦，去黑子。"

5.《唐本草》："炒使热，投酒中，饮酒疗贼风。又裹以熨腋下，疗狐臭。"

三、硫黄

【别名】石硫黄（《神农本草》），昆仑黄（《本草经集注》），黄牙（《丹房镜源》），石亭脂、九灵黄童、山石住（《石药尔雅》），黄硇砂（《海药本草》），天生黄（《本草纲目拾遗》），其卜黎提（《回回药方》）。

【来源】为自然元素类硫黄族矿物自然硫，主要含硫物质或含硫矿物经炼制升华的斜方晶体。自然硫主要形成于火山喷气作用，火山硫含少量砷、硒、锌和铊。沉积岩或风化带中的自然硫含黏土、有机质、沥青等机械混入物。产于山西、新疆、山东、江苏、湖南、四川、贵州、甘肃、青海、内蒙古、陕西、河南、湖北、安徽、广西、广东、西藏等地。

【采收加工】采挖得自然硫后，加热熔化，除去杂质，或用含硫矿物经加工制得。

【炮制】

1. 生硫黄：除净杂质，砸成小块。

2. 制硫黄：取拣净的硫黄块，与豆腐同煮，至豆腐现黑绿色为度，取出，漂去豆腐，阴干。

【性能与应用】酸，热；有毒。功用：补火壮阳，祛寒燥湿，温脾通便，杀虫止痒。主治：阳痿，遗精，尿频，带下，寒喘，心腹冷痛，久泻久痢，便秘，疥疮，顽癣，秃疮，天疱疮，湿毒疮，阴蚀，阴疽，恶疮。

【用法与用量】内服：1.5～3g，炮制后入丸、散。外用：适量，研末油调涂敷患处或烧烟熏。

【使用注意】本品有毒，内服宜用制品，不宜多服、久服，阴虚火旺者及孕妇禁用。

【文献选录】《本草纲目》："硫黄秉纯阳火石之精气而结成，性质通流，色赋中黄，故名硫黄。含其猛毒，为七十石之将，故药品号为将军。外家谓之阳侯，亦曰黄牙，亦曰黄硇砂。"

　　四、黄矾

【别名】金线矾（《海药本草》），鸡矢矾（《本草蒙筌》），金丝矾（《瑞竹堂经验方》）。

【来源】为硫酸盐类矿物黄矾的矿石。常生于长石及粗面岩内。产于内蒙古、西藏、陕西、甘肃、青海、新疆等地。

【采收加工】随时可采收。采挖后，除去杂质。

【炮制】制黄矾：取净黄矾，加诃子汤浸透，取出，晾干。（每 10kg 黄矾，加 1kg 诃子的水煮液 2L）

【性能与应用】酸、涩、咸，寒；有毒。功用：杀虫，解毒，敛疮。主治：痔疮，恶疥，疥癣，聤耳出脓。

【用法与用量】内服：入丸、散，0.5g。外用：适量，研末撒或调敷。

【使用注意】本品有毒，多作外用，内服宜慎，不宜多服、久服。胃弱者慎服，孕妇、体弱者禁服。

【文献选录】

1.《海药本草》："金线矾，《广州志》云：'生波斯国……打破内有金线纹者为上，多入烧家用。'"

2.《海药本草》："主野鸡瘘痔，恶疮疥癣等痰。"

3.《本草纲目》："黄矾出陕西瓜州、沙州及舶上来者为上，黄色状如胡桐泪。人于绿矾中拣出黄色者充之，非真也。波斯出者，打破中有金丝文，谓之金线矾，磨刀剑显花文。《丹房镜源》云：'五色山脂，吴黄矾也。'"

4.《瑞竹堂经验方》："金线矾，《广州志》云：'生波斯国，味咸、酸、涩，有毒。主野鸡痔、恶疮、疥癣等疾。打破内有金线文者为上，多入烧家用。'"

【治方举例】

1. 治小肠疝气疼痛。用带毛雀儿去肠肚，将金丝矾细研，装于雀儿肚内满缝合，用桑柴火缓缓煨烧成灰，研为细，验。（《瑞竹堂经验方》）

2. 乌髭发。诃子（两个，去核），没食子，百药煎（三两），金丝矾（一两半，研），针砂（三两），用好醋一两。上将荞面入针砂打糊，先夜，将针砂糊抹在头上，用荷叶包到天明，用温浆水洗净。次夜，用荷叶包到天明，用温浆水加数点清油在内洗净，其发黑且光。（《瑞竹堂经验方》）

五、石绿

【别名】 石碌（《本草衍义》），大绿（《本草纲目》），绿青（《本草图经》）。

【来源】 碳酸盐类矿物孔雀石的矿石。单斜晶系，晶体柱状或针状。通常多为钟乳状、肾状、放射状、丝状、壳皮状、致密状、土状、粒状等产出。为铜矿物的次生矿物。产于铜矿氧化带。

【性能与应用】 酸，寒；有小毒。归肝经。功用：涤痰祛风。主治：痰迷惊痫，疳疮。

【用法与用量】 内服：入丸、散。外用：研末撒或调敷。

【使用注意】 孕妇禁服，体弱者慎服。

【文献选录】

1. 《本草纲目》："石绿，阴石也，生铜坑中，乃铜之祖气也，铜生绿，绿久则成石，谓之石绿，而铜生于中，与空青、曾青同一根源也，今人呼为大绿。""痰在上，宜吐之；在下，宜利之，亦须观人之虚实强弱而察其脉，乃可投之。"

2. 《本草衍义》："绿青，即石绿是也。其石黑绿色者佳。大者刻为物形，或作器用。又同硇砂作吐风涎药，验则验矣，亦损心肺。"

【治方举例】

1. 治小儿卒急中风，牙关紧闭，不省人事。石绿一两，胆矾半两，白矾、轻粉各一钱。上为末，面糊丸，如鸡头大。五岁一丸，生油化下，吐涎。（《全婴方论》）

2. 治鼻疮、肾疮、耳疮、头疮。石绿一钱，白芷一钱，黄柏一钱。为末，先以甘草水洗疮，拭净敷之。（《洞天奥旨》）

3. 治腋下狐臭。石绿三钱，轻粉一钱。浓醋调涂五次。（《集玄方》）

六、阳起石

【别名】 白石（《神农本草经》），羊起石、石生（《名医别录》）。

【来源】 为硅酸盐类角闪石族矿物透闪石及其异种透闪石石棉。常产在火成岩与石灰岩或白云岩之接触带。也常见于结晶质灰岩和白云岩及结晶片岩等变质岩中。分布于山西、河北、山东、河南、湖北等地。

【采收加工】 全年可采。挖出后去净泥土及杂石。选择浅灰色或淡绿白色的纤维状或长柱状集合体。

【炮制】 取原药材，洗净，用时砸碎。

【性能与应用】 咸，温。归肾经。功用：温肾壮阳。主治：阳痿，遗精，早泄，腰膝酸软，宫寒不孕，带下，癥瘕，崩漏。

【用法与用量】 内服：煎汤，3～5g；或入丸、散。外用：适量，研末调敷。

【使用注意】 阴虚火旺者禁服，不宜久服。

【文献选录】

1.《唐本草》："此石以白色肌理似殷孽，仍夹带云母，绿润者为良。"

2.《本草蒙筌》："阳起石，有云头雨脚及鹭鸶毛者尤佳。欲试紧慢，绝细研成，铺有釉盆中，照当午日下，盆面湿纸密掩，盆底文火微熏，升起黏纸者力洪，仍复在盆者力劣。"

3.《本草纲目》："以云头雨脚，轻松如狼牙者为佳，其铺茸茁角者不佳。"

【治方举例】

1. 治元气虚寒，精滑不禁，大府溏泄，手足厥冷。阳起石（煅，研令极细）、钟乳粉各等分。共为细末，酒煮附子末糊为丸，如梧桐子大。每服五十丸，空心米饮送下。（《济生方》）

2. 治冲任不交；虚寒之极，崩中不止，变生他证。阳起石（火煅红，别研，令极细）二两，鹿茸（去毛，醋炙）一两。上为细末，醋煎艾汁，打糯米和为丸，如桐子大。每服百丸，食前空心米饮下。（《济生方》）

3. 治丹毒。阳起石（烧，研末），新水调涂肿处。（《儒门事亲》）

七、硼砂

【别名】 大朋砂（《丹房鉴源》），蓬砂、鹏砂（《日华子本草》），月石（《三因方》），盆砂（《本草纲目》），博刺、无刺（《回回药方》）。

【来源】为硼酸盐类硼砂族矿物硼砂。主产于干涸的含硼盐湖中。我国青海、西藏、云南、新疆、四川、陕西、甘肃等地均有出产。

【采收加工】一般于 8 ~ 11 月间采挖矿砂。将矿砂溶于沸水中，滤净后，用以下方法处理。

1. 倒入缸内，在缸上放数条横棍，棍上系数条麻绳，麻绳下端吊一铁钉，使绳垂直沉入溶液内。冷却后在绳上与缸底都有结晶析出，取出干燥。结在绳上者名"月石坠"，在缸底者称"月石块"。

2. 倒入盆中，将硼砂水溶液向四周摆动，冷却后即可得盆状之结晶体，称"盆砂"。

【炮制】

1. 硼砂：取原药材，除去杂质，捣成碎粒。

2. 煅硼砂：取净硼砂碎粒，置锅内，用武火加热，炒至鼓起小泡无水气挥发和爆鸣声时，呈白色酥松的块状，取出，放凉碾粉。

贮干燥容器内，置干燥处，防尘。

【性能与应用】甘、咸，凉；无毒。归肺、胃经。功用：清热消痰，解毒防腐。主治：内服治痰热咳嗽及噎膈积聚，诸骨鲠喉；外用治咽喉肿痛，口舌生疮，目赤翳障胬肉，阴部溃疡。

【用法与用量】内服：入丸、散，1.5 ~ 3g。外用：沸水溶化冲洗；或研细末敷。防腐生用，收敛煅用。

【使用注意】本品性虽缓和，但如大量使用，亦能刺激胃肠黏膜，而呈呕吐、下利症状；体弱者慎服。

【文献选录】

1.《本草纲目》："硼砂，味甘微咸而气凉，色白而质轻，故能去胸膈上焦之热。《素问》云：'热淫于内，治以咸寒，以甘缓之，是也。'其性能柔五金而去垢腻，故治噎膈积聚，骨哽结核。恶肉阴溃用之者，取其柔物也；治痰热，眼目障翳用之者，取其去垢也。"

2.《本草经疏》："硼砂，色白而体轻，能解上焦胸膈肺分之痰热。辛能散，苦能泄，咸能软，故主消痰、止嗽、喉痹及破症结也。"

3. 《本草汇言》："硼砂，化结痰，通喉闭，去目中翳障之药也。此剂淡渗清化，如诸病属气闭而呼吸不利，痰结火结者，用此立清。"

【治方举例】

1. 治气闭痰结火结，喉胀不通。蓬砂一钱，放口中噙化。（《方脉正宗》）

2. 治咽喉肿痛。蓬砂、白梅等分，捣丸芡子大，每噙化一丸。（《本草纲目》引《经验方》）

3. 治缠喉风，风热喉痹。硼砂（生研）、白矾（生研）各一钱，犀牛黄、人爪甲（焙脆，研）各一分。为极细末，以烂白霜梅肉三钱，研糊分作四丸，噙化，取涌顽痰。（《张氏医通》）

4. 治咽喉口齿新久肿痛及久嗽痰火咽哑作痛。玄明粉、硼砂各五钱，朱砂六分，冰片五分。共研极细末，吹搽患上，甚者日搽五六次。（《外科正宗》）

5. 治鹅口疮。硼砂二钱，雄黄三钱，甘草一钱，冰片二分五厘。上为细末，蜜水调涂或干掺。（《疡医大全》）

6. 治噎食。荞麦秸烧灰淋汁，入锅内，煎取白霜一钱，入蓬砂一钱，研末，每酒服半钱。（《海上名方》）

7. 治慢性气管炎。硼砂、南星、白芥子各等量，共研细末。每日两次，每服六分。（内蒙古《中草药新医疗法资料选编》）

八、无名异

【别名】土子（《盛京通志》），干子（《本草求真》），秃子（《青海药材》），黑石子（《矿物药与丹药》），铁砂（《药材学》），木密纳亦（《回回药方》）。

【来源】为氧化物类金红石族矿物软锰矿的矿石。主要产于吉林、辽宁、山西、陕西、青海、山东、湖北、湖南、广东、广西、四川等地。

【采收加工】全年可采。采得后，除去杂质，洗净入药。

【炮制】

1. 无名异：取原药材，除去杂质，干燥，捣碎或碾成末。

2. 醋淬无名异：取无名异，置适宜的耐火容器内，用无烟武火加热，煅至红透，趁热倒入醋内渍淬，取出，晾干，研粉。（每无名异 100kg，用醋15kg）

【性能与应用】甘、咸，平；无毒。归肝、肾经。功用：祛瘀止血，消肿止痛，生肌敛疮。主治：跌打损伤，金疮出血，痈肿疮疡，水火烫伤。

【用法与用量】内服：研末，每次 2.5～4.5g；或入丸、散。外用：适量，研末调敷。

【使用注意】不可久服，无瘀滞者慎服。

【文献选录】

1.《本草经疏》："无名异，咸能入血，甘能补血，寒能除热，故主金疮折伤内损及止痛生肌肉也。苏颂醋摩敷肿毒痈疽者，亦取其活血凉血之功耳。"

2.《雷公炮制药性解》："味甘，性平无毒，不载经络。主金疮折伤内损，止痛生肌及长肉，消痈疽肿毒。"

3.《医学入门》："无名异甘平无毒，主治金疮理折伤，内损生肌止疼痛，更消痈肿治诸疮。广州黑褐者良，状如黑石炭，嚼之如饧，言无可名其异也。主金疮折伤内损，止痛生肌，消肿毒痈肿，醋摩敷之，另研。"

【治方举例】

1. 治打伤肿痛。无名异为末，酒服。（《姚僧坦集验方》）

2. 疗伤接骨。无名异、甜瓜子各一两，乳香、没药各一钱，为末。每服五钱，热酒调服，小儿三钱。服毕，以黄米粥涂纸上，掺入牡蛎末裹之，竹篾夹住。（《多能鄙事》）

3. 治臁疮年月深久不愈。无名异细研，清油调搽，湿则干敷其上。（《瑞竹堂经验方》）

4. 治消渴引饮。无名异一两，黄连二两，为末。蒸饼丸，绿豆大。每服百丸，以茄根、蚕茧煎汤送下。（《圣济总录》）

5. 治脚气已止，但肿不消，不能行履者。无名异不以多少，一半生用，一半火煅，如煅自然铜法。上生熟拌和，为细末，醋调。先涂于肿痛之上不痛处，用药周围涂之，阔二三寸，若圈然，截住毒气，勿使冲上；次涂下面肿痛者，止留脚趾尖不涂，仍修事脚指甲，以出毒气，时时用醋润湿。(《朱氏集验医方》)

6. 治脚气。无名异末化牛皮胶调涂之，频换。(《卫生易简方》)

7. 治痔漏肿痛。无名异炭火煅红，米醋淬七次，为细末，以温水洗疮，绵裹箸头，填末入疮口。(《简便单方》)